全国医学院校高职高专系列教材

儿科护理学

主　　编　陈涤民　刘一丁

副主编　栾建国　易礼兰

编　　者　（以姓氏笔画为序）

占小春（新疆医科大学第二附属医院）

刘一丁（湖南环境生物职业技术学院）

吐尼沙·卡迪尔（新疆医科大学第二附属医院）

宋　薇（怀化医学高等专科学校）

杨　娜（湖南环境生物职业技术学院）

易礼兰（怀化医学高等专科学校）

陈涤民（怀化医学高等专科学校）

栾建国（山东万杰医学院）

梁　红（大庆医学高等专科学校）

景　霞（山东万杰医学院）

缪礼红（常德职业技术学院）

编写秘书　宋　薇

北京大学医学出版社

ERKE HULIXUE

图书在版编目（CIP）数据

儿科护理学/陈涤民，刘一丁主编. —北京：北京大学医学出版社，2010.12（2013.7 重印）

（全国医学院校高职高专系列教材）

ISBN 978-7-5659-0018-1

Ⅰ.①儿… Ⅱ.①陈…②刘… Ⅲ.①儿科学：护理学—高等学校：技术学校—教材 Ⅳ.①R473.72

中国版本图书馆 CIP 数据核字（2010）第 248293 号

儿科护理学

主　编：陈涤民　刘一丁

出版发行：北京大学医学出版社（电话：010-82802230）

地　址：（100191）北京市海淀区学院路 38 号　北京大学医学部院内

网　址：http://www.pumpress.com.cn

E - mail：booksale@bjmu.edu.cn

印　刷：北京地泰德印刷有限公司

经　销：新华书店

责任编辑：刘　燕　　**责任校对**：金彤文　　**责任印制**：苗　旺

开　本：787mm×1092mm　1/16　　**印张**：17.75　　**插页**：1　　**字数**：461 千字

版　次：2011 年 1 月第 1 版　2013 年 7 月第 3 次印刷

书　号：ISBN 978-7-5659-0018-1

定　价：30.50 元

全国医学院校高职高专系列教材编审委员会组成名单

序

医药卫生类高职高专教育是我国高等医学教育体系的重要组成部分。目前我国正在积极推进医药卫生体制改革，力争用几年时间基本建成覆盖全国城乡的基本医疗卫生制度，初步实现人人享有基本医疗卫生服务的目标。因此，对基层卫生服务人才的需求在大量增加，同时对其素质要求也在提高。卫生部针对基层人才严重缺乏的问题，指出当前和今后一段时间内还需要培养高等专科水平的医学人才，充实基层卫生服务技术人才队伍。

在新一轮医药卫生体制改革逐步推进的大背景下，为配合教育部"十二五"国家级规划教材建设，中国高等教育学会医学教育专业委员会与北京大学医学出版社共同发起成立全国医学院校高职高专系列教材编审委员会，组织二十余所医学院校启动了全国医学院校高职高专系列教材的编写、出版工作。本系列教材包括 4 个子系列，即基础课程（14 种）、临床专业课程（10 种）、全科医学专业课程（5 种）和护理专业课程（11 种），有些教材还编写了配套实验指导与学习指导。

这套教材编写的指导思想是：符合人才培养规律，体现教学改革成果，确保教材质量。各教材在编写中把握了以下原则：①根据专业培养目标、就业需要及本课程在教学计划中的地位、作用和规定学时数确定编写大纲及内容的深度、广度、重点和字数。②着重于基础理论、基本知识和基本技能的叙述。基础课教材要体现专业特色，要为专业课服务。③保证内容的科学性、启发性、逻辑性、先进性和适用性。应做到概念清楚，定义准确，理论有据，名词术语准确统一；启发学生理解、分析问题，有利于提高学生的学习兴趣和培养他们的钻研探索精神。④恰当处理相关课程内容之间的交叉与衔接，以避免知识点的不必要重复。⑤内容涵盖执业助理医师或护士执业资格考试最新版考试大纲的要求，以利于学生应考和就业。

这套教材的编写、出版和使用，离不开二十余所医学院校领导和教务部门的支持，凝聚了各教材编写组老师们的辛勤劳动和汗水。这套教材的出版时值国家"十二五"规划开局之年，我们会积极努力申报，争取有更多教材入选"十二五"国家级规划教材，为医药卫生类高职高专教育的改革和发展贡献力量！

王德炳

2010 年 12 月

前　言

为了适应21世纪我国护理教育改革和发展需求，在中国高等教育学会医学教育专业委员会规划教材编审委员会的指导下，北京大学医学出版社组织全国二十余所高等医药院校的专家进行了全国高等医学院校高职高专系列教材的编写工作。《儿科护理学》为系列教材之一。

本教材共分18章，约45万字。重点章节为生长发育、儿童营养、佝偻病、肺炎、腹泻及贫血等常见疾病患儿的护理，婴儿沐浴、小儿静脉穿刺、保暖箱及光疗箱的使用等儿科常用护理技术。与同类教材比较，本教材在编写风格上有所创新，增加了学习目标、本章小结等；在编写体例上将护理程序有机地贯穿于教材始终，体现了整体护理理念；在编写内容上与其他教材进行了衔接及整合，避免了内容遗漏或重复。本教材主要供全国高职高专护理专业教学使用，也可作为临床护理人员和参加执业护士资格考试人员的参考用书。

根据高职高专技能型人才培养的基本特征，在教材编写过程中，遵循以坚持“三基五性”为原则，以实现护理专业人才培养目标为核心，以突出职业能力培养为根本，以符合儿科护理学发展方向、儿科护理岗位需求及执业护士资格考试要求为导向，把握教材知识体系的构建及拓展、内容的深度及广度。在强调基本理论、基本知识和基本技能以“必需、够用”为度的同时，吸纳了本学科近年来的新进展，如在护理技术操作章节中增加了“婴儿抚触”，在疾病护理章节中增加了“新生儿重症监护”、“新生儿复苏步骤和程序”、“手足口病”等内容。

在教材编写过程中，得到了怀化医学高等专科学校、湖南环境生物职业技术学院、山东万杰医学院、大庆医学高等专科学校、新疆医科大学第二附属医院、常德职业技术学院等单位的大力支持，各位编者为确保教材质量付出了辛勤的劳动，在此一并表示诚挚的感谢。

由于水平有限，书中难免有错误或不妥之处，恳请广大同仁及使用本教材的师生给予批评指正。

主编

2010年10月

目　录

第一章　绪　论

学习目标

1. 掌握儿科护理学的任务和范围；小儿年龄分期及各期特点。
2. 熟悉儿科护士的角色和素质要求；儿科护理学的特点。
3. 了解我国儿科护理学的发展与展望。

第一节　儿科护理学的任务和范围

儿科护理学（pediatric nursing）是一门研究小儿生长发育规律、儿童保健、疾病防治和护理，以促进小儿身心健康的科学。由于小儿机体结构、心理社会、疾病演变及防治都有着与成人不同的特点，所以需要有不同于成人的特殊护理。儿科护理学的宗旨是保障儿童健康，提高生命质量。

一、儿科护理学的任务

儿科护理学的任务是通过研究小儿生长发育特点、小儿疾病防治和小儿保健规律，根据各年龄阶段小儿体格及智力发育和心理行为特点，运用护理程序、护理专业理论和技术，“以小儿及其家庭为中心”进行整体护理，增强小儿体质，降低发病率、死亡率，保障和促进小儿身心健康，提高人类整体健康素质。

二、儿科护理学的范围

儿科护理学的服务对象是自胎儿期至青春期的儿童，一切涉及小儿时期健康及卫生的问题都属于儿科护理学的研究范围，包括正常小儿的生长发育、身心健康保障及促进、疾病防治与护理。儿科护理学是综合了自然科学和社会科学的一门应用学科，与临床儿科学、基础医学、心理学、教育学、社会学等多学科有着广泛的联系，其工作的进行与开展必须得到父母、家庭、社会各方面的支持和关心。

随着医学模式的转变，儿科护理学的范畴已由单纯对疾病的护理转变为以“小儿及其家庭为中心”的身心整体护理；由单纯对患儿的护理扩展为对所有小儿提供有关生长发育、身心健康的保障和促进、疾病的防治和护理等全面服务；由单纯的三级医疗保健机构承担其任务逐渐发展为由护理人员带动全社会都参与和承担的小儿保健和护理；护理时间和空间也由单纯的住院期间拓展为整个小儿发展阶段。

儿科护理的工作区域包括医院和社区两部分。在医院，应体现对患儿的人文关怀，营造一个温馨、舒适、有利于小儿身心健康和发展的人文环境；对住院患儿及时进行护理评估，根据护理诊断采取相应护理措施；对长期住院的慢性病患儿要重视心理护理，使其树立战胜疾病的信心；对患儿及家长进行健康教育，使患儿尽快恢复健康。在社区，涉及散居儿童和集体儿童的预防保健，包括对不同年龄阶段的儿童进行保健指导、计划免疫和健康监测；开展科学育儿和护理知识的宣传；对慢性病和残障患儿进行家庭护理指导。

第二节 儿科护理学的特点

儿童从出生到青春期发育成熟，始终处在不断生长发育的过程中，不同个体、不同年龄之间在解剖、生理、病理、免疫、疾病诊治、心理社会等各方面均存在差异。在护理过程中，无论是对健康儿童的状态评价，还是对患病儿童的临床评估都不宜用单一标准衡量。因此，学习儿科护理学首先要熟悉其特点。

一、儿科基础医学特点

1. 解剖特点 小儿不是成人的缩影，从出生到长大成人，无论是外观还是内脏器官在解剖上均与成人有明显差别。从外观来看，小儿身材大小、身体各部分比例与成人明显不同，如新生儿和小婴儿头部相对较大，而颈部肌肉和颈椎发育相对滞后，所以抱起婴儿时应注意保护头部及颈部；小儿各内脏器官的发育亦遵循一定的规律，其心脏、肝、脾、肾的大小及位置随年龄增加而发生变化，如 3 岁以内小儿，可在右肋下触及肝；小儿骨骼比较柔软并富有弹性，不易骨折，但长期受压易变形；小儿关节附近的韧带较松，臼窝较浅，易发生脱臼及损伤。

2. 生理特点 小儿生长发育快，代谢旺盛，各组织、器官发育尚未完善，因此，不同年龄小儿有不同的生理、生化正常值，如心率、呼吸、血压、周围血象及其他实验室检查值等都与成人不同。各系统、器官生理功能不健全，易出现健康问题，如肝功能不成熟，对药物的代谢能力差，易发生药物蓄积中毒；肾功能不成熟，对体液平衡的调节能力差，易发生水和电解质紊乱；消化功能不成熟，故易发生消化功能紊乱、营养缺乏等。

3. 免疫特点 小儿皮肤、黏膜薄、嫩，易破损，淋巴系统发育未成熟，体液免疫及细胞免疫功能不健全，防御能力差，易发生各种感染。胎儿可从母体获得 IgG，生后 6 个月内对某些传染病，如麻疹等有一定的免疫力，但 6 个月后，随着 IgG 浓度的下降，传染病的发病率逐渐增高。IgM 不能通过胎盘，故新生儿易患革兰阴性菌感染。婴幼儿呼吸道及消化道黏膜缺乏 SIgA，故易患呼吸道及消化道感染，护理中应注意消毒及隔离。

4. 病理特点 由于小儿发育不成熟，对致病因素的反应与成人有很大差异，相同的致病因素在不同年龄小儿可引起不同的病理改变。如肺炎链球菌所致的肺部感染，婴幼儿常为支气管肺炎，而年长儿或成人则为大叶性肺炎；维生素 D 缺乏时，小儿可患佝偻病，而成人则表现为骨软化症；生长激素过剩时，小儿可患巨人症，而成人则表现为肢端肥大症。

二、小儿心理社会特点

1. 心理特点 儿童身心未成熟，始终处于不断发育之中，儿童时期是心理行为发育和个性发展的重要时期。由于小儿神经系统发育尚未完善，对心理压力的应对能力较差，对待小儿应多给予良性刺激，避免恶性刺激。尤其是在住院期间，环境的不良刺激较多，特别需要给予患儿心理关怀和照顾，在实施护理时尽量考虑不同年龄患儿的心理需求，减少不良刺激对患儿的影响。

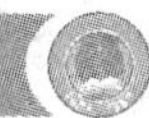

2. 环境与心理　小儿是通过与成人交往，经过系统、有目的的学习，逐渐掌握知识、技能和积累社会经验，使其身心得到不断发展。儿童的依赖性较强，心理行为发育易受家庭、学校和社会等周围环境的影响，尤其家庭对儿童的影响最早、最大，其次是幼儿园、学校。因此，在护理中应与小儿的父母、幼教工作者、学校教师等共同配合，根据不同年龄儿童的心理特点和心理需求，提供适宜的环境和条件，给以正确的引导，培养其良好的个性和行为。

三、儿科临床特点

1. 疾病特点　小儿疾病种类及临床表现与成人有很大不同，如小儿心血管疾病以先天性心脏病多见，成人以冠状动脉粥样硬化性心脏病多见；小儿肿瘤以急性白血病、神经母细胞瘤等多见，成人则以肺癌、胃癌、肝癌等多见。小儿时期感染性、先天性、遗传性疾病相对成人多见。小儿患急性传染病或感染性疾病时往往起病急，来势凶猛，易并发败血症，常伴有呼吸、循环衰竭和水、电解质紊乱。新生儿及体弱儿患严重感染时往往各种反应低下，体温不升，外周血白细胞减少，病情变化多端。小儿健康出现问题时不能及时、准确地表达自己的痛苦，而病情变化快，处理不及时易恶化甚至危及生命，因此，护理人员在护理患儿时须严密观察病情变化。

2. 诊治特点　小儿一般不会主动诉说病情，多由家长和其照顾者代诉，使其病史的可靠性受到影响，因此，在诊治过程中除详细向家长询问病史外，还需严密观察病情，结合体征和实验室检查资料，早期作出确切的诊断和处理。同时，还应重视年龄因素，例如惊厥，在新生儿多与产伤、窒息、颅内出血或先天畸形有关；6 个月以内的婴儿应考虑有无婴儿手足搐搦症或中枢神经系统感染；6 个月至 3 岁的小儿应考虑是否有高热惊厥或中枢神经系统感染；3 岁以上年长儿的无热惊厥以癫痫多见。

3. 护理特点　由于小儿生理、心理发育不成熟，病情变化多端，在儿科护理工作中，不仅评估难度大，护理项目多，而且操作要求高。在病史采集时，婴幼儿不能描述自身的健康史，学龄前期小儿描述欠准确，年长儿可因害怕吃药、打针而隐瞒病情，或为逃避上学而夸大病情，所以可靠的健康史的采集比较困难。小儿生活自理能力差，缺乏安全防范意识，因此在护理工作中还需注意安全护理。在体格检查或护理操作时，患儿往往不配合，加之婴儿皮肤柔弱、娇嫩及血管细小等特点，导致对护理人员的操作技术要求高。

4. 预后特点　小儿病情发展快，变化多端，一方面因其组织再生与修复能力强，若诊断及时、治疗有效、护理恰当，则恢复快，预后较好（如骨折愈合快）。另一方面由于小儿免疫力低，组织器官发育不完善，若诊治不及时，病情可能迅速恶化，甚至危及生命。

5. 预防特点　预防工作是儿科护理的重点工作内容。通过开展计划免疫和加强传染病的管理，已使小儿传染病的发病率和死亡率明显下降。通过生长发育的监测，可早期发现生长发育偏离问题。对新生儿进行先天性、遗传性疾病的筛查，可及早发现先天性甲状腺功能减退症、苯丙酮尿症，从而防止发展为严重伤残。动脉粥样硬化、高脂血症、高血压和糖尿病等起源于儿童时期的成人疾病的预防也开始得到重视。因此，疾病预防和健康促进是儿科护理学中的重要工作内容。

第三节 小儿年龄分期及各期特点

小儿处于不断生长发育的动态变化过程中，在身体形态与功能逐渐成熟的同时，心理和社会行为方面也得到一定的发展。根据小儿生长发育不同阶段的特点，将小儿年龄划分为七个时期。

一、胎儿期

从受精卵形成到小儿出生为止，约 40 周，称为胎儿期（fetal period）。此期又分为两期，即胚胎期和胎儿期。此期的最初 8 周为胚胎期，是受精卵细胞不断分裂，机体各组织、器官迅速分化形成的关键时期；从第 9 周起到出生为胎儿期，以组织和器官迅速生长和功能渐趋成熟为主要特点。临床上将妊娠过程分三个时期：①妊娠早期：从精、卵结合至满 12 周，胎儿在此期末基本形成，可从外观上分辨外生殖器。②妊娠中期：妊娠 13 周至未满 28 周，胎儿各器官迅速生长，功能也逐渐成熟。③妊娠晚期：妊娠 28 周至 40 周，以肌肉和脂肪发育为主，体重增加快。胎儿完全依赖母体生存，孕母的健康、营养、情绪等直接影响胎儿发育，一切对母亲不利的因素如感染、用药、接触放射线、贫血，以及营养、情绪、胎盘和脐带异常等均可影响胎儿生长发育，故孕期保健十分重要。

二、新生儿期

自出生脐带结扎到生后 28 天称为新生儿期（neonatal period）。此期小儿脱离母体开始独立生活，体内、外环境发生了巨大的变化，由于其生理调节和适应能力还不够成熟，发病率高、死亡率高，占婴儿死亡率的 1/2～2/3。故此期应加强新生儿保健工作，如保暖、喂养及预防感染等。

围生期（perinatal period）又称围产期，国内采用的定义是指胎龄满 28 周至生后 7 天。此期包括妊娠晚期、分娩过程和出生后的第一周，是生命遭到最大危险的时期，此期死亡率最高。故须重视优生优育，抓好围生期保健。

三、婴儿期

从出生到 1 周岁为婴儿期（infancy），又称为乳儿期。此期是小儿出生后生长发育最快的时期，对营养和能量、蛋白质的需要量相对较大，但其消化、吸收功能尚不完善，易发生消化功能紊乱和营养缺乏症。5～6 个月后婴儿从母体获得的抗体逐渐消失，自身免疫功能尚未完善，故易患感染性疾病。此期保健重点是合理喂养、计划免疫、生长发育监测及卫生习惯的培养等。

四、幼儿期

自满 1 周岁到 3 周岁为幼儿期（toddler's age）。此期小儿体格生长速度稍减慢，但随着行走能力的增强，活动范围的增大，接触周围事物的增多，小儿智能发育加快，语言、思维和交往能力增强；对各种危险的识别能力和自我保护意识不足，易发生意外事故；接触传染病机会增多，而自身免疫力仍低，故传染病发病率较高；乳牙逐渐出齐，消化能力逐渐增强，饮食从乳汁逐渐过渡到成人饮食；与年长儿和成人的接触逐渐增多，第二信号系统迅速

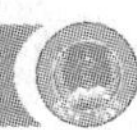

发育，在正确教养下可以开始养成讲卫生、爱劳动、友爱互助的好习惯。此期保健重点是培养良好的饮食、卫生、行为习惯，加强早期教育，避免意外事故，防止各种感染。

五、学龄前期

3 周岁至 6～7 周岁称为学龄前期（preschool age）。此期小儿体格发育速度较慢，动作、语言、智能发育增快，求知欲强，好奇、好问、喜欢模仿；随着免疫功能的增强，感染性疾病发病减少，但免疫性疾病如急性肾炎、风湿热等发病增多。由于此期小儿具有较大的可塑性，因此要加强学前教育，培养其良好的道德品质及生活、学习习惯，注意防止感染及意外事故，预防免疫性疾病。

六、学龄期

6～7 周岁至青春期前称学龄期（school age）。此期小儿的体格发育稳步增长，除生殖系统以外，其他器官的发育到本期末已接近成人水平。智能发育进一步成熟，理解、分析、综合能力逐步增强，此期是增长知识、接受文化科学教育的重要时期。此期感染性疾病的发病率明显降低。此期保健重点是注意口腔卫生及坐、立、行的姿势，防止近视、龋齿和脊柱弯曲；保证充足的营养和睡眠，安排适宜的作息时间，避免学习困难和心理异常。

七、青春期

从第二性征出现到生殖功能基本发育成熟、身高停止增长的时期称为青春期（adolescence）。女孩一般从 11～12 岁到 17～18 岁，男孩从 13～14 岁到 18～20 岁，但个体差异较大，其开始与结束年龄与地区、气候、种族及营养都有关系。主要特征为体格发育首先加速，继而生殖系统发育成熟，第二性征逐渐明显。随着儿童与社会接触增多，外界环境对其影响较大，而神经-内分泌调节功能不稳定，易出现心理及精神方面的异常。此期较多的医学问题为离群独居、学校恐怖症、痤疮、贫血、肥胖症、女孩月经不规则及痛经等。此期保健重点是供给充足的营养，加强青春期教育和引导，使之树立正确的人生观和价值观，建立健康的生活方式，培养良好的道德品质。

第四节　儿科护士的角色和素质要求

儿科护士的服务对象是一个特殊的群体，他们的身体和心理都很脆弱，不能准确表述自己身体的不适和内心感受，生活不能自理，缺乏健康知识。因此，对儿科护士的角色和素质要求具有特殊性。随着护理学科的发展，儿科护士的工作范畴有了更大的扩展，儿科护理工作者被赋予了多元化角色，对其素质要求越来越高。

一、儿科护士的角色

1. 护理活动的计划者和执行者　儿科护士最重要的角色是在帮助小儿保持或恢复健康的过程中，向其提供各种护理照顾，如营养的摄取、感染的预防、药物的给予、心理的支持等，以满足小儿身心两方面的需要。为促进小儿身心健康的发展，护士必须按照护理程序，运用护理专业的知识和技能，收集小儿的生理、心理、社会状况等方面的资料，全面评估小儿的健康状况及家庭对疾病和伤害的反应，找出其护理问题，制订系统、全面、切实可行的护理计划，采取有效的护理措施，帮助小儿适应医院、社区和家庭的生活。

2. 健康教育的宣讲者　在护理小儿过程中，护士应依据各年龄阶段儿童智力发育的水平，向他们及其家长有效解释疾病诊断、治疗和护理的过程，帮助他们建立自我保健意识，纠正其不良行为，养成良好的生活习惯。同时，还应向小儿家长宣传科学育儿知识，使他们采取健康的态度、行为，以达到预防疾病、促进健康的目的。

3. 健康协调者　护士需联系并协调与有关人员和机构的相互关系，维持一个有效的沟通网，确保诊断、治疗、救助、护理工作的顺利进行，使小儿获得最适宜的整体性医护照顾，如与医生、检验师、营养师等的联系及与家长的沟通等。

4. 健康咨询者　护士应向小儿及家长提供有关的诊疗信息，给予健康指导；解答与疾病和健康有关的问题，使他们能够以积极有效的方法去应对压力，同时帮助小儿找到满足其生理、心理、社会需求的最习惯和最适宜的方法。

5. 患儿的代言人　儿科护士是小儿权益的维护者，在小儿不会表达或表达不清自己的需求或意愿时，儿科护士有责任解释，并维护小儿权益不受侵犯或损害。护士还需评估有障碍小儿的健康问题，并将信息提供给医院行政部门或卫生行政单位，作为拟定卫生政策和计划的参考。

6. 护理研究者　护士还应通过护理研究来验证、扩展护理理论知识，发展护理新技术，指导、改进护理工作，提高儿科护理质量，促进护理专业的发展。同时，护士还需要探讨隐藏在小儿症状及表面行为后面的真正问题，以能更实际、更深入地认识问题及解决问题。

二、儿科护士的素质要求

1. 思想道德素质

(1) 热爱儿科护理事业，有高度的社会责任感和同情心，爱护儿童，具有为儿童健康服务的奉献精神。年幼的儿童不能很好地表达自己的痛苦和要求，护士应细致观察、考虑周到、认真负责，对患儿态度和蔼、耐心、体贴，采取合适的方法，最大限度地减轻患儿的痛苦。

(2) 具有诚实守信的品格、实事求是的工作作风、良好的道德情操，以理解、友善、平等的心态，为小儿及其家庭提供帮助。对待小儿要言而有信，一视同仁，尊重人格，不将患儿的生理缺陷和病态作为谈资和笑料。同时，在小儿面前应注意自己的仪表和谈话内容，严于律己，以身作则。

2. 科学文化素质　在小儿护理中始终贯穿着小儿教养的内容，儿科护士不但要有一定的医学基础知识、护理学科的理论和技能，及营养学、预防保健等知识，而且要掌握小儿心理学、小儿教育学以及一些基本的自然科学、人文学科等方面的知识，不断提高自己的文化和艺术修养，以满足小儿对知识的好奇和渴求，达到寓教育于护理之中。

3. 专业素质　有系统完整的专业理论知识和精湛的实践技能，操作准确，动作轻柔、敏捷。具有敏锐的观察力和综合分析、判断能力，有整体护理观念，能运用护理程序解决患儿的健康问题。

4. 身体、心理素质　具有健康的身体和心理，充沛的精力，乐观、开朗、稳定的情绪，宽容豁达的胸怀和良好的言行举止。具有良好的社交能力和沟通技巧，能与小儿和家长建立良好的人际关系，同事之间相互尊重，团结协作。在日常护理中，有较强的适应能力及良好的忍耐力和自我控制力。

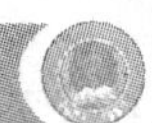

5. 人际沟通能力　护士应经常与患儿及家长交流信息，了解患儿的生活、心理和社会情况。现代儿科护理不仅要挽救患儿生命，促进其身体康复，同时还要考虑疾病对患儿生理、心理及社会等方面的影响。护士要掌握人际沟通技巧和能力，消除他们的顾虑，促使患儿的身心健全。

第五节　儿科护理学的发展与展望

我国医学中儿科护理学是中医学的重要组成部分，具有悠久的历史。在商代殷墟出土的甲骨文中，就有"龋"、"贞子疾首"等儿科疾病的记载。长沙马王堆出土的古医学著作《五十二病方》中，已有"婴儿瘛"、"婴儿病痫"的记载。《隋书·经籍志》首次记载了南北朝时期已有小儿科。隋朝巢元芳《诸病源候论》是我国现存的第一部病因、病理、症候学专著，其中载有《小儿杂病诸候》六卷，论述了小儿的喂养、调护、伤寒、天行时气、惊痫、痢、泄泻、伤食、呕吐、五官、火丹、疮疡、虫疾等255种症候。唐朝孙思邈《备急千金要方》中列有"少小婴孺方"两卷，内容涉及小儿喂养、发育、护理、日常卫生各个方面。北宋的钱乙是当时最享有盛名的儿科医生，著有《小儿药证直诀》，将小儿生理病理特点概括为"脏腑柔弱，易虚易实，易寒易热"，对儿科四大证"痧、痘、惊、疳"的认识有较详细的记载。元代名医曾世荣著有《活幼心书》三卷，对小儿保育、审脉、辨证、用药都有独到之处，尤其对小儿护养，他提出了"四时欲得小儿安，常须三分饥与寒"的观点。明朝万全为儿科世医，十分重视小儿的胎养（孕期预养）、蓐养（初生护养）以及鞠养（婴幼儿调养），他在《育婴家秘·五脏证治总论》中提出小儿"肝常有余、脾常不足"、"心常有余、肺常不足"、"肾常虚"的观点，对后世探讨小儿生理病理特点有深刻的影响。

19世纪下半叶，西方医学传入我国并逐渐得到发展。各国传教士在我国开办了教会医院并附设护士学校。医院中设立有产科、儿科门诊及病房，护理工作重点放在对住院患儿的生活照顾和护理上，逐渐形成了我国的护理事业和儿科护理学。

新中国成立后，儿科护理不断发展，如推广新法接生，实行计划免疫，建立各级儿童医疗保健机构，提倡科学育儿，形成和发展了儿科监护中心等专科护理，使儿科护理范围、护理水平有了很大的扩展及提高。小儿传染病发病率大幅度下降，小儿常见病、多发病的发病率、病死率亦迅速降低，小儿体质普遍增强。我国已于1960年宣布消灭了天花；脊髓灰质炎最后1例发生于1994年9月，我国已经成为无脊髓灰质炎的国家；麻疹、百日咳、白喉的发病率下降了90%；肺炎、腹泻、贫血、佝偻病4大常见病的发病率也明显下降。

随着社会的发展，科学的进步，人们生活水平的提高和对健康需求的增加，儿科护理学的研究内容、范围及任务等已涉及影响小儿健康的生物、心理、社会等各个方面，小儿护理的重点已从疾病防治转向健康促进（health promotion），护理工作的场所也从医院扩展到家庭、社区、学校及康复中心等。2001年我国国务院颁布的"2001—2010年中国小儿发展纲要"中提出了"改善小儿卫生保健服务，提高小儿身心健康水平"的总目标。国家政策的变化使卫生保健领域得以扩展，儿科护理工作的重点已不再是"我们为小儿及其家庭做什么"，而是"我们应和小儿及其家长一起共同做什么"。所以，以家庭为中心的护理和社区保健不再是一种选择，而是一种必然。儿科护士应适应学科的发展，不断学习先进的科学技术和最新的护理手段，在工作中不断进取，求实创新、团结协作、勇于奉献，为提高小儿健康水平和中华民族的整体素质作出更大贡献。

小结

一切涉及小儿时期健康和卫生的问题都属于儿科护理学的范围，其任务是保障小儿健康，提高生命质量，其服务对象是从胎儿期到青春期的儿童。根据小儿生长发育不同阶段的特点，将小儿年龄划分为七个时期：胎儿期、新生儿期、婴儿期、幼儿期、学龄前期、学龄期及青春期。由于不同时期的小儿在解剖、生理、疾病诊治、心理社会等各方面均有各自特点，对儿科护士的角色和素质要求具有特殊性。儿科护理的发展趋势是：从疾病防治转向健康促进，护理工作的场所从医院扩展到家庭、社区、学校及康复中心等，以家庭为中心的护理和社区保健不再是一种选择，而是一种必然。

思考题

1. 名词解释　胎儿期、新生儿期、婴儿期、青春期。

2. 简答题

(1) 儿科护理学的范围和任务分别是什么?

(2) 列举儿科护理学的特点。

(3) 儿科护士的角色有哪些?

(4) 儿科护士应具备哪些素质?

(5) 简述儿科护理学的发展趋势。

（怀化医学高等专科学校　陈涤民）

第二章　生长发育

学习目标

1. 掌握小儿体格生长常用指标的正常值、临床意义。

2. 熟悉小儿感觉、运动、语言发育的特点；小儿体格生长、神经心理发育的评价。

3. 了解生长发育的规律及影响因素；小儿生长发育中的特殊问题。

第一节　生长发育规律及其影响因素

人的生长（growth）发育（development）又称成长发展，是小儿不同于成人的基本特点。生长是指小儿身体各器官、系统的长大，为量的改变，发育是指细胞、组织、器官的分化完善与功能成熟，为质的改变。两者紧密相关，不能截然分开，共同表示机体的动态变化。

一、生长发育的规律

1. 生长发育的连续性和阶段性　生长发育是一个连续的过程，但不同年龄阶段生长发育的速度不同，具有阶段性。例如，体重和身长在生后 6 个月内生长最快，尤其是头 3 个月，出现出生后第一个生长高峰；此后生长速度逐渐减慢，至青春期生长速度又加快，出现第二个生长高峰。

2. 各器官、系统发育的不平衡性　各系统的发育快慢不同，各有先后，如神经系统发育较早，先快后慢；生殖系统发育较晚，先慢后快；淋巴系统则先快而后回缩；皮下脂肪在幼年时较为发达，而肌肉组织的发育则到学龄期才加速发育（图 2-1）。

3. 生长发育的顺序性　小儿的生长发育遵循由上到下、由近到远、由粗到细、由低级到高级、由简单到复杂的规律。例如，出生后运动发育的规律是：先抬头，后挺胸，再会坐、立、行（由上到下）；先学会控制臂、腿，再控制手、脚的活动（由近到远）；从全手掌握持物品到用手指捏取物品（由粗到细）；先会画直线，后才会画圆直至图形（由简单到复杂）；先学会观察和感觉事物、认识事物，再发展到记忆、思维、分析、判断等高级神经活动（由低级到高级）。

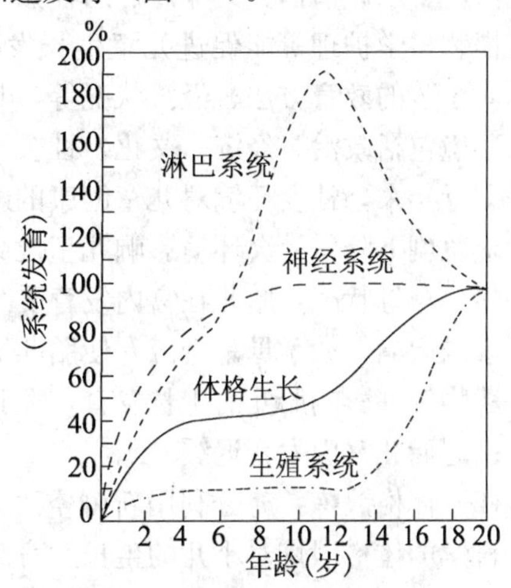

图 2-1　各系统、器官发育不平衡

4. 生长发育的个体差异　受先天和后天各种因素的影响，每个小儿生长“轨道”不完全相同，存在着相当大的个体差异，因此，小儿生长发育的所谓正常值，也只是指参考值而已。青春期发育的个体差异更大。

二、影响生长发育的因素

遗传特性和环境因素是决定儿童生长发育进程的两个基本因素。遗传因素决定机体生长发育的潜力，外界环境因素通过影响这个潜力来决定发育的速度及最终达到的程度。内在遗传因素与外界环境因素相互作用决定了每个小儿的生长发育水平。

1. 内在因素

（1）遗传：父母双方的遗传因素决定小儿生长发育的“轨道”或特征、潜力、趋向。而种族、家族的遗传信息影响着体格特征，如皮肤、头发颜色、面型特征、身材高矮、性成熟早晚等。遗传性疾病无论是染色体畸变或代谢性缺陷对小儿生长发育的不良影响则更显著。

（2）性别：性别也影响小儿的生长发育，且男孩、女孩各有其规律与特点。女孩的青春期开始较男孩早约两年，此时其身高、体重可超过男孩，但至青春期末，男孩体格生长最终超过女孩，故一般女孩的平均身高和体重最终低于男孩；女孩的语言、运动和生殖系统的发育早于男孩；在骨骼、肌肉和皮下脂肪发育等方面，女孩和男孩也有较大差异。

2. 外在因素

（1）营养：充足和合理的营养是小儿生长发育的物质基础，年龄越小受营养因素的影响越大。充足而均衡的营养，加之适宜的生活环境，可使小儿生长潜力得到最好的发挥。例如宫内营养不良的胎儿可发生生长障碍甚至早产，出生时不仅各项体格发育指标落后，严重时可影响脑的发育；生后营养不良，特别是第1～2年严重营养不良，可影响体重、身高的发育，使免疫、内分泌、神经调节等功能降低，甚至影响智力、心理和社会能力的发展。

（2）疾病和药物：疾病干扰小儿的生长发育。其中，慢性消耗性疾病、内分泌疾病、先天性或遗传性疾病对小儿生长发育的不良影响尤其严重，如内分泌疾病常引起骨骼生长和神经系统发育迟缓；先天性心脏病使小儿生长迟缓。妊娠早期孕妇用药对胎儿的影响较大；出生后小儿如应用某些抗生素（如氨基糖苷类抗生素）的剂量较大或时间较长可致小儿听力障碍；长期应用糖皮质激素的患儿身高增长速度减慢。

（3）生活环境：包括居住环境、家庭环境和社会环境。良好的居住环境包括阳光充足、空气清新、水源清洁、无噪声、居住条件舒适、室内无放射线及毒物污染等，配合良好的生活习惯、科学护理等能促进儿童生长发育达到最佳状态。家庭环境包括父母感情、文化素养、对小孩的教育方法、经济状况等，其对儿童健康的重要作用易被家长和儿科医生忽视。社会环境包括政治、经济、文化、社会风气、学校教育、社会治安、社会心理和医疗保健服务等。近年来，社会环境对儿童健康的影响引起高度关注。自两伊战争以来，伊拉克儿童健康状况急剧下降是社会环境影响儿童健康的最好例证。

（4）孕母状况：胎儿在宫内发育受孕母的年龄、营养状况、情绪、生活环境、疾病等各种因素的影响，如孕母是否患有使胎儿缺氧的疾病、是否接触过毒物或放射线、是否使用过某些药物等都影响胎儿的生长发育，尤其在妊娠早期影响更大；在孕期如果孕妇受到精神创伤可引起胎儿宫内发育迟缓。

（5）体格锻炼：充分利用新鲜空气、日光、水，开展空气浴、日光浴、水浴等体格锻炼。科学的体格锻炼对小儿的生长发育起重要的促进作用。

（6）教育：早期教育可以积极地促进婴幼儿的神经心理发育。

综上所述，小儿生长发育水平是遗传与外在因素等共同作用的结果。

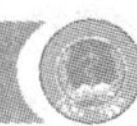

第二节　小儿体格生长发育评估指标及其评价

一、体格生长发育评估指标

（一）体重

体重（weight）指人体各器官、组织、体液的总重量，其中骨骼、肌肉、内脏、体脂、体液为主要成分。因体脂与体液变化较大，体重在体格生长指标中波动最明显。故体重是衡量小儿体格生长发育、营养状况最易获得、最敏感、最重要的指标；是临床给药、输液时计算用量的依据。

新生儿出生体重与胎次、胎龄、性别以及宫内营养状况有关。我国2005年九个城市城区调查结果显示男婴平均出生体重为3.33kg±0.39kg，女婴为3.24kg±0.39kg，与世界卫生组织（WHO）的参考值相近（男婴3.3kg，女婴3.2kg）。生后第1周内可出现暂时性体重下降或称生理性体重下降，减少幅度为3%～9%，7～10天恢复到出生时的体重，与第1周内奶量不足、水分丢失、胎粪排出等有关，如生后及时合理喂哺，体重下降可减少。如果体重下降超过10%或至第10天还未恢复到出生时的体重，则为病理状态，应分析其原因。

随年龄的增加儿童体重的增长逐渐减慢。我国1975年、1985年、1995年及2005年九城市儿童的调查资料显示，正常足月新生儿生后第一个月体重增加1～1.5kg，3个月时体重是出生时的2倍（6kg）；1周岁时增至出生时的3倍（9kg），出现生长第一个高峰；2岁时增至出生时体重的4倍（12kg）；2岁以后到青春前期体重稳步增长，平均每年增长2kg；进入青春期后体格生长再次加速，出现第2个生长高峰。

儿童体重的增长为非等速的增加，进行评价时应以个体儿童自己体重增长的变化为依据。当无条件测量小儿实际体重时，为便于医务人员计算小儿用药量和液体量，可用下列公式估算体重：

1～6个月：体重（kg）＝出生体重（kg）＋月龄×0.7（kg）

7～12个月：体重（kg）＝6（kg）＋月龄×0.25（kg）

2～12岁：体重（kg）＝年龄×2（kg）＋8（kg）

12岁以后儿童进入青春期发育阶段，由于性激素和生长激素的作用，体重增长较快，不能按上述公式估算。

正常同年龄、同性别小儿的体重存在个体差异，一般在±10%范围波动，体重在均值加减2个标准差范围内为正常。

体重测量应在晨起空腹时排尿后脱去衣裤、鞋袜后进行。平时于进食后2h称量为佳。小婴儿用载重10～15kg盘式杠杆秤测量，准确读数至10g；儿童用载重50kg杠杆秤测量，准确读数至50g；7岁以上用载重100kg杠杆秤测量，准确读数不超过100g。测量前必须校正秤至零点。称量时小儿不可接触其他物体或摇晃，估算体重时应尽量准确地减去衣物等重量。

（二）身材

1. 身高（body height）　指头顶至足底的全身长度，是反映骨骼发育的重要指标。3岁以下儿童立位测量不易准确，应仰卧位测量，称身长（body length），测量值一般相差1～

2 cm。立位测量称为身高。

身高的增长规律与体重相似，年龄越小增长越快，婴儿期和青春期是两个增长高峰期。我国 2005 年九市城区调查结果显示平均男婴出生身长为 50.4 cm±1.7 cm，女婴为 49.8 cm±1.7 cm。生后第一年身长增长最快，约为 25 cm，1 岁时身长约 75 cm；第二年增长速度减慢，约 10 cm，2 岁时身长约 85 cm；2 岁以后至青春期前身高稳步增长，每年增长 6～7 cm。如 2 岁以后每年增长低于 5 cm，为生长速度下降。

2～12 岁可按下列公式估算：

$$身长＝年龄（岁）\times 7+70（cm）$$

青春期出现身高增长的第二个高峰期，12 岁以后不能再按上式估算，因女孩较男孩提前 1～2 年进入青春期，此时女孩平均身高较同龄男孩高，但男孩进入青春期后最终身高超过女孩。

影响身高的因素有遗传、营养、内分泌、宫内生长水平、运动、疾病等，其中遗传、内分泌、宫内生长水平的影响较明显，短期的疾病与营养波动不易影响身高的发育。身高在均值加减 2 个标准差范围内均为正常。

身高包括头部、脊柱和下肢的长度。三部分发育进度并不相同，头部发育较早，下肢较晚。某些疾病可使身体各部分比例失常，因此临床上有时需要分别测量上部量（从头顶至耻骨联合上缘）和下部量（从耻骨联合上缘至足底），以计算其比例关系来帮助判断某些疾病。新生儿上部量与下部量比例为 60%：40%，中点在脐以上；2 岁时中点在脐以下；6 岁时中点移至脐与耻骨联合上缘之间；12 岁时上、下部量相等，中点在耻骨联合上缘（图 2-2）。

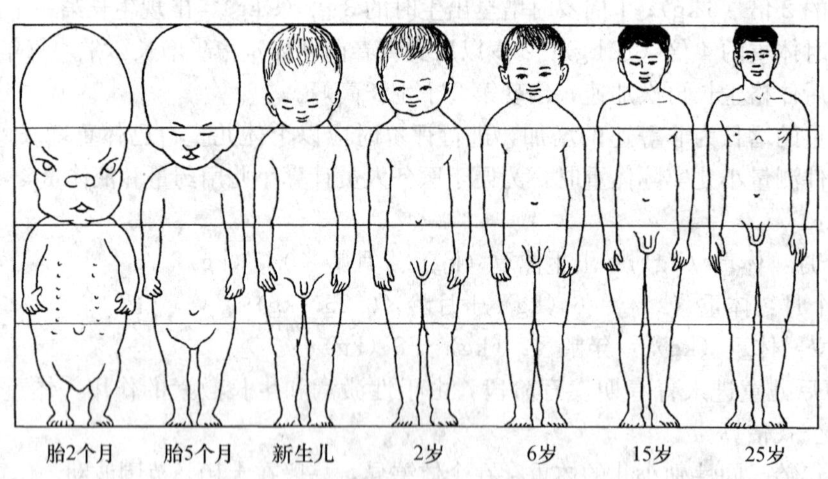

图 2-2 胎儿时期至成人身体各部比例

测量身高时，小儿脱帽、鞋、袜。3 岁以下小儿用量板测身长，小儿仰卧于量板中线上，助手固定头部，头顶接触头板，测量者一手按直小儿膝部，使两下肢伸直紧贴底板，一手移动足板紧贴小儿足底，并与底板相互垂直，读刻度至 0.1 cm；3 岁以上小儿可用身高计或固定于墙上的软尺进行测量，小儿直立，两眼正视前方，足跟、臀部、两肩胛及枕骨粗隆等接触立柱或墙壁，足跟靠拢，足尖分开约 60°角，测量者移动身高计头顶板与小儿头顶接触，头顶板与立柱呈 90°，读刻度准确至 0.1 cm。

2. 坐高（sitting height） 指从头顶到坐骨结节的垂直长度，代表头颅与脊柱的发育。

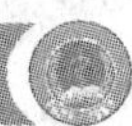

由于下肢增长速度随年龄增加而加快，坐高占身高的比例则随年龄增加而逐渐下降，由出生时的67%降至14岁时的53%。坐高比上、下部量测量方便，坐高与身高的百分比显示了身体上、下部量的比例变化，比坐高绝对值更有意义。

3岁以下小儿取仰卧位测量，称顶臀长（crown-rump length）。将小儿平卧于量板上，测量者一手提起小儿小腿使膝关节屈曲、大腿与底板垂直并使骶骨紧贴底板，另一手移动足板使之紧压臀部，读刻度准确至0.1 cm。3岁以上的小儿测量坐于坐高计凳上，身躯先前倾使骶部紧靠量板，再挺身坐直，大腿靠拢紧贴凳面与躯干成直角，两脚平放，移动头板与头顶接触并成水平位，准确读数至0.1 cm。

3. 指距（span）　是两上肢水平伸展时两中指尖的距离，代表上肢骨的生长。初生儿的身长稍长于指距，约12周岁时，身长与指距大致相等。如果身长与指距比例失调，多为病理现象。例如呆小病、先天性软骨发育不全等疾病，指距会小于身长；马方综合征（Marfan's syndrome）的患者，指距可明显超过身长。

（三）头围

经眉弓上缘、枕骨结节绕头一周的长度为头围（head circumference）。头围主要反映大脑和颅骨的发育。胎儿期脑的发育速度最快，故小儿出生时头围相对较大，平均34 cm。小儿出生后头围的增长，在第1年的前3个月与后9个月均增长6 cm，故1岁时头围为46 cm。2岁时头围为48 cm；5岁时为50 cm；15岁时，为54～58 cm，接近成人水平。2～15岁头围仅增加6～10 cm，在儿童保健工作中监测头围，以2岁内最有价值，应连续追踪测量。头围过小见于头小畸形、大脑发育不全；头围过大见于脑积水、佝偻病等。

测量者将软尺0点固定于头部一侧眉弓上缘，将软尺紧贴头皮绕枕骨结节最高点及另一侧眉弓上缘回至0点，记录读数至0.1 cm。

（四）胸围

沿乳头下缘绕胸一周的长度为胸围（circumference of chest），反映胸廓、胸背肌肉、皮下脂肪及肺的发育程度。出生时平均为32 cm（比头围小1～2 cm）。1岁时胸围与头围大致相等，约46 cm，1岁以后胸围超过头围，其差数（cm）约等于其岁数减1。我国2005年九市城区体格生长的衡量数字显示男童头、胸围相等的年龄为15个月，提示胸廓生长较落后，可能与营养及缺乏锻炼有关。

测量时取卧位或立位。小儿两手自然平放或下垂，测量者将软尺0点固定于一侧乳头下缘（乳腺已发育的女孩，固定于锁骨中线第4肋间），经两侧肩胛骨下缘回至0点，记录读数至0.1 cm。

（五）腹围

平脐（小婴儿剑突与脐之间的中点）水平绕腹一周的长度为腹围（circumference of abdomen）。2岁前腹围与胸围大致相等，2岁后腹围较胸围小。患腹部疾病如有腹水时需测量腹围。

测量腹围时，小儿取卧位，将软尺0点固定于婴儿剑突与脐连线中点，经两侧肩胛骨下缘回至0点；儿童则为平脐绕腹一周，读数至0.1 cm。

（六）上臂围

沿肩峰与尺骨鹰嘴连线中点水平绕上臂一周的长度称上臂围（upper arm circumference），代表上臂骨骼、肌肉、皮下脂肪和皮肤发育水平，用来评估小儿营养状况。生后第1年内上臂围增长迅速，1～5岁期间增长缓慢，在无条件测量体重、身高的地区，可测量上

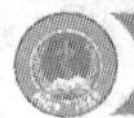

臂围以普查 5 岁以下小儿的营养状况。评估标准为：大于 13.5 cm 为营养良好；12.5～13.5 cm 为营养中等；小于 12.5 cm 为营养不良。

测量时小儿取立位、坐位或仰卧位，双手自然平放或下垂。一般测量左上臂，将软尺 0 点固定于小儿上臂外侧肩峰至鹰嘴连线中点，沿该点水平将软尺绕上臂 1 周后回至 0 点，读数至 0.1 cm。

（七）骨骼和牙齿的发育

1. 骨骼的发育

（1）颅骨（cranial bone）的发育：颅骨随脑的发育而长大，除头围外，还可根据前、后囟门闭合时间和骨缝闭合情况来衡量颅骨的发育。颅骨缝出生时尚分离，于 3～4 个月时闭合。后囟为顶骨与枕骨边缘形成的三角形间隙，出生时已闭合或很小，最迟于出生后6～8 周闭合。前囟是由额骨与顶骨形成的菱形间隙，前囟大小为对边中点连线的距离，出生时 1.5～2.0 cm，至 1～1.5 岁闭合（图 2-3）。前、后囟和颅骨缝的闭合情况反映颅骨及脑的发育，尤其是前囟检查在临床护理中更为重要。前囟早闭或过小见于小头畸形；晚闭或过大见于佝偻病、先天性甲状腺功能减退症等；前囟饱满常提示颅内压增高症，见于脑积水、脑瘤、脑出血等疾病；而前囟凹陷则见于极度消瘦或脱水者。

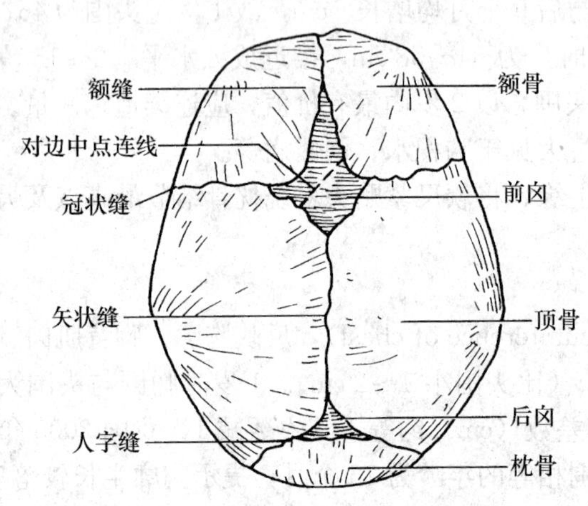

图 2-3 小儿的前、后囟及骨缝示意图

（2）脊柱（spine）的发育：脊柱的增长反映脊椎骨的发育。出生后第 1 年脊柱增长速度快于四肢，1 岁以后四肢增长速度快于脊柱。刚出生时脊柱仅轻微后凸，3 个月能抬头时出现颈椎前凸，此为脊柱第 1 个弯曲；6 个月会坐时呈现胸椎后凸，为脊柱第 2 个弯曲；1 岁能行走时出现腰椎前凸，为脊柱第 3 个弯曲。脊柱所形成的三个自然弯曲有利于身体平衡，至 6～7 岁时韧带发育后，这些弯曲为韧带所固定。生理弯曲的形成与人类的直立姿势有关，有加强脊柱弹性的作用，有利于身体平衡。小儿坐、立、行姿势不正确及骨骼病变可引起脊柱发育异常或造成畸形，故护理小儿时应端正其坐、立、行姿势，选择合适的桌、椅，以保证小儿脊柱的健康形态。

（3）长骨（long bone）的发育：长骨的生长主要取决于干骺端软骨骨化及骨骺骨化，干骺端骨骼融合，则标志长骨生长结束。通过 X 线检查长骨骨骺端骨化中心的出现时间、数目多少、形态变化和干骺端融合时间，可判断骨骼发育的年龄，即为骨龄（bone age）。在儿科临床上，一般摄左手 X 线片，了解腕部骨化中心情况，婴儿早期也可摄膝部及踝部片。出生时腕部无骨化中心，出生后腕部骨化中心的出现次序为：头状骨、钩骨（3 个月左右）；下桡骨（约 1 岁）；三角骨（2～2.5 岁）；月骨（3 岁左右）；大、小多角骨（3.5～5 岁）；舟骨（5～6 岁）；下尺骨骺（6～7 岁）；豆状骨（9～10 岁）。10 岁时出全，共 10 个，故 1～9 岁腕部骨化中心的数目约为年龄＋1。骨龄测定在临床上有重要意义，有助于诊断某些疾病，例如，患生长激素缺乏症、甲状腺功能减退症等疾病时骨龄常明显延后；患中枢性性早熟、先天性肾上腺皮质增生症时骨龄则常超前。但正常骨化中心出现的时间有一定个体

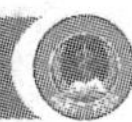

差异，因此诊断骨龄落后时一定要慎重。

2. 牙齿的发育　人的一生有乳牙和恒牙两副牙齿。乳牙约自生后 6 个月起（4～10 个月）开始萌出（图 2-4），12 个月未萌出者可视为出牙延迟，乳牙共 20 枚，最晚 2.5 岁出齐，但乳牙的萌出时间也存在较大的个体差异。2 岁以内乳牙的数目约为月龄减 4～6。6 岁左右开始出现第 1 颗恒牙即第一磨牙，7～8 岁开始乳牙按萌出顺序逐个脱落代之以恒牙。12 岁左右出第 2 磨牙，18 岁以后出第三磨牙（智齿），但也有终身不出此牙者，恒牙一般 20～30 岁出齐，共 28～32 个。

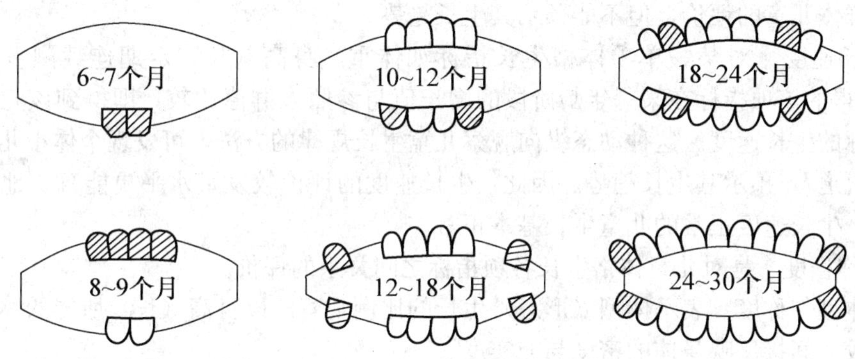

图 2-4　小儿乳牙萌出的顺序

出牙为生理现象，个别小儿可出现低热、流涎、睡眠不安、烦躁等症状。较严重的营养不良、佝偻病、甲状腺功能减退症、先天愚型等患儿可有出牙较迟、牙质差等。

（八）生殖系统的发育

生殖系统发育较晚，青春期时在下丘脑垂体、甲状腺、肾上腺皮质和性腺的作用下，生殖系统开始加速发育，可划分为 3 个阶段。①青春前期：2～3 年。女孩 9～11 岁、男孩 11～13 岁开始，女孩乳房开始发育，男孩睾丸开始增大，出现第二性征，体格增长突然增快，身高开始加速生长；②青春中期：3～4 年。体格生长达高峰，第二性征全面出现，性器官成熟，女孩出现月经的年龄为 12 岁左右，男孩出现遗精的年龄为 12～14 岁；③青春后期：3～4 年。女孩 17～21 岁、男孩 19～24 岁，生殖系统已发育成熟如成人，体格生长停止。

在青春期受性激素等因素的影响，体格生长有明显的性别差异，出现生后的第二个高峰。在第二生长高峰期，身高增加值约为最终身高的 15%。

二、体格生长评价

（一）体格生长评价的常用统计学表示方法

1. 均值离差法　正常儿童生长发育状况多呈正态分布，常用平均值（X）加减标准差（SD）来表示，如 68.3%的儿童发育水平在 X±1SD 范围内；95.4%的儿童发育水平在 X±2SD 范围内；99.7%的儿童发育水平在 X±3SD 范围内。

2. 中位数百分位法　适用于正态和非正态分布状况。以第 50 百分位为中位数，把资料分为第 3、25、50、75、97 百分位数 5 个等级，一般第 3～97 百分位范围内的被检小儿为正常儿（含 95%的总体）。

3. 生长发育图法　将各年龄组不同性别小儿的各项体格生长指标画成正常曲线图，对个体小儿从出生开始至青春期进行全程监测，定期连续纵向观察曲线图上儿童的某项指标，可了解该小儿目前所处发育水平，同时可看出其发育趋势和生长速度为向下（下降）、向上（增长）或平坦（不增），及时发现偏差，分析原因并予以干预。

（二）体格生长评价的内容

1. 发育水平 将小儿某一年龄时点的所获得的某一项体格生长指标测量值（横断面测量）如体重、身高（长）、头围、胸围等与参考人群值比较，得到该儿童在同质人群中所处的位置，即为该儿童该项体格生长指标在此年龄的生长水平，通常以等级表示其结果，可用于个体或群体儿童的评价，但不能预示其生长趋势。

2. 生长速度 对某一单项体格生长指标如体重、身高（长）定期连续测量（纵向观察），将获得的该项指标在某一年龄阶段的增长值与参照人群值比较，即得到该儿童该项体格生长指标的生长速度。这种动态纵向观察儿童生长规律的方法，可发现个体小儿自己稳定的“生长轨道”，预示其生长趋势。因此，生长速度的评价较发育水平更能真实地反映儿童生长状况，生长速度正常的儿童生长基本正常。

3. 匀称程度 是对儿童体格生长各项指标之间关系的评价。

（1）体型匀称度：表示体型（形态）生长的比例观察。以身高（长）所得的体重与参照人群值比较，间接反映身体的密度与充实度。

（2）身材匀称：以坐高（顶臀长）/身高（长）的比值与参照人群值比较来反映儿童下肢发育状况，结果以匀称、不匀称表示。

第三节 小儿神经心理发育及评价

一、神经系统的发育

（一）小儿神经系统解剖生理特点

在胎儿期，神经系统的发育领先于其他各系统，出生时脑重约 370 g，占体重的 1/9～1/8，已达成人脑重的 25%；6 个月时约占成人脑重的 50%；7 岁时已接近成人脑重，约 1500 g。出生时神经细胞数目已与成人接近，但其树突与轴突少而短，所以出生时兴奋性低，睡眠多；出生时大脑已有主要的沟回，但沟回较浅、较薄，细胞分化较差，但皮质下中枢的发育已较好，以保证生命中枢的功能。出生后脑重的增加主要是神经细胞体积增大和树突的增多、加长，以及神经髓鞘的形成和发育。神经髓鞘的形成和发育约在 4 岁完成，故婴儿期神经冲动易泛化，不易形成明显的兴奋灶。

脊髓的发育在出生时已较成熟，脊髓的成长和运动功能的发育相平行。在胎儿期，脊髓下端在第 2 腰椎下缘，4 岁时上移至第 1 腰椎，做腰椎穿刺时应注意。

（二）神经反射

反射是神经活动的基础，小儿出生时具有一些先天性反射，如觅食反射、吸吮反射、握持反射等，上述反射约于生后 3～4 个月消失，如持续存在说明神经系统发育异常；角膜反射、吞咽反射及瞳孔对光反射等则终身存在。新生儿和婴儿肌腱反射较弱，腹壁反射和提睾反射不易引出，到 1 岁时才稳定。3～4 个月前小儿克氏征（Kernig sign）可为阳性，2 岁以下的小儿巴氏征（Babinski sign）阳性亦可为生理现象。

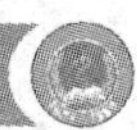

二、感知觉发育

1. 视觉　新生儿视觉不敏锐，能看到的距离约 60 cm，在 15～20 cm 范围内视觉最清晰。第 2 个月开始头眼协调注视物体；3～4 个月时婴儿喜欢看自己的手；4～5 个月时出现眼手协同动作，开始认识母亲和常见物品（如奶瓶）；6～7 个月目光可随上下移动的物体垂直方向转动；8～9 个月可以注视远距离的物体；12～18 个月时能区别各种形状，喜看图画；2 岁时可区别垂直线与横线；5 岁时能区分各种颜色；6 岁左右，视深度已充分发展，视力达 1.0。视力要在外界刺激的不断作用下反复练习才能得以发展，0～6 岁是视力发展的敏感时期，成人应创造使小儿得到练习的条件。

2. 听觉　有人认为胎儿后期已有听觉并可记忆，因为小儿出生时即可辨认母亲的心音和节奏。小儿出生时因鼓室无空气及外耳道有羊水潴留，听力差；出生后 3～7 日听力逐渐增强，稍响一点声音就会引起宝宝一些细微的动作改变；3～4 个月时有定向反应（头会转向声源处），听到悦耳声时会微笑；6 个月时可区别父母声音，唤其名有反应；8 个月开始区别语言的意义；1 岁时可听懂自己的名字；1～2 岁能听懂简单的吩咐；3 岁后能更为精细地区别不同声音；4 岁听觉发育完善。听觉的发育对小儿语言的发展有重要意义。

3. 味觉　出生时小儿的味觉发育已很完善，能区别酸甜苦辣等不同的味道。4～5 个月的婴儿对食物味道的微小改变都能感觉，应合理添加各类辅食，使之适应不同味道。

4. 嗅觉　出生时小儿的嗅觉中枢与神经末梢已发育成熟，嗅到母乳香味小儿会寻找乳头，3～4 个月时能区别好闻与难闻的气味，7～8 个月开始能逐渐辨别各种气味。

5. 皮肤感觉　包括触觉、痛觉、温度觉和深感觉。

（1）触觉：是引起小儿某些反射的基础，新生儿眼、唇、口周、手掌、足底的触觉已高度灵敏，但前臂、大腿、躯干等部位则较迟钝。

（2）痛觉：新生儿的痛觉较迟钝，疼痛出现时易泛化，第 2 个月起才逐渐发育完善。

（3）温度觉：小儿出生时温度觉已很灵敏，能区分牛奶和水的温度太高或太低，尤其对冷刺激很敏感，例如出生时遇冷便啼哭，3 个月时已能区分 2℃的水温差。

（4）实体觉：发育较晚，2～3 岁时才能通过接触区别物体的软、硬等属性，5 岁时才能分辨体积相同而重量不同的物体。

6. 知觉　知觉为人对事物各种属性的综合反应，与上述各感觉能力的发育密切相关。知觉包括空间知觉和时间知觉。5～6 个月时随动作能力的发展及手眼的协调动作，通过多种活动逐步了解物体各方面的属性；小儿 1 岁末开始有空间和时间知觉；3 岁能辨上下；4 岁能辨前后；5 岁能辨左右。4～5 岁开始有时间概念，例如早晚、昨天、今天和明天等；5～6 岁时能区别前天、后天。

三、运动功能的发育

运动功能的发育是以神经系统的发育为前提的，运动的发育既依赖于小儿视感知觉等的参与，又反过来影响其社会心理等功能的发展。儿童运动发育有一定的顺序，即不同年龄阶段出现不同的运动行为，而且运动功能的发育遵循一定规律：①由上到下（由头至尾）；②由近到远；③由简单到复杂；④由不协调到协调，由泛化到集中；⑤由粗糙到精细、准确、灵巧；⑥先有正面动作后有反面动作。运动分大运动和细运动两种（表 2-1）。

(一) 大运动

1. 抬头 1个月俯卧位时，略微抬头1～2 s；3个月时抬头较稳（用肘支撑）；4个月时俯卧抬胸，竖头很稳并能自由转动（用手支撑）。

2. 翻身 婴儿大约5个月时能从仰卧位翻至俯卧位；6个月时能从双手俯卧位翻至仰卧位；7个月时可随意在俯卧位与侧卧位之间转换，并迅速发展到能自由地翻身。

3. 坐 5个月左右，小儿在扶坐下腰能挺直；6个月时能双手向前撑住独坐；8个月时可坐稳，并能左右转身。

4. 爬 5个月时用手和腹支持上身，可向前爬行2～3步；7～8个月时能用手支撑胸腹，上身可离开床面或桌面，有的可在原地转动身体；8～9个月时可用双上肢向前爬；12个月左右能熟练地手膝并用做四肢爬行；18个月时可爬上台阶。

5. 站、走、跳 8个月时可扶站片刻；10个月左右能在搀扶下走几步；11个月能独立站片刻；15个月可独自走稳；2岁时能并足跳；2岁半时能单足跳；3岁时能自由地两脚交替上下楼梯；5岁时能跳绳。

民间将大运动发育过程归纳为："二抬四翻六会坐，七滚八爬周会走"。

(二) 细运动

是指手的精细动作，即小儿手和手指的运动、手眼协调操作物体的能力。小儿在手指屈肌摆脱紧张状态、眼与手的动作取得协调之后，就能有意识地运用双手。3～4个月在握持反射消失之后，手开始抓取可及之物，最初用手掌尺侧；6个月时用全掌；8个月发展到桡掌或桡指抓握；9～10个月时能用拇、示指拾物；12个月能灵巧地捏起小丸；15个月学用匙，会几页几页地翻书；约从15个月时开始可叠积木；2岁时会逐页翻书，画直线、横线、圆圈；3岁时会剪纸，在帮助下穿衣；4岁会临摹正方形，画人；5岁时能学写字。

四、语言的发育

语言是表达思维、观念等的心理过程，与智能有直接的联系，并对小儿社会性行为的发展具有重要意义。语言的发育与大脑、咽喉部肌肉的正常发育及听觉的完善有关，还与后天教育、周围环境影响有很大关系。语言的发育经过准备、理解、表达3个阶段（表2-1）。

1. 语言准备阶段（出生至1岁） 此阶段包括发音和学语。正常新生儿从出生第1声啼哭起，就已具备了发音语言的先决条件，哭是小儿最早表现出来的沟通方式。婴儿1～2个月开始发喉音，2个月发"啊"、"伊"、"呜"等元音，6个月时出现辅音，7～8个月能发出"爸爸"、"妈妈"等语音，10个月有意识叫"爸爸"、"妈妈"，12个月时能说简单的词。

2. 理解语言阶段（1～1岁半） 理解语言在准备阶段已开始。9个月左右小儿通过视觉、触觉、体位觉等与听觉的联系逐步理解一些日常用品，例如"奶瓶"、"电灯"等名称，亲人对婴儿自发的"爸爸"、"妈妈"等语言的及时应答，也使其逐步理解这些音符的特定含义。

表 2-1 6 岁前小儿动作、语言和适应性能力的发育过程

年龄	运动	语言	适应周围人物的能力与行为
新生儿	动作无规律、不协调，紧握拳	发出哭声	铃声可使其全身活动减少
2 个月	直立、俯卧位时能抬头	发出和谐的喉音	能微笑，有面部表情，眼随物转
3 个月	仰卧位变为侧卧位，用手摸东西	咿呀发音	头可随看到的物品或听到的声音转动 180°，注意自己的手
4 个月	俯卧时可用双手支撑抬胸，手能握持玩具	可笑出声	抓面前物体，自己玩弄手，见食物表示喜悦，较有意识地哭和笑
5 个月	扶腋下能站直，双手可主动放下一物拿另一物	能发出单音节	伸手取物，能辨别人声，望镜中人笑
6 个月	能独坐一会儿，可用手摇玩具	能用声音表示需要	能认识熟人和陌生人，自拉衣服
7 个月	能独坐较久，将玩具从一手换到另一手	能无意识发“妈妈”等复音	能听懂自己的名字，自握饼干吃
8 个月	会爬行，会自己坐起、躺下，会扶栏站起，会拍手	重复大人所发简单音节	注意观察大人的行动，开始认识物体，两手会传递玩具
9 个月	试独站，能握住奶瓶并放入口中	能懂几个较复杂词句，如“再见”等	看见熟人会把手伸出来要人抱，或与人合作游戏
10～11 个月	能独站片刻，扶椅能走几步，拇、示指对指拿东西	开始用单词，一个单词表示很多意义	能模仿成人的动作，招手“再见”，抱奶瓶自食
12 个月	能独走，弯腰拾东西，可双手各拿积木互相敲打	能叫出常见物品的名称，如灯、杯；指出自己的手、眼	对人和事物有喜憎之分，穿衣能合作，用杯喝水
15 个月	走得好，能蹲着玩，能将圆、方、三角形的形状块放到对应的形状板中	能说出几个词和自己的名字	能表示同意或不同意
18 个月	能爬台阶，会掷球，搭积木 5～6 层	能认识和说出身体各部分名称	会表示大小便，懂命令
2 岁	能双脚跳，会用勺子吃饭，能画直线、横线、圆圈	会说出 2～3 个字构成的语言	能完成简单的动作，能表示喜、怒、怕
3 岁	会跑、洗手、擦手、骑脚踏车，脱、穿简单衣服，会用剪刀剪纸	喜欢发问，能说短歌谣，数几个数	能认识画上的东西，认识男女，自称“我”，表现自尊心、同情心
4 岁	会爬梯子，会穿鞋	能说出很多词汇，能唱歌	能画人像，初步思考问题，记忆力强
5～6 岁	能扫地、擦桌，接住返弹的球，会写出自己的名字，模仿画“□”或“△”。	开始认字、写字，能讲故事	能辨颜色，数 10 多个数，知物品用途及性能

3. 表达语言阶段（1岁半至3岁） 在理解的基础上，一般1岁小儿开始会表达语言，如“再见”等。先说单词后组成句子；先会用名词，后会用代名词、动词、形容词、介词等；从讲简单句到复杂句。2岁时可说2～3个字的词语或短句；4岁时能看图说话；5岁时能掌握语法，发展读和写的技能。

五、小儿心理发展过程和特征

人的心理活动包括感觉、记忆、思维、想象、情绪、性格等方面。当初生小儿形成条件反射时即标志着心理活动开始发育，且随小儿生长发育而逐步发展。

1. 注意力的发展 注意是认知过程的开始，是指人们心理的指向并集中于一定的人或物获取知识和发展智力的起点。注意可分为无意注意和有意注意，前者为自然发生的，后者为自觉地有目的的注意。婴儿期以无意注意为主，强烈的刺激如鲜艳的色彩、较大的声音或需要的物品（奶瓶等）都能成为小儿无意注意的对象，同时他们开始注意与成人生活和活动有关的事物，并且开始注意成人的言语。1岁时有意注意开始萌芽，随着年龄增长，越来越多地出现有意注意，且时间随年龄增长而增加，例如2岁、4岁、7岁小儿有意注意的时间分别为7 min、12 min、20 min。

2. 记忆力的发展 记忆是将所获得的信息贮存和“读书”的神经活动过程。记忆是复杂的心理活动过程，是后天形成的，条件反射的出现是记忆发生的标志。记忆包括标识、保持和回忆。回忆又可分为再认和重现。再认是指以前感知的事物在眼前出现时能认识；重现则是以前感知的事物虽不在眼前出现，但可在脑中重现。2岁以前的记忆，主要以无意识记忆为主，时间短、内容少，此时的小儿还不能为了设定的目的而去识记什么，对于他们，最容易记住的是那些印象强烈的或带有情绪色彩的事情。2岁以后，小儿的有意记忆开始萌芽，同时无意记忆也得到进一步发展。

3. 思维的发展 思维是人利用理解、记忆、综合分析能力认识事物本质，掌握事物发展规律，借助语言实现的一种思想或观念的精神活动，是心理活动的高级形式。思维的发展过程分为直觉行动思维、具体形象思维和抽象概念思维。婴幼儿思维为直觉行动思维，即思维过程离不开小儿自身对物体的感知，也离不开小儿自身的动作，如拿着玩具火车边推边说：“火车来了”，当玩具火车被拿走，游戏活动则停止。学龄前儿童以具体形象思维为主，6岁后，通过各种形式的智力活动，逐渐学会了综合、分析、分类、比较等抽象思维方法。

4. 想象力的发展 想象是一种特殊的思维活动，在头脑中创造出以往未曾见到过的或将来能成为现实的事物形象。没有想象力，就没有创造力。新生儿无想象力，1～2岁小儿仅有想象的萌芽，如模仿母亲动作给布娃娃洗澡；3岁小儿想象力仍是片段和零散的，没有创造成分；学龄前期想象的主题多变，想象与现实不能分清楚；学龄期儿童的想象是有意想象和创造性想象。

5. 意志的发展 意志是自觉地克服困难来完成预期目标的心理过程。新生儿无意志，随着年龄增长和教育过程，在成人影响下，意志逐步形成和发展。小儿在后天的良好教养下可形成积极的意志，如自觉性、坚持性、果断性、自制性；也可在教育不当和不良环境的影响下形成消极的意志，如依赖性、顽固性、冲动性等。

6. 情绪和情感的发展 情绪是较原始简单的感情，与机体的生理需要相联系，属于较为低级和简单的态度体验，较短暂而外现，容易观察，缺乏控制。例如：孩子饿了会哭，舒

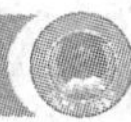

服了会笑。情感则是人对社会性需要是否得到满足而产生的内心体验，属较高级、复杂的情绪，持续时间长而不甚外现，与人们的社会需要相关联。例如：小儿对成人的依恋、知道互相谦让等。新生儿对饥饿、不舒适、寒冷等表现出不安及啼哭等消极情绪；2个月时积极情绪增多，看到母亲时，婴儿表现非常高兴。6个月后婴儿见到陌生人时，会表现出对母亲的依恋及分离性焦虑。依恋是人的社会性最基本的表现形式和最早的表现，是婴儿最初的社会性情结，是情感社会化的标志，是婴儿与抚养者之间的一种积极的情感联系，依恋的关键期是1～3岁。早期的母婴依恋的质量对日后婴幼儿认知发展和社会性的适应都有重要意义。没有建立良好依恋感情的婴幼儿，以后多不善于与人相处和不能很好地面对现实。婴幼儿情绪常表现为反应较强烈，容易变化，外显而真实，易冲动，随年龄增长，情绪反应渐趋稳定。良好情绪常表现为高兴、愉快、喜悦，而不良情绪则表现为焦虑、胆小、受挫、哭等。成人应注意体察，及时发现问题并予疏导，从而培养出小儿积极向上的情绪情感和亲社会行为；否则有可能成为人格障碍的根源，对其一生产生不良影响。

7. 性格　为重要的个性心理特征，是在生后长期生活环境中形成的，而非先天带来的。在小儿性格的发展中，外界环境特别是父母对小儿的教育方法，对小儿的性格的形成影响极大：民主型父母的孩子多为独立、直率、乐于助人、善于社交的性格；残酷型父母的孩子多为固执、冷酷、神经质、逃避的性格；过分照料型父母的孩子多为依赖、被动、神经质、怯弱的性格；支配型的父母孩子多为服从、无自主性、消极、依赖、温和的性格；拒绝型的父母孩子多为神经质、蛮横、恶作剧、冷淡的性格。优良的性格是儿童将来理想、信念、道德形成的基础，是智能发展的强大动力，是将来事业成功、人生幸福的主要条件。美国哲学家、心理学家詹姆士说过："播下一个行动，你将收获一种习惯；播下一种习惯，你将收获一种性格；播下一种性格，你将收获一种命运"。故家长、老师和包括医护工作者在内的全社会成员都应正确引导儿童培养优良的性格，建立优秀品质。

六、神经心理发育的测量与评价

小儿神经心理发育水平表现在感知、运动、语言、能力、性格等方面，对这些能力及特征的检查统称心理测验。儿童心理测验主要用于检查智力低下、行为异常、情绪紊乱，可协助临床判断是否有心理障碍及程度，没有疾病诊断意义，不能代替其他学科的检查。

（一）能力测验

1. 筛查测验

（1）丹佛发育筛查测验（Denver developmental screening test，DDST）：该量表是由美国学者丹佛为0～6岁儿童设计的，现已成为儿童早期智力发育筛选量表，被世界各国使用。DDST分为大运动、精细运动、语言、个人适应性行为4个功能区，共104个项目。评定结果分为正常、可疑、异常及无法测定四种，对于后三种情况应进一步做诊断性测验。

（2）绘人试验：适用于4～12岁小儿。测验时要求小儿根据自己的想象画1个全身正面人像，无须任何指导语言，然后根据评分标准进行评分。儿童在绘画中能体现注意力、记忆力、想象力等各种能力，也可体现绘画技能和手眼协调等精细动作的能力。

2. 诊断性测验　方法详细、复杂，测验时间一般需1～2 h，测查员需经专门培训。诊断性测验主要用于智力发育有问题儿童的全面评价，通常以智商（intelligence quotient，IQ）或发育商（developmental quotient，DQ）表示结果。

（1）贝利婴幼儿发育量表（Bayley scales of infant development，BSID）：适用于2～30

个月婴幼儿智力水平的评价，确定婴幼儿智力发育偏离正常水平的程度。包括精神发育量表（163 项）、运动量表（81 项）、婴儿行为记录（24）项。

（2）盖瑟尔发育量表（Gesell scales of development）：适用于 4 周至 3 岁婴幼儿。从大运动、精细动作、个人-社会、语言能力及适用性行为 5 个方面进行测试，结果以发育商（DQ）表示。

（3）儿-心量表：由中国科学院心理研究所设计，既能筛查又能诊断，结果用发育商（DQ）表示，用于 0～3 岁婴幼儿发育水平评估。

（4）韦氏学龄前儿童智力量表（Wechsler preschool and primary scale of intelligence，WPPSI）：适用于 4～6 岁儿童，测试内容分言语类及操作类两部分。

（5）韦氏学龄儿童智力量表（Wechsler intelligence scale for children-revised，WISC-R）：适用于 6～16 岁的儿童，内容与评分方法同 WPPSI。

第四节 小儿生长发育中的特殊问题

一、体格生长偏移

1. 低体重 低体重是指儿童体重较正常的同年龄、同性别的人群体重均值低 2 个标准差（－2SD）以上或处于第 3 个百分位数以下。常见的原因为：

（1）饮食不均衡：如小孩只吃饭、吃肉，不吃蔬菜、水果，品种太单调，缺乏各种维生素、纤维素，营养利用率低。另外，肉类太多加重胃肠和肾负担，导致热量消耗过多，也会影响体重的增长。

（2）活动量过大：活动量过大，身体消耗过多。

（3）睡眠过少：人在睡眠时会分泌生长激素，生长激素可以促进人体生长发育。同时，睡眠时人的新陈代谢处于最低水平，消耗最小，因此也最有利于人体的生长发育。所以，如果孩子睡眠不足，也可以影响其生长发育。

（4）肠道寄生虫病：如蛔虫病、蛲虫病、钩虫病等。

（5）患有某些慢性疾病：结核病、慢性腹泻病、先天性消化道畸形等。

2. 矮身材 人的生长受多种因素的调节和控制。个体生长和最终身高是与遗传和出生体重、身长、营养和神经内分泌等相互作用的结果。矮身材是指在相似环境下，儿童的身高较正常的同种族、同性别的人群身高均值低 2 个标准差（－2SD）以上或处于第 3 个百分位数以下，发病率约为 3%。常见的原因为：

（1）生长激素缺乏症：较常见，在我国本病的发病率农村高于城市。若不及时诊断和治疗，可导致成人身材显著矮小，心血管疾病发生率显著增高，而且有相当多的病例伴性腺发育不良、中枢性甲状腺功能减退症和促肾上腺皮质激素缺乏症。

（2）宫内发育迟缓：又称小于胎龄儿或小样儿，指出生体重低于同胎龄、同性别平均体重的第十百分位数，或同胎龄、同性别平均体重 2 个标准差的新生儿。2 岁内多数小于胎龄儿身高将会正常化；有小部分患儿不出现出生后追赶现象，这些儿童将出现矮小现象，其中约一半人成年后低于正常平均身高 2 个标准差。

（3）特发性矮身材：原因不明的矮身材，可能是一种多基因病，约占 20%。

（4）家族性身材矮小：又称遗传性矮身材，是指身材矮小，生长速率正常，有矮身材家

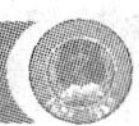

族史的儿童。本症大多数无需治疗，但患儿及家长对身高有较大心理负担及心理压力者可使用生长激素治疗。

(5) 体质性青春发育迟缓：是指男孩或女孩达到青春期发育年龄仍未出现第二性征，但最终能自发进入青春期，最后身高和性成熟都可达到成人正常水平。常有家族史，如母亲月经初潮时间延迟或父亲、同胞青春期发育迟缓。对于这种情况不必治疗，但需定期到医院复查，以观察诊断是否正确。

15%的矮身材是由体质性青春期发育迟缓造成的，即老百姓所说的“晚长”，85%则另外有原因。因此盲目等待会错过了孩子最佳的治疗时期。千万别以为父母高，孩子的身高一定不会矮。

(6) 性早熟：性早熟的孩子往往早期比较高、长得快，这一点蒙蔽了很多家长。由于骨龄往往超前，透支了人的生长潜能，会提前终止生长，导致成人最终身高矮小，这一点尤其应引起家长注意。女孩 8 岁前、男孩 9 岁前出现第二性征的应及时就诊。

(7) 精神心理性身材矮小：由于父母离异或父母有精神、心理疾病，患儿常严重被忽视和受虐待、身体受摧残等可引起身材矮小。

(8) 先天性卵巢发育不全综合征：又称 Turner 综合征，由于 X 染色体呈单体性所致。患者除了有矮身材，还有性腺发育障碍，卵巢被条索状纤维组织取代。

3. 消瘦　消瘦是指儿童体重较正常的同性别、同身长的人群体重均值低 2 个标准差（—2SD）以上或处于第 3 个百分位数以下。常见的原因为：

(1) 食物供应缺乏：如遭遇灾害饥荒、战争动乱、经济贫困等自然或社会因素，使孩子生活的环境食物来源量少、品种单调，孩子无法获得必需的食物以满足营养需求。

(2) 喂养不当：家长缺乏喂养小儿的知识和技能，如母乳不足未适当处理、奶粉调配过稀、不按时添加辅助食物、骤然断母乳等。此外，不注意从小培养孩子良好的饮食习惯也是儿童进食少的重要原因，如溺爱、娇纵、放任孩子，使孩子养成了乱吃零食、挑食、偏食、边吃边玩、吃饭无兴趣等坏习惯；反之如通过责骂、处罚等手段强迫孩子进食，则往往会引起孩子对吃饭十分反感，每到进餐时思想紧张、情绪低落，即使勉强吃下去，胃肠消化吸收也会受影响。

(3) 身心疾病影响：出生时有先天缺陷，如唇腭裂，会影响吸吮等进食过程；频繁呕吐、腹泻导致小儿营养吸收障碍；结核病、肿瘤等慢性消耗性疾病也多以消瘦为主要症状；少女追求体形美，不合理地减肥，控制饮食，亦会引起神经性厌食，出现严重消瘦，甚至危及生命。

(4) 机体对营养需要量增加：儿童参加体育锻炼，如游泳、打篮球、打排球、体操表演等，体力消耗多，能量与营养素消耗增加，在一般膳食外应额外补充能量，否则也会导致消瘦；患有长期发热、代谢异常等疾病，如饮食上不加以调整，也会造成消瘦。

4. 体重过重　体重过重指儿童体重为同性别、同身高参照人群体重均值的 10%～19%。常见的原因为：

(1) 摄入过多：是主要原因。长期摄入淀粉类、高脂肪的食物过多，超过机体代谢的需要，转化为脂肪积蓄在体内。

(2) 活动过少：缺乏适量的活动和体育锻炼，导致热量消耗减少。

(3) 其他：疾病影响、进食过快、精神创伤和心理因素等。

二、心理行为异常

儿童在发育过程中出现的行为问题较为常见，对儿童身心健康的影响很大。例如吮咬手指、屏气发作、习惯性擦腿动作等，这类行为反复多次重复，可形成习惯，难以纠正，成为一种不能控制的自发反应。所有的孩子在成长过程中都会出现程度不一的不良行为习惯，儿童行为问题的发生与父母对子女的期望、管教方式、父母的文化、学习环境等有关。随着年龄的增长，教育的干预或环境的改善，大多数儿童的行为问题可在发育过程中自行消失，仅少数可持续较长一段时间。

1. 屏气发作　指儿童在剧烈哭吵时突然出现呼吸暂停的一种异常行为。多见于6～18个月婴幼儿，3～4岁以后随着儿童语言表达能力的增强与剧烈哭闹现象的减少，屏气发作自然缓解，5岁前会逐渐自然消失。发作时表现为过度换气，哭喊屏气，导致缺氧、脑血管扩张，出现晕厥、意识丧失、口唇青紫、四肢抽动等，持续0.5～1 min后呼吸恢复，症状缓解，口唇恢复正常颜色，一天可发作数次。这类小儿性格多暴躁、任性、好发脾气。对此类儿童应加强家庭教养；帮助父母分析引起发作的原因；重点放在解决孩子与环境、父母之间的矛盾冲突上；避免各种诱发因素（如孩子发脾气、哭闹等）、避免简单的惩罚与斥责。

2. 吮咬拇指　指儿童自主或不自主反复吮咬拇指的行为。可由最初的生理反射性行为发展而来（3～4个月的婴儿生理上有吮吸要求），为常因小儿情绪紧张、感情上得不到满足而产生的不良行为，长时间吮咬拇指，可影响小儿牙齿、牙龈及下颌发育。对此类儿童要多加爱护和关心，消除其孤独心理；让儿童有充分的时间与周围环境接触和游戏；当其吮咬拇指时，应将其注意力转移到其他事物上，切勿打骂或讽刺，应鼓励儿童树立改正坏习惯的信心。

3. 小儿擦腿综合征　是指小儿通过擦腿引起兴奋的一种运动行为障碍。在儿童中比较多见，女孩与幼儿更多。发作时小儿神志清醒，双下肢伸直交叉夹紧，两手握拳或抓住东西使劲，可被分散注意力而终止，多在睡前、醒后、或玩耍时发作。对此类儿童应注意会阴部清洁卫生，消除局部不良刺激（如感染、穿紧身内衣等），合理安排小儿睡前和醒后的活动，保持患儿生活轻松愉快。发作时应将其注意力转移到有趣的事情上。

4. 遗尿症　正常小儿在2～3岁时已能控制排尿，如在5岁后仍发生不随意排尿即为遗尿症。遗尿症可分为原发性和继发性两类。原发性遗尿症多由于控制排尿能力迟滞所致，无器质性病变。继发性遗尿症多由于全身性或泌尿系统疾病引起。其中原发性遗尿症占绝大多数。原发性遗尿症可由以下因素引起：①遗传：若父母中有一人在幼年时患过原发性遗尿症，其子女患遗尿症的几率增高；若父母在幼年时都患过原发性遗尿症，其子女患遗尿症的几率会更高。②没有接受过排尿训练：家长若不对小儿进行排尿训练，而给其长期使用尿不湿，就会使其养成在睡眠中随意排尿的坏习惯。③白天过于兴奋：小儿若经常在白天玩耍得很累，或受到惊吓，就容易在夜间尿床。④此外，若小儿的生活环境发生了改变（如入托、搬家、转学、家中出了事故等），也可使其出现紧张、焦虑的情绪，从而可引起夜间尿床。到了寒冷的季节，原发性遗尿症患儿的症状往往会加重。国内的统计数据表明，在5岁左右的小儿中，约有10%的小儿会经常尿床。对于这类儿童，成人应耐心寻找原因，而不是在小儿发生遗尿时对其责骂、讽刺、处罚等；应帮助小儿树立信心，同时坚持排尿训练，训练患儿将排尿时间间隔延长，每次排尿务必排尽；晚饭或睡觉前应减少水分摄入，夜间按时叫醒小儿排尿。多数遗尿小儿可于3～4年内发作次数逐渐减少而自愈。

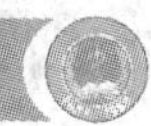

5. 学习困难　学习不仅指阅读、书写、计算等能力，还包括获得这些技能的整个学习过程。临床上常把由于各种原因如智力低下、多动、情绪和行为问题、特殊发育障碍所引起的学业失败统称学习困难。这些孩子常会有好动不安，注意力不集中，动作笨拙，手眼不协调，情绪易激动，胆小退缩，记忆力、理解力及表达力差等现象。学习上的问题，一般表现在阅读、算数、书写方面。常出现字的偏旁部首颠倒，字母分不清；能认识单字，但将单字放在句中则不认识；抄写、阅读常串行，丢字；字大小不等，结构差，仿画图形困难；读书时要一个字一个字地指着看；语言发展迟缓，缺乏表达自我的能力；对题目的理解能力差，思路简单等。

儿童是否有学习困难可通过智力、感知动作能力和认知能力等测查来确定。解决儿童的学习困难问题要从以下几方面入手，首先要通过一些有针对性的感觉刺激运动，来增强和改善脑神经的组合，促进感觉统合能力的发展，提高中枢神经系统的控制能力；再通过一些丰富的多重感官的刺激，进行视、听、写的综合训练；另外还要给孩子心理上的支持，用行为改变技术给孩子指导、帮助，逐渐增强孩子自我约束控制能力；同时还要针对每个孩子的问题，如注意力、记忆思考力、语言、运算能力及阅读等方面的问题进行认知能力的训练调整。

6. 攻击性行为　在游戏时有些小儿会有攻击性行为，表现为屡次咬、抓或打伤别人。常见的原因为：①小儿遭受挫折：如受到父母的惩罚、讥讽、侮辱。②模仿成人的行为：父母争吵和打架的行为、影视中的不良行为等。③为了引起成人的注意：以伤害他人来引起父母和老师的注意。对这类儿童，首先要控制环境的不良影响。孩子的许多攻击性行为是从社会环境中模仿的，所以适当限制孩子看一些凶杀、武打的录像、电视是必要的。当孩子模仿影视中的攻击性行为时，首先要分析孩子的这种行为发展到了何种程度。孩子一开始的模仿行为，其目的可能并不在于攻击他人，而是想通过模仿这种行为达到自我表现的需要。这时的教育应以引导为主，可以鼓励儿童模仿影视中的一些积极行为，而对攻击性行为进行批评，当儿童出现这些攻击性行为时要进行否定性评价。其次父母应以身作则，并引导孩子采用社会能接受的方式发泄情绪，如玩一些消耗体力较多的游戏等。

7. 破坏性行为　小儿常因好奇、取乐、显示自己的能力或精力旺盛无处发泄而无意中破坏东西，有的小儿则是由于无法控制自己的嫉妒、愤怒，或无助情绪而有意地采取破坏行为。正确认识儿童的破坏性行为是教育的基础。正如卢梭所言："即便在孩子身上似乎是破坏的倾向较多，其原因也不在于儿童生来是邪恶的，而是由于创造活动很迟缓，而破坏活动则比较迅速，所以更适合他活泼的性情。"也就是说儿童的某些破坏性行为也是主动探索环境的行为之一。人是在环境中生存的，是否适应环境，并能与其中诸因素保持动态平衡，对儿童的生存有着至关重要的意义。"从经验中学"、"从做中学"是儿童的重要学习方式。当儿童的能力获得一定的发展后，便想使周围的一切活跃起来，至于是在创造还是在破坏儿童并没有考虑到，只会因改变了事物的现状而欣喜。为了避免经济上的损失，成人可以为儿童准备耐磨、结实的玩具来满足他们的多种探索之需。当然，对有意破坏的行为应给予正确引导。

小结

小儿处于不断的生长发育中，其生长发育遵循由上到下、由近到远、由粗到细、由低级到高级、由简单到复杂的规律。生长发育包括体格发育和神经精神发育，体格发育常用的指标有：体重、身高、坐高、头围、胸围、上臂围等，其中体重为最常用、最重要的指标。囟门、头围均可反映颅骨和脑的发育，前囟隆起，表示颅内压增高；凹陷表示脱水，故前囟检查在临床护理中极为重要。乳牙约自生后6个月起开始萌出，2～2.5岁出齐，总数为20个。出生后，神经系统的发育最早，小儿出生时具有一些先天性反射如觅食反射、吸吮反射、握持反射等，3～4个月消失。随着年龄的增长，小儿的感知觉、运动、语言逐步发展，可用丹佛发育筛查测验等方法，了解小儿大运动、精细运动、语言、个人适应性行为。在小儿的生长发育过程中，常出现一些心理行为问题，如屏气发作、吮咬拇指、擦腿综合征、遗尿症、学习困难等，需认真分析原因，正确引导。

思考题

1. 名词解释 生长发育、体重、上部量。

2. 简答题

（1）小儿生长发育遵循什么规律？

（2）体格发育常用的指标有哪些？各指标临床意义如何？

（3）哪些指标可反映颅骨和脑的发育？

（4）小儿出生时具有但以后逐渐消失的神经反射有哪些？

（5）如何正确对待小儿的攻击性和破坏性行为？

（湖南环境生物职业技术学院 刘一丁）

第三章　儿童营养

学习目标

1. 掌握母乳喂养的优点；辅食添加的原则。
2. 熟悉牛乳的缺点及牛乳需要量的计算方法。
3. 了解小儿对热量和各种营养素的需要量；各年龄期儿童膳食原则。

第一节　能量与营养素的需要

营养（nutrition）是小儿生长发育的物质基础，是人体获得和利用食物中提供的能量、各种营养素以维持生命活动的整个过程。合理的营养是维持小儿健康成长的重要因素，也是使患儿康复的必要条件之一。小儿营养应遵循既能满足生长发育的需要，又要符合小儿消化系统生理特点这一基本原则。

一、能量的需要

能量（energy）为维持机体代谢活动所必需，人体的能量主要靠食物中的蛋白质、脂肪和糖类供给。它们在体内的产能分别是：蛋白质 17 kJ/g，脂肪 38 kJ/g，糖 17 kJ/g。小儿对能量的需要包括以下五个方面：

1. 基础代谢（basal metabolism）所需　指在清醒、安静、空腹的状况下，于 20～25℃环境中人体维持基本生理活动，包括维持体温、肌肉张力、循环、呼吸、胃肠道蠕动及腺体分泌所需的最低能量。婴幼儿时期基础代谢率相对较高，每日约需能量 230 kJ（55 kcal）/kg，占总能量的 50%～60%。随着年龄的增长，基础代谢率逐渐减少，7 岁时每日约需 184 kJ（44 kcal）/kg，12 岁时与成人相似，每日约需 126 kJ（30 kcal）/kg。

2. 生长所需　此项需要为小儿所特有。生长发育速度越快，所需的能量越多，随年龄增长逐渐减少。在小儿生后 12 个月内，即生长的第一高峰期，此项需要为每日 126～167 kJ（30～40 kcal）/kg，占总能量的 25%～30%。

3. 食物特殊动力作用（specifi dynamic action，SDA）　指摄取食物后数小时，体内能量消耗增加，主要用于食物消化、吸收、转运、代谢、利用、贮存，食物的这种刺激能量代谢的作用称食物的特殊动力作用，也称食物热力作用。在人体摄取的蛋白质、脂肪、糖类中，蛋白质的食物热力作用最大。婴儿食物含蛋白质多，故婴儿此项需要占总能量的 7%～8%，年长儿约占 5%。

4. 活动所需　此项需要依小儿的身体大小、活动类别、强度和持续时间而异，婴儿每日活动所需能量为 62～84 kJ（15～20 kcal）/kg，随年龄增长，需要量相应增加，到 12～13 岁时约为 126 kJ（30 kcal）/kg。

5. 排泄损失　不能被完全消化、吸收的小部分食物残留部分被排出体外，这项损失不超过总能量的10%。

以上五项的总和为总的能量需要，年龄越小，总的能量需要相对越多（表3-1）。1岁以内的婴儿每日所需能量为460 kJ（110 kcal）/kg，以后按年龄每递增3岁减少42 kJ（10 kcal）/kg估算，15岁时为250 kJ（60 kcal）/kg。若总能量长期供给不足，可导致消瘦、发育迟缓或营养不良，影响小儿生长发育；若能量供给过多，可能发生肥胖症。

二、营养素的需要

人体必需的营养素（nutrient）包括以下七类：①蛋白质；②脂肪；③糖类；④维生素；⑤矿物质；⑥水；⑦膳食纤维。其中蛋白质、脂肪、糖类又称为能量（宏量）营养素；维生素和绝大部分矿物质称为微量营养素。

1. 蛋白质（protein） 蛋白质是生命的物质基础，是构成人体组织细胞的重要成分，是激素、酶、抗体不可缺少的成分。小儿食物中的蛋白质主要用于机体的生长和组织修复，而不是供给能量，其供能占总能量的8%～15%。婴幼儿时期生长发育旺盛，处于正氮平衡，故需要量相对较成人多。2000年中国营养学会推荐每日蛋白质需要量：母乳喂养儿为1.5～2 g/kg，牛乳喂养儿为2.5～3.5 g/kg；1～3岁为2～4 g/kg；4～6岁为2～3 g/kg。不同食物中的蛋白质所含氨基酸数量不同，尤其是必需氨基酸之间的比例不同。蛋白质的质量取决于必需氨基酸的种类和比例，食物中蛋白质所含必需氨基酸比值越接近人体必需氨基酸比值，生物利用率就越高，称为优质蛋白质。优质蛋白质主要来源于动物和大豆蛋白质。大豆蛋白富含赖氨酸，优于一般谷物，米、面食品与大豆混合食用，可提高蛋白质的生物利用率，称蛋白质互补作用。为保证正常生长发育，小儿膳食除必须含有动物蛋白质外，尚须根据植物性食物所含的氨基酸情况进行合理搭配。小儿处于生长发育时期，如长期缺乏蛋白质，处于负氮平衡，可出现营养不良、贫血和生长发育迟缓。

2. 脂肪（fat） 主要由甘油和脂肪酸组成，是主要供能营养素，也是人体组织细胞的重要成分，如细胞膜和神经细胞都含有脂肪酸和磷脂等。脂肪还可为人体提供必需脂肪酸，协助脂溶性维生素的吸收，同时具有保暖、保护脏器和关节等组织的功能。2000年中国营养学会推荐：小于6个月的婴儿脂肪提供能量占总能量的45%；6个月至1岁比例为30%～40%；1～3岁比例为30%～35%。含脂肪丰富的食物有乳类、肉、鱼、蛋黄及各种植物油等。小儿长期脂肪摄入不足可引起生长发育迟滞、营养不良和脂溶性维生素缺乏症。

3. 糖类（carbohydrate） 糖类是人体最重要的供能物质，所提供的能量占总能量的50%～60%。婴儿每天需要糖类为12 g/kg，儿童约为10 g/kg，成人为4～6 g/kg。含糖类丰富的食物主要为乳类、谷物类、根茎类。糖类缺乏时，体内动用脂肪和蛋白质作为能量来源，可间接使蛋白质和脂肪缺乏，引起营养不良、酸中毒等；过量摄入糖类则可导致体重超标，有致糖尿病的危险，在婴幼儿期，还可引起消化系统功能紊乱，如肠绞痛、高渗性腹泻等。

4. 维生素（vitamins） 维生素不产生能量，是一类维持人体正常生理功能和调节体内代谢不可缺少的有机化合物。人体对其需要量极小，但因不能在体内合成或合成不足，故必须由食物供给。维生素可分为脂溶性（维生素A、D、E、K）和水溶性（B族维生素和维生素C）两大类。脂溶性维生素可储存于体内，不需每天供给，过量可引起蓄积中毒；水溶性维生素易溶于水，不能储存在体内，需每天供给，过量会排出体外，一般不会引起中毒，供给不足则迅速发生缺乏症。

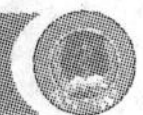

5. 矿物质（minerals）　包括常量和微量元素。占人体总体重 0.01%以上者称常量元素，有钙、磷、镁、钠、钾、氯、硫 7 种；占体重 0.01%以下者称微量元素，人体必需的有 14 种：铁、锌、铜、碘、硒、氟、钼、锰、铬、镍、钒、锡、硅、钴。在儿童营养方面最重要的元素为钙、铁、磷、铜、钠、钾等，婴幼儿最容易缺乏的矿物质是钙和铁。钙、镁、磷是三种主要存在于骨中的元素，钙离子还与维持神经肌肉的正常生理功能有关；镁是氧化磷酸化作用的辅助因子；磷以 ATP 的形式处于能量代谢的中心地位；钠、钾、氯的重要作用是维持体液的渗透压和酸碱平衡；铁是合成血红蛋白不可缺少的重要成分；铜与铁的转运、黑色素的转化及神经髓鞘的形成有关；锌参与体内多种酶的合成，尤其对蛋白质合成起重要作用，并影响内分泌功能和免疫功能，还有维持正常味觉及食欲的作用。

6. 水（water）　水是人体不可缺少、维持生命的重要物质，其重要性仅次于空气。体内的一切生理、生化过程都需要水。婴儿体内水分占体重的 70%～75%，成人为 60%～65%。小儿因生长发育旺盛，需水量较多，婴儿每日需水 150 ml/kg，以后每 3 岁约减少 25 ml/kg（表 3-1）。

表 3-1　正常小儿能量、水的需要量

年　龄	能量［kJ/（kg·d)］	水［ml/（kg·d)］
新生儿	500～550	80～150
1 个月	450～550	130～160
7 个月	400～450	120～150
1 岁	360～400	110～130
4 岁	320～360	90～100
7 岁	280～320	70～90
10 岁	240～280	60～85
13 岁	200～240	50～65
15 岁	160～200	45～55

7. 膳食纤维（diet fiber）　是指在胃肠道不能被消化酶水解但可被细菌部分分解的物质，属于糖类。包括纤维素、半纤维素、木质素和果胶，主要来源为谷物，尤其是粗粮、豆类、水果、坚果。其主要功能有：吸收大肠水分、软化大便、增加大便体积、促进肠蠕动等。

正常小儿能量、水的需要量见表 3-1。

第二节　小儿喂养与膳食

一、婴儿喂养

喂养不仅能为婴儿提供生长发育所需的各种营养物质和能量，还能使婴儿在喂养的过程中获得满足感，有利于其生理、心理的发育。乳类是婴儿的主要食品，母乳喂养是最佳选择。

(一) 母乳喂养

母乳是婴儿尤其是6个月以下小婴儿最佳的天然食品，应大力提倡母乳喂养（breast-feeding）。

1. 母乳的成分 母乳的成分根据时间、哺乳的阶段和个体而变化。母乳可分为初乳、过渡乳、成熟乳和晚乳。按世界卫生组织规定，初乳指产后4天以内的乳汁，质稍稠而微带黄色，蛋白质含量较多，含丰富的微量元素、免疫物质及生长因子，有利于促进新生儿的生长发育和提高抗感染能力。因此要尽早哺乳，使新生儿能得到初乳。产后5～10天的乳汁称过渡乳，含脂肪量最高而蛋白质和矿物质含量逐渐减少。成熟乳为产后第11天至9个月的乳汁。晚乳指10个月以后的乳汁，量和营养成分都逐渐减少（表3-2）。

表3-2 各期人乳成分的比较（g/L）

	初 乳	过渡乳	成熟乳	晚 乳
蛋白质	22.5	15.6	11.5	10.7
脂肪	28.5	43.7	32.6	31.6
糖	75.9	77.4	75.0	74.7
矿物质	3.08	2.41	2.06	2.00
钙	0.33	0.29	0.35	0.28
磷	0.18	0.18	0.15	0.13
钠	0.34	0.19	0.11	0.10
钾	0.28	0.59	0.45	0.48
锰	0.06	0.03	0.05	0.04
氯	0.57	0.58	0.35	0.44

2. 母乳喂养的优点

（1）各种营养成分的比例适宜，易于消化吸收：母乳中蛋白质、脂肪、糖类的比例为1∶3∶6，符合小儿的消化能力和生长发育的需要。母乳中的蛋白质总量较少，以乳白蛋白为主，酪蛋白含量少，形成的乳凝块较小，易被消化吸收；脂肪中含不饱和脂肪酸多，含较多解脂酶，有利于消化吸收；乳糖含量多且以乙型乳糖为主，可促进双歧杆菌、乳酸杆菌生长，不利于大肠埃希菌生长，减少了小儿肠道感染的机会；母乳含锌、铜、碘等微量元素较多，初乳中，铁的含量虽与牛乳相同，但吸收率很高（是牛乳的5倍），故母乳喂养者缺铁性贫血发生率低；母乳中钙磷比例适宜（2∶1），易于吸收，母乳喂养者较少发生低钙血症；母乳中含有较多消化酶，如乳脂酶、淀粉酶等，有助于消化。

（2）增进婴儿免疫力：母乳中所含SIgA可结合肠道内细菌、病毒等病原体和过敏原，故有抗感染和抗过敏的作用；乳铁蛋白可抑制大肠埃希菌和白假丝酵母菌的生长；双歧因子可促使双歧杆菌、乳酸杆菌的生长从而抑制大肠埃希菌的繁殖；此外，溶菌酶、T淋巴细胞、B淋巴细胞、补体等在预防感染中均起到了一定的作用。

（3）有利于增进母婴感情，有利于婴儿的心理和智能发育，同时便于母亲密切观察婴儿的变化，及时发现某些疾病征象。

（4）母乳温度适宜，既经济、方便，又省时、省力。

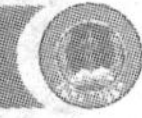

(5) 产后哺乳可刺激子宫收缩促使母亲早日恢复；哺乳尚可减少母亲乳腺癌和卵巢癌的发生。

3. 母乳喂养的方法

(1) 哺乳时间：一般主张越早哺乳越好，正常足月新生儿出生后 30 min 就可抱给母亲试哺，最晚不超过出生后 2 h，尽早哺乳可防止新生儿低血糖、促进母亲乳汁分泌、减轻新生儿生理性体重下降和生理性黄疸的程度。哺乳前不要喂其他食物和糖水，这样可促使乳汁早分泌、多分泌。最初 1～2 个月应按需哺乳，以后 2～3 h 哺喂 1 次，逐渐自然延长到 3～4 h哺喂 1 次，一昼夜共 6～7 次。4～5 个月后可减至每日 5 次。每次哺乳时间 15～20 min，根据小儿的吸吮能力不同可适当调整，以吃饱为原则。

(2) 哺乳方法：哺乳前应先为小儿换好尿布，乳母洗净双手并以温开水洗净乳头、乳晕。哺乳时乳母宜取坐位，垫高哺乳一侧的脚，抱婴儿斜坐于怀中并将其头、肩枕于哺乳一侧的肘弯，乳母用另一手的中、示指轻夹乳晕两旁，手掌托住乳房，使婴儿含住大部分乳晕及乳头，应注意防止乳房堵住婴儿的鼻孔而影响呼吸。每次哺乳时，应让婴儿吸空一侧乳房再吸另一侧，哺乳完毕后应竖抱婴儿，轻拍其背部，排出吞入的空气，然后保持右侧卧位，以防发生溢乳。哺乳后可挤少许乳汁均匀地涂在乳头上，因乳汁中丰富的蛋白质和抑菌物质对乳头表皮有保护作用。

4. 母乳喂养的注意事项

(1) 乳母应多进食富含蛋白质、汤水较多的食物，不饮酒、不吃刺激性食物，不随意服药，不偏食；保证充足的睡眠；保持愉快的心情及有规律的生活，以确保乳汁的质量。

(2) 乳母应注意个人卫生，经常洗澡更衣，保持乳头清洁。

(3) 乳头有裂伤时应暂停直接哺乳，可将乳汁挤出或吸出，消毒后喂小儿。经常排乳不畅或乳房每次未排空而发生乳房小肿块有胀痛时，应尽早进行湿热敷，轻轻按摩将其软化，并在喂乳后用吸乳器将乳汁吸尽以防乳腺炎的发生。

(4) 禁忌证：母亲感染 HIV；服用某些药物或有严重慢性疾病（如慢性肾炎、恶性肿瘤、心功能不全）；婴儿患有代谢性疾病（如苯丙酮尿症、乳糖不耐受症、半乳糖血症等）。

5. 断乳　随着婴儿年龄的逐渐增长，母乳的量和质已不能满足其生长发育的需要，加之小儿的消化能力日趋完善和乳牙的萌出增强了对食物品种、质和量的适应能力，已能适应半固体和固体食物。4～5 个月时可逐渐减少哺乳次数，使母婴双方在心理、生理上都有一个适应过程，为断母乳做好准备。一般小儿于 10～12 个月时可完全断母乳，母乳充足或遇炎热夏季或小儿患病时，可推迟断乳时间，最迟不晚于 1 岁半。

(二) 部分母乳喂养

部分母乳喂养（part breast-feeding）是指各种原因引起母乳不足或乳母因故不能按时给婴儿哺乳时，需添喂牛乳、羊乳等乳制品或其他代乳品代替部分母乳。有两种情况：

1. 补授法　母乳不足，每次哺喂母乳后，再补充其他乳品或代乳品。

2. 代授法　用配方奶或动物乳代替 1 次或数次母乳喂养，但母乳次数不要少于每日 3 次，以防母乳分泌减少。

(三) 人工喂养

母亲因各种原因不能亲自哺喂 6 个月以下的婴儿，而改用其他动物乳（牛、羊乳）或植物性代乳品喂养的方法称人工喂养（artificial feeding）。

1. 常用乳品及其配制方法

(1) 鲜牛乳：在母乳缺乏的情况下，鲜牛乳是最常用的代乳品。牛乳所含的蛋白质虽较母乳多，但大部分是酪蛋白，乳凝块大，不易消化；含不饱和脂肪酸少，脂肪颗粒大，又无解脂酶，难以消化；含糖量较少且以甲型乳糖为主，易造成大肠埃希菌生长；矿物质比人乳多3～3.5倍，可降低胃液的酸度，不利于消化；易为细菌污染而引起腹泻；含铁量虽与人乳相仿，但其吸收率仅为人乳的1/5（表3-3）。与母乳比较，牛乳的缺点为：难消化，含糖少，易污染。故在调配牛乳时应经过稀释，加糖和煮沸来克服其缺点。

表3-3　人乳与牛乳成分比较

成分	人乳（成熟乳）	牛乳
水（g/100g）	88	88
蛋白质（g/100g）	0.9	3.3
酪蛋白（g/100g）	0.4	2.7
乳白蛋白（g/100g）	0.4	0.4
乳球蛋白（g/100g）	0.1	0.2
脂肪（g/100g）	3.8	3.8
不饱和脂肪酸（%）	8.0	2.0
乳糖（g/100g）	7.0	4.8
钙（mg/100g）	34	117
磷（mg/100g）	15	92
铁（mg/100g）	0.05	0.05
钠（mg/100g）	15	58
钾（mg/100g）	55	138
维生素D（IU/L）	22	14
脂肪酶	较多	较少
能量（kJ/100ml）	290	290

牛乳需要量的计算法：一般按每天总能量需要来计算：婴儿每天约需能量460kJ（110kcal）/kg，需水150ml/kg。8%糖牛奶100ml可产能100kcal，故供给含糖8%的糖牛乳110ml/kg即可满足婴儿的能量需要。

例：5个月婴儿，体重6kg，其牛奶的配制方法如下：

1. 需要量

每天所需8%糖牛奶＝110ml×6＝660ml

每天所需水量＝150ml×6＝900ml

2. 配制方法

纯牛奶（全奶）：110ml×6＝660ml

加糖：660×8%＝52.8g

另需补充开水＝150ml×6－660ml＝240ml

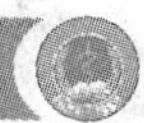

全天牛乳量和水量可分次哺喂。全天鲜牛乳哺喂量以不超过 800 ml 为宜，能量不够时可增补其他辅助食品。1 个月以内的婴儿应将牛奶加水稀释成 2/3～3/4 的浓度后食用，消化力强的婴儿一般在 1 个月以后可给全奶。

（2）牛奶制品

①全脂奶粉：是鲜牛乳经浓缩、喷雾、干燥加工制成。按重量 1∶8（1 重量单位奶粉加 8 重量单位开水），或按容量 1∶4（1 容量单位奶粉加 4 容量单位开水）冲调成的乳汁，其成分与鲜（纯）牛乳相似。

②蒸发乳：将鲜牛乳蒸发浓缩至一半容量，高温消毒制成。食用时加等量开水即成全脂牛乳。其优点是调配方便，不需煮沸，易消化。

③婴儿配方乳：以脱去矿物质的牛乳乳清为基础，调整酪蛋白与白蛋白之比，增加乳糖、维生素，加入植物油以代替牛乳脂肪，加微量元素锌、铜、铁等，经以上措施改变牛乳成分使之接近人乳，是人工喂养的首选。

④酸奶：鲜牛奶加乳酸杆菌或乳酸、柠檬酸等制成，有利于消化，但不适合小婴儿日常饮用。

（3）羊乳：羊乳营养价值与牛乳相似，乳白蛋白含量较牛乳高，乳凝块较小，脂肪球也小，较牛乳易消化。但它叶酸含量极低，维生素 B_{12} 也少，故婴儿长期食用，可发生巨幼红细胞性贫血。

2. 其他代乳品　包括代乳粉、奶糕、米粉、豆浆等，其中大多数是以糖类为主，缺乏蛋白质，长期食用会引起营养不良。随着生活水平的提高，现已较少以此类食物作为婴儿的主要食物，而是作为辅食。

3. 人工喂养的注意事项

（1）乳汁的浓度和量：不可过稀、过浓或过少。

（2）乳液温度与奶头：乳液温度与体温相似，奶头软硬度应适宜，奶头孔的大小以奶瓶盛水倒置时液体呈滴状连续流出为宜。

（3）喂哺过程：喂前准备好婴儿奶具，喂哺时斜抱婴儿，将奶瓶斜置，使乳汁充满奶头。喂毕抱起婴儿轻拍后背，使吞咽的气体排出。

（4）所有用具每次用后均要洗净、消毒。

二、辅食的添加

随着婴儿的生长发育和营养需要的增加，无论母乳喂养、人工喂养还是部分母乳喂养的小儿，均应逐步添加各种辅食以满足生长发育的需要，同时也为断乳作好准备。

1. 添加辅食的目的

（1）补充乳类营养的不足：4～6 个月后的婴儿，无论何种喂养方式，单纯乳类已不能满足生长发育的需要，需添加各种辅食。

（2）改变婴儿食物的质量以满足生理需要并为断乳做准备：3 个月后的小儿消化酶分泌逐渐成熟，6 个月牙齿开始萌出，胃的容量也逐渐增加。为适应小儿生理功能的变化，食物应从流质、半流质逐渐向固体食物过渡，这不仅有利于训练婴儿的咀嚼功能，还能防止在断奶时不至于因食物的突然改变而引起消化功能紊乱。

（3）培养婴儿良好的饮食习惯：使婴儿从吸吮奶瓶到用匙、杯、碗、筷等进食，逐步从授食过渡到自食。

2. 添加辅食的顺序 无论何种乳类喂养的婴儿，均应随着生长发育和消化功能的成熟逐步有计划添加辅食（表 3-4）。

表 3-4 辅食添加的顺序

月龄	食物性状	添加辅食	作用
4～6 个月	泥状食物	米汤、米糊、稀粥、蛋黄、鱼泥、菜泥、水果泥、豆腐、动物血	补充能量、动植物蛋白、铁、维生素、纤维素、矿物质，练习用匙
7～9 个月	末状食物	烂面、饼干、烤馒头片、鱼、蛋、肝泥、肉末	补充能量、动物蛋白、铁、锌、维生素，训练咀嚼
10～12 个月	碎状食物	粥、软饭、挂面、馒头、碎菜、碎肉、油、豆制品	补充能量、矿物质、蛋白质、维生素、纤维素，训练咀嚼

3. 添加辅食的原则

（1）由少到多：让婴儿有一个适应过程，辅食的量宜逐渐增加，如添加蛋黄可从 1/4 个开始，若无不适，2～3 天后再逐渐增加到 1/3 个、1/2 个直至 1 个。

（2）由稀到稠：如由米汤开始到稀粥再到软饭。

（3）由细到粗：如由菜汤到菜泥再到碎菜。

（4）由一种到多种：当小儿习惯一种食物后再加另一种。

（5）应在婴儿健康、消化功能正常时添加：若发生腹泻，应暂停添加辅食，待大便正常后再重新开始。

三、儿童膳食

（一）幼儿的饮食

幼儿生长发育速度仍较快，仍需注意供给足够的能量和优质蛋白质。每天需供给能量 377～418 kJ（90～110 kcal）/kg，蛋白质 2～3 g/kg，优质蛋白质应占总蛋白质的 1/3～1/2。乳牙虽已逐渐出齐，但咀嚼功能仍差，食物宜细、软、烂、碎；食物品种要多样化，荤素均衡搭配，最好每天仍给幼儿配方奶 400～500 ml；进餐次数以每天 3 次正餐加 1～2 次点心为宜，全天热量的分配：早餐 25%，中餐 35%，晚餐占 25%，2 次点心 15%（其中早点 5%，午点 10%）。

（二）学龄前期儿童的饮食

学龄前儿童膳食基本同成人，但应避免过于坚硬、油腻、过酸、过辣等刺激性食品，注意粗细粮交替及荤素搭配。每天需供给能量 334 kJ/kg（80 kcal/kg），进餐次数以每天 3 次正餐加 1 次点心为宜，全天热量的分配：早餐 25%，中餐 35%，午点 10%，晚餐 30%。

（三）学龄期儿童饮食

学龄期儿童食物的种类与成人相同，蛋白质以动物蛋白为主；饮食应多样化，各种营养素应平衡；早餐不但要吃饱还应吃好，以免影响上午紧张的学习，有条件的学校也可供应课间餐，以补充紧张学习的消耗；不偏食、挑食，少吃零食，注意饮食卫生，进食时不看书和电视，集中精力进餐，注意用餐礼貌。全天热量分配：早餐 35%，中餐 35%，晚餐 30%。

（四）青少年饮食

青春期生长发育突飞猛进，能量需要增加，但个体差异较大，一般女孩每日需能量

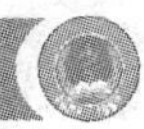

8360～10 450 kJ（2000～2500 kcal），男孩每日需能量 10 450～12 540 kJ（2500～3000 kcal）。此外应增加蛋白质、维生素、矿物质（钙、铁、碘）等营养素的摄入，以满足骨骼生长需要及预防青春期贫血和青春期单纯性甲状腺肿。

第三节　小儿营养状况评价

营养状况评价（assessment of nutritional status）是对小儿所摄取的营养素是否满足其生理需要所做的判断。通过评价可及时发现儿童个人或群体存在的营养问题，以便及时处理和调整膳食，避免或减少营养性疾病的发生。

一、病史询问

通过详细询问食欲好坏、食物种类、数量、进食习惯等，了解小儿的进食情况，可初步评估所摄入的营养是否合适。同时了解小儿有无营养素缺乏的症状，如消瘦、乏力、多汗、面色苍白等。

二、体格生长指标测量

通过生长指标的监测，可及时、准确地了解近期营养状况，包括测量体重、身高、头围、胸围、上臂围等。

三、实验室检查

进行生化和生理指标的检查，测定血、尿、体液中的营养素及其代谢物水平，可了解近期的营养状况，如测量血清总蛋白、白蛋白，血钙、磷、锌及各种维生素等。

四、营养调查

完整的营养调查包括膳食调查、体格检查和实验室检查。膳食调查可了解小儿通过摄入各种食物能获得多少能量及营养素；体格检查可了解当前小儿身体的营养状况；实验室检查测定小儿体液、排泄物中各种营养素或其代谢产物水平，可了解各种营养素在体内被吸收利用的情况。

营养调查结果分析：能量摄入低于同龄儿童推荐供给量的 90%为不足，营养素低于 80%为不足；各种营养素之间比例是否适宜，一般谷物供能不应超过 70%，而蛋白质供能不应少于 20%；动物蛋白质和豆类蛋白质不宜低于总蛋白质的 30%，最好达 50%。

小结

小儿生长发育快，所需能量、水及各种营养素的量相对较成人多。小儿对能量的需要有 5 个方面：基础代谢所需、活动所需、生长所需、食物的特殊动力作用、排泄损失，其中生长所需为小儿特有。婴儿喂养有三种方法：母乳喂养、部分母乳喂养、人工喂养。母乳营养丰富、易消化吸收，能增强婴儿免疫力、增进母婴感情及促进母亲产后身体康复等，故母乳是 6 个月以下婴儿最佳的天然食品，应大力提倡母乳喂养。

鲜牛乳难消化，含糖少，易污染，在调配时应经过稀释、加糖和煮沸来克服其缺点，故人工喂养首选婴儿配方奶粉。随着小儿年龄的增长，为满足其生长发育及营养的需要，无论采用何种喂养方式，都必须逐步添加辅食。为及时发现儿童个体或群体存在的营养问题，应定期进行营养状况评价。

思考题

1. 名词解释 母乳喂养、部分母乳喂养、人工喂养。

2. 简答题

（1）小儿对能量需要包括哪几个方面？其中哪个方面为小儿所特有？

（2）母乳喂养有哪些优点？

（3）人工喂养有哪些缺点？

（4）简述辅食添加的原则。

（5）幼儿的饮食应注意什么？

（湖南环境生物职业技术学院 刘一丁）

第四章　儿童保健

学习目标

1. 掌握1岁内小儿需完成的计划免疫。
2. 熟悉不同年龄期儿童保健的要点及措施；主、被动免疫常用生物制剂及特点。
3. 了解预防接种的反应及处理。

儿童保健同属儿科学与预防医学的分支，为两者的交叉学科，其主要任务是研究儿童各年龄期生长发育的规律及其影响因素，通过有效的预防保健措施、计划免疫和健康监护，增强小儿体质、促进小儿身心健康以及降低小儿发病率和死亡率，优化生活环境，提高养育质量，促进儿童的全面发展。儿童保健的服务对象包括从胎儿期（受精卵开始）到青春期（发育成熟）的任何人，重点是0～7岁的儿童，尤其是0～3岁婴幼儿。

第一节　各年龄期儿童保健重点

一、胎儿期保健

胎儿期是指受孕开始到出生。此期保健重点为妇女孕期保健，使胎儿在宫内健康生长发育，直到安全娩出，降低围生儿死亡率。

1. 预防遗传性疾病　应大力提倡和普及婚前检查及遗传咨询，禁止近亲结婚，有遗传病家族史者应做好风险率预测和产前诊断。

2. 预防先天性畸形　孕早期应避免感染风疹病毒、流感病毒、巨细胞病毒、单纯疱疹病毒和弓形虫；避免接触放射线和铅、苯、汞、有机磷农药等化学毒物；应避免吸烟、酗酒；育龄妇女患有慢性疾病如心肾疾病、糖尿病、结核病等，应在医生指导下决定是否怀孕及孕期用药。

3. 保证充足营养　妊娠后期应加强铁、锌、钙和维生素D等重要营养素的补充，保证胎儿生长和储存生后所需，但也应防止营养摄入过多而导致胎儿体重过重，影响分娩和健康。

4. 给予良好的生活环境　避免环境污染，注意劳逸结合，保持精神愉快。

5. 预防早产　做好产前检查，对高危孕妇加强监护，防止早产。

二、新生儿期保健

新生儿脱离母体后经历了解剖和生理上一系列巨大变化和调整，而新生儿身体各组织和器官发育不成熟，对外界环境变化的适应性和调节功能差，抵抗力弱，易患窒息、出血、感染等各种疾病，且病情发展快，发病率和死亡率较高，尤其是1周以内的新生儿死亡率极高，其死亡人数约占新生儿死亡总数的70%，故新生儿保健重点应在生后1周内。

1. 出生时护理　产房室温保持在25～28℃；新生儿娩出后迅速清理口腔内黏液，保证呼吸道通畅；严格消毒、结扎脐带；记录出生时 Apgar 评分、体温、呼吸、体重与身长；出生后观察 6 h，正常者进入母婴同室病房，尽早喂母乳；高危儿送入新生儿重症监护室。

2. 新生儿居家保健

(1) 保持适宜的居室环境：新生儿房间应空气清新，阳光充足，通气良好。新生儿居室的温度应随气候温度变化调节，有条件的家庭在冬季应使室内温度保持在20～22℃，湿度以55%为宜，无条件时可用热水袋保暖，预防体温不升；夏季应避免室内温度过高。

(2) 日常观察：指导家长观察新生儿的一般情况，如精神状态、面色、呼吸、体温和大小便等，了解新生儿的生活方式。

(3) 皮肤、臀部护理：新生儿皮肤娇嫩，且新陈代谢旺盛，应每日洗澡，保持皮肤清洁，衣服宜用柔软的棉布制品，清洁干燥，宽松，不妨碍肢体活动。尿布要勤换，以防臀红。

(4) 预防感染：居室保持空气新鲜，尽量减少亲友探视，保持新生儿用具及居住环境的清洁卫生，避免交叉感染。母亲在哺乳和护理前应洗手。

(5) 促进亲子间的情感联结：提倡母婴同室，鼓励家长拥抱和抚摸新生儿，促进亲子间的情感联结。尤其是低体重儿，由于出生后多置于医院新生儿室暖箱中，缺乏各种良性刺激与爱抚，出院后，婴儿与父母之间易产生陌生感，访视时护士应注意评估亲子间情感联结是否存在，给予家长心理支持、指导，恢复和促进亲子间的情感联结。

(6) 计划免疫：按时接种卡介苗和乙肝疫苗。

3. 新生儿疾病筛查

(1) 听力筛查：可早期发现有听力障碍的新生儿，使其在语言发育的关键期之前就能得到适当的干预。

(2) 遗传、代谢、内分泌疾病的筛查：目前我国主要筛查的是苯丙酮尿症和先天性甲状腺功能减退症。

4. 新生儿访视

(1) 访视时间：新生儿自医院回家后，医护人员要及时进行家庭访视，一般应在新生儿出院后 24 h 内进行访视，不超过 72 h。新生儿期内访视不应少于3～4次，时间分别为生后第3、7、14、28天，并建立新生儿健康管理卡和预防接种卡。对生活能力好和吸吮力强的婴儿每周访视1次，满月后每两周访视1次，至2个月为止。出生体重不足2500 g的早产儿或小样儿出院后更应提早访视，并根据小儿的具体情况和家庭的需求随时访视，增加访视次数。

(2) 访视内容：了解新生儿出生情况；观察小儿面色、呼吸、哭声、吸吮力和大小便等情况；测量身长、体重和体温；检查皮肤、黏膜和脐部；检查有无先天性疾病如先天性髋关节脱臼、先天性心脏病、唇裂或腭裂等；及时发现异常情况，早期诊断，早期治疗。

三、婴儿期保健

婴儿期是生长发育的第一个高峰期，需要大量营养素满足其生长的需要，但婴儿的消化吸收功能尚未成熟，故易发生消化功能紊乱和营养不良等疾病。同时，随着月龄的增加，婴儿从母体获得的被动免疫力逐渐消失，容易患肺炎等感染性疾病和传染病。因此，婴儿期保健重点包括：科学喂养，提倡母乳喂养，及时添加辅食，使其得到合理的营养；有计划地接受预防接种，完成基础免疫程序，减少各种感染的发生；定期进行健康检查和体格测量，进

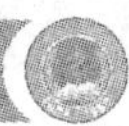

行生长发育监测；预防佝偻病、营养不良、肥胖症和营养性缺铁性贫血等疾病的发生；多进行户外活动，给婴儿做主、被动操，为婴儿提供视、听、触觉等刺激，促进大脑的发育；指导家长预防婴儿异物吸入、窒息、中毒、烧伤、烫伤等意外事故的发生。对婴儿期常见的健康问题，如腹泻、腹痛、湿疹、尿布疹等，应根据具体情况给予健康指导。

四、幼儿期保健

由于感知能力和自我意识的发展，幼儿对周围环境产生好奇、乐于模仿，因此，幼儿期是社会心理发育最为迅速的时期。同时，幼儿期行走能力增强，与外界环境接触机会增多，且凡事都喜欢探个究竟，对危险识别能力差，故易发生意外伤害。此期保健的重点为：保证均衡的营养；合理安排小儿生活和培养良好生活习惯；预防疾病和意外；进行生长发育系统监测；完成计划免疫。该时期小儿生长发育仍较快，应注意供给足够的能量和优质蛋白，培养良好的饮食习惯。应重视幼儿早期教育，加强与幼儿的语言交流，通过游戏、讲故事、唱歌等促进幼儿语言发育与大运动能力的发育。同时，应注意培养幼儿的独立生活能力，安排规律生活，养成良好的生活习惯，如睡眠、进食、排便、沐浴、游戏、户外活动等。为预防异物、烫伤、触电等意外事故发生，3岁以下幼儿尽量不食瓜子、花生等食物；不宜让幼儿独自留在家中或外出；幼儿接触的环境中应避免有致其烫伤、触电、溺水、跌伤等危险因素，如小儿接近水源时要密切看护，水缸和井要加盖；远离热源和电源；所有门窗、阳台、床都应牢固、有护栏。继续生长发育监测，定期进行体格检查，预防龋齿。此期小儿常出现违拗、发脾气和破坏性行为等行为偏离，家长应针对原因采取相应的措施。

五、学龄前期保健

学龄前期小儿体格增长速度相对较慢，但智能发展迅速且好奇心重，模仿性强，可塑性大，是性格形成的关键时期。此期保健重点为：继续生长发育监测；加强早期教育，培养独立生活能力和良好的道德品质；加强体格锻炼，增强体质；防治传染病，防止意外发生。因此，加强学龄前期儿童的教育较为重要，应注意培养其学习习惯、想象与思维能力，使之具有良好的心理素质；同时学龄前小儿免疫功能逐渐增强，感染性疾病减少，而变态反应性疾病的发病率开始增加，应定期进行健康检查和体格测量，继续生长发育监测，筛查与矫治近视、龋齿、缺铁性贫血、寄生虫病等常见病；养成定时进食、不挑食、不偏食等良好的饮食习惯，保证热量和蛋白质的摄入，养成良好的卫生习惯，做到早晚刷牙、饭后漱口及饭前便后洗手等，注意口腔卫生，预防龋齿；开展安全教育，采取相应的安全措施，以预防外伤、溺水、中毒、交通事故等意外发生。指导家长有意识地引导儿童进行较复杂的智力游戏，增强其思维能力和动手能力。此期小儿常出现吮拇指和咬指甲、遗尿、攻击性行为、破坏性行为等行为偏离，家长应认真分析原因，采取有效措施。

六、学龄期保健

学龄期儿童由幼儿园进入小学学习，开始接触社会，认知和心理社会发展非常迅速，同伴、学校和社会对其影响较大；同时小儿体格发育平稳增长，除生殖系统外的其他器官逐步接近成人水平，脑的发育基本完成，理解、分析、综合能力增强，此期是接受科学文化教育的重要时期；机体抵抗力已增强，感染性疾病发生率较前降低，但近视、龋齿的发病率增高。此期保健重点为：加强体格锻炼；培养良好的生活习惯和卫生习惯；培养良好的品格；

加强学校卫生指导；促进德、智、体全面发展。学校和家长应对小儿进行营养卫生宣教，使其养成良好的饮食习惯。注意用眼卫生，预防近视眼；注意培养儿童正确坐、立、行走和读书、写字姿势，并指导学龄儿童进行户外活动和体格锻炼；应对儿童进行法制教育，学习交通规则和意外事故的防范知识，减少意外的发生。此期儿童常见的心理行为问题是学校恐怖症，表现为在上学时出现焦虑不安、易惊恐，恶心、呕吐、腹泻、头痛或腹痛等症状，如被允许留在家中、放学、放假时，上述症状就会缓解或消失，可能与上学时害怕老师及考试、不喜欢与父母分离、不喜欢学校环境等有关。家长要查明原因，采取相应的措施。

七、青春期保健

青春期是由儿童过渡到成年的时期，是体格发育的第二个高峰期，认知、心理社会和行为发展日趋成熟。但由于神经内分泌调节尚不稳定，故其心理、行为、精神方面不稳定，易受社会、周围环境的影响。此期保健重点是：保证充足的营养；形成健康的生活方式；加强青春期生理、心理卫生和性教育；培养良好的品德。青春期少年脑力劳动和体力运动消耗大，必须增加热量、蛋白质、维生素及矿物质等营养素的摄入。要指导青少年选择营养适当的食物和保持良好的饮食习惯。指导青少年进行适当的体育锻炼，监督青少年保持充足的睡眠和休息，以利于生长发育的需要。大力宣传吸烟、酗酒、吸毒及滥用药物的危害，强调青少年要开始对自己的生活方式和健康负有责任，帮助其养成不吸烟、不酗酒的良好生活方式。要对青少年进行法制和品德教育，根据其心理特点进行正确教育和引导，使之树立正确的人生观和培养优良的道德品质。对青少年进行性知识教育，使其正确对待一些生理现象。此期常见的心理行为问题是自杀，成人要与青少年交谈，了解其内心的真实感受，帮助他们树立乐观的生活态度，学会释放压力，必要时进行心理治疗。

第二节 计划免疫

儿童计划免疫是根据儿童的免疫特点和传染病发生的情况制定的免疫程序，应严格实施基础免疫（即全程足量的初种）及适时的“加强”免疫（即复种），以确保儿童获得可靠的免疫，达到预防、控制和消灭传染病的目的。其中，预防接种是计划免疫的核心。

一、免疫方式及常用制剂

1. 主动免疫及常用制剂　主动免疫是指给易感者接种特异性抗原，刺激机体产生特异性抗体或致敏淋巴细胞，从而获得相应的免疫力。这是预防接种的主要内容。特异性抗原进入机体后，需经过一定期限才能产生抗体，但抗体持续时间久，一般为1～5年。常用制剂有下列几种：

（1）菌苗：用细菌菌体或多糖体制成，包括死菌苗和减毒活菌苗。①死菌苗：死菌苗性质稳定、安全。但死菌苗进入人体后不能生长繁殖，产生免疫力低，持续时间短，因此，接种量大，且需多次重复注射。如百日咳、伤寒菌苗等。②减毒活菌苗：活菌苗接种到人体后，可生长繁殖而不引起疾病，产生免疫力持久且效果好，因此，接种量小，接种次数少。但活菌苗有效期短，需冷藏保存。常用的有卡介苗。

（2）疫苗：用病毒或立克次体接种于动物、鸡胚或组织培养，经处理后形成。灭活疫苗有流行性乙型脑炎和狂犬病疫苗等，减毒活疫苗有脊髓灰质炎疫苗和麻疹疫苗等。活疫苗的

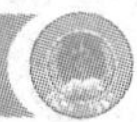

优点与活菌苗相似，但活疫苗不可在注射丙种球蛋白或胎盘球蛋白的3周内应用。

（3）类毒素：用细菌产生的外毒素加入甲醛变成无毒性而仍有抗原性的制剂，如破伤风类毒素和白喉类毒素等。

2. 被动免疫及常用制剂　被动免疫是指给人体注射含特异性抗体的免疫血清或细胞因子等制剂，使之立即获得免疫力，主要用于暂时预防或治疗。其特点是免疫效果产生快，维持时间短暂（一般约3周）。常用的制剂有特异性免疫性血清、丙种球蛋白、胎盘球蛋白等。此类制剂来自于动物或人的血清，对人体是一种异性蛋白，注射后易引起过敏反应或血清病，应谨慎使用。

二、计划免疫程序

我国卫生部规定，1岁以内小儿必须完成卡介苗、脊髓灰质炎疫苗、百白破混合制剂、麻疹疫苗和乙肝疫苗的接种（表4-1）。其他疫苗，如流行性乙型脑炎、流行性脑脊髓膜炎、风疹、水痘、甲型肝炎疫苗等可根据疾病的流行强度、季节选择使用。

表4-1　我国儿童计划免疫程序

	结核病	脊髓灰质炎	百日咳、白喉、破伤风	麻疹	乙型肝炎
免疫原	卡介苗（减毒活结核分枝杆菌混悬液）	脊髓灰质炎减毒活疫苗糖丸	百日咳菌苗、白喉类毒素、破伤风类毒素混合制剂	麻疹减毒活疫苗	乙肝疫苗
接种方法	皮内注射	口服	皮下注射	皮下注射	肌内注射
接种部位	左上臂三角肌中部		上臂外侧	上臂外侧	上臂三角肌
初种年龄	生后2～3天到2个月内	第1次2个月 第2次3个月 第3次4个月	第1次3个月 第2次4个月 第3次5个月	8个月以上易感儿	第1次出生时 第2次1个月 第3次6个月
每次剂量	0.1ml	1丸	0.5ml	0.2ml	5μg
复种年龄		4岁时加强一次	1岁半至2岁、7岁，用白破二联类毒素各加强一次	7岁时加强一次	1岁复查免疫成功者3～5年后加强；免疫失败者重复基础免疫
禁忌	出生体重<2.5kg，患结核、急性传染病、心脏病、湿疹、其他皮肤病、免疫缺陷者	免疫缺陷、免疫抑制剂治疗期间、发热、腹泻、急性传染病者	发热、有明确过敏史、神经系统疾病、急性传染病	发热、鸡蛋过敏、免疫缺陷者	肝炎、急性传染病（包括有接触史而未过检疫期者）、其他严重疾病者
注意事项	2个月以上婴儿接种前应做PPD试验，阴性者才能接种	冷开水送服或含服，服后1h内禁热饮	2次接种可间隔4～12周	接种前1个月及接种后2周避免用胎盘球蛋白、丙种球蛋白	

三、预防接种的准备及注意事项

1. 环境准备 接种场所光线明亮，空气新鲜，温度适宜，接种及急救物品摆放有序。

2. 心理准备 做好解释、宣传工作，消除家长和小儿的紧张、恐惧心理；接种宜在饭后进行，以免晕厥。

3. 严格执行免疫程序 掌握接种剂量、次数、间隔时间和不同疫苗的联合免疫方案。一般接种活疫苗后需间隔 4 周、接种死疫苗后需间隔 2 周再接种其他疫苗。及时记录及预约，交代接种后的注意事项及处理措施。

4. 严格执行查对制度及无菌操作原则 仔细核对小儿姓名、年龄，严格按规定的接种剂量接种。局部消毒用 2%碘酊及 75%乙醇消毒皮肤，待干后注射；接种活疫苗时，只用 75%乙醇消毒；抽吸后剩余药液放置超过 2h 的不能再用；接种后剩余活菌苗应烧毁。

5. 及时记录 按规定在接种证上登记，保证接种及时、全程足量，避免重种、漏种，未接种须注明原因，必要时进行补种。

四、预防接种的反应及处理

1. 一般反应

(1) 局部反应：接种后数小时至 24 h 局部会出现红、肿、热、痛，有时伴有淋巴结肿大。红肿直径在 2.5 cm 以下为弱反应，2.6～5.0 cm 为中等反应，5.0 cm 以上为强反应。局部反应持续 2～3 天不等。接种活菌（疫）苗后局部反应出现晚，持续时间长。个别小儿接种麻疹疫苗后 5～7 天出现皮疹等反应。局部反应轻者不必处理，重者可局部热敷。

(2) 全身反应：主要表现为发热，一般于接种后 5～6 h 体温升高，持续 1～2 天，多为中、低度发热。体温 37.5℃以下为弱反应，37.5～38.5℃为中等反应，超过 38.6℃为强反应。此外，还伴有头痛、恶心、呕吐、腹痛、腹泻、全身不适等。全身反应轻者适当休息即可，重者可对症处理，注意休息，多饮水。

2. 异常反应

(1) 过敏性休克：于注射后数分钟或 0.5～2 h 内出现烦躁不安、面色苍白、口周青紫、四肢湿冷、呼吸困难、脉搏细数、恶心呕吐、惊厥、大小便失禁以致昏迷。如不及时抢救，可在短期内有生命危险。此时应使患者平卧、头稍低，注意保暖，并立即皮下注射 1∶1000 肾上腺素 0.5～1 ml，必要时可重复注射，有条件时给予氧气吸入，病情稳定后，应尽快转至医院抢救。

(2) 晕针：小儿常由于空腹、疲劳、室内闷热、紧张或恐惧等原因，在接种时或几分钟内突然出现头晕、心慌、面色苍白、出冷汗、手足冰凉、心跳加快等症状。晕针是由于各种刺激引起反射性周围血管扩张所致的一过性脑缺血。此时应立即使患儿平卧、头稍低，保持安静，饮少量热开水或糖水，短时间内患儿即可恢复正常。如数分钟后仍不能恢复正常者，可针刺人中穴，也可皮下注射 1∶1000 肾上腺素，每次 0.5～1 ml。

(3) 过敏性皮疹：以荨麻疹最为多见，一般于接种后几小时至几天内出现，经服用抗组胺药物后即可痊愈。

(4) 全身感染：免疫系统有原发性严重缺陷或继发性免疫防御功能遭受破坏者，接种活菌（疫）苗后，可扩散为全身感染，如接种卡介苗后引起全身播散性结核，应积极给予相应的抗感染治疗。

小结

儿童生长发育过程复杂，并受许多因素影响，监测和促进儿童生长发育是儿童保健的重要任务之一，应针对不同小儿年龄特点采取不同保健措施。新生儿期发病率和死亡率高，生后第1周是保健重点，应定期进行家庭访视；婴儿期生长发育速度快，对营养需求高，但消化吸收功能不完善，同时免疫力低，保健重点是提倡母乳喂养、及时添加辅食、按计划进行预防接种；幼儿期社会心理发育最为迅速，对危险的识别能力差，保健重点是重视早期教育、预防疾病和意外；学龄前期是性格形成的关键时期，保健重点是培养生活独立能力和良好的道德品质；学龄期和青春期的儿童求知欲强，是获取知识的重要时期，保健重点是提供适宜的学习条件、培养良好的学习习惯、加强素质教育。为提高儿童的免疫水平，达到控制和消灭传染病的目的，我国卫生部规定，婴儿在1岁内必须完成卡介苗、脊髓灰质炎减毒活疫苗、麻疹减毒活疫苗、乙型肝炎疫苗及百日咳、白喉、破伤风类毒素混合制剂的基础免疫。

思考题

1. 名词解释　主动免疫、被动免疫、计划免疫。
2. 简答题

(1) 简述新生儿访视的时间及内容。
(2) 卫生部规定，1岁内婴儿应接种哪些疫苗？
(3) 简述被动免疫的机制、制剂、特点、作用。
(4) 过敏性休克有哪些表现？如何处理？
(5) 简述幼儿期的保健重点。

（湖南环境生物职业技术学院　刘一丁）

第五章　儿科医疗机构的设置及住院患儿的护理

学习目标

1. 掌握　小儿常用给药方法及护理；小儿体液平衡特点和液体疗法；儿科常用护理技术。

2. 熟悉　住院患儿的常见心理反应及护理；小儿用药特点。

3. 了解　儿科医疗机构的设置及护理管理；小儿健康评估的特点；与患儿及家长的沟通。

第一节　儿科医疗机构的设置及护理管理

一、小儿门诊

（一）设置

1. 预诊处

（1）目的与设置：通过预诊可早期发现传染病患儿，以便及时隔离，减少交叉感染的机会；协助患儿家长选择就诊科别，节约就诊时间；赢得抢救危重患儿的时机。预诊处应设在医院内距离大门最近处，或儿科门诊的入口处。预诊处应设两个出口：一个通向门诊候诊室，另一个通向传染病隔离室。隔离室内应有诊查床、桌、椅及必要的诊查用具，还应备有消毒隔离设备，如紫外线灯、洗手设备、隔离衣等，并设有专人为隔离患儿及家长办理挂号、交费、取药等服务。

（2）预诊检查：主要通过简单扼要的问诊、望诊和体检，在较短的时间内根据患儿主要的病史、症状和体征，快速作出判断，以避免因患儿停留过久而发生交叉感染。当遇有急需抢救的危重患儿时，预检护士要立即送到抢救地点；当发现传染性疾病特别是急性呼吸道传染病患儿时，应立即收入传染病房或转至传染病院，必要时由医护人员护送并上报相关部门及时处理。因此，预检工作要求动作迅速、处理果断，人员要求责任心强、经验丰富、判断能力强。

2. 挂号处　小儿经过预诊后，才可挂号就诊。

3. 测体温处　供发热小儿在就诊前测量体温。如有体温达 38.5℃以上者，可酌情先给退热处理，并优先安排就诊，以防高热惊厥。

4. 候诊室　应设有足够的候诊椅，且宽敞、明亮、空气流通，并设有 1～2 张床供小儿换尿布、包裹之用。此处可设宣传栏或电视进行儿科健康教育。

5. 诊疗室　室内设有诊查桌椅、诊查床及洗手设备。有条件者可设多个诊疗室，以减

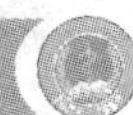

少就诊患儿之间的相互干扰。

6. 治疗室　备有各种治疗所需的器械、设备和药品，可进行必要的治疗，如各种注射、穿刺等。

7. 化验室　应设在诊查室附近，方便患儿做化验检查。

8. 其他　根据医院规模及设置，还可设有专门的儿科配液中心、输液中心及采血中心等。

（二）护理管理

小儿门诊的特点之一是陪诊就诊的人员多，门诊人员流动量大，而且患儿家长的焦急程度往往大于其他科别的就诊人员。根据这一特点，门诊在护理管理上应做好以下几方面工作：

1. 保证正常候诊秩序　安排专门人员根据初步判断进行分诊，做好患儿及家长的沟通协调工作，必要时陪同他们到相应的诊查室。同时做好就诊前的准备、诊查中的协助及就诊后的解释工作；合理安排、组织及管理，以提高就诊质量。

2. 密切观察病情　小儿病情变化快，在整个诊治过程中，护士应经常巡视，一旦小儿发生紧急情况，应及时进行抢救。

3. 预防交叉感染　制订并执行医院的消毒隔离制度，严格遵守无菌技术操作规程，及时发现传染病的可疑征象，并予以处理。

4. 杜绝差错事故　严格执行查对制度，在给药、注射等各项操作中一丝不苟，避免差错事故的发生。

5. 进行健康教育　门诊护士的重要职责是为就诊小儿及家长进行健康指导，包括促进小儿生长发育、合理喂养以及常见病的预防和早发现等知识。对慢性病患儿要了解其平时用药、营养、生长发育等情况，给予正确的自我保健指导，避免或减少影响小儿健康的不利因素。

二、儿科急诊

（一）设置

儿科急诊是抢救患儿生命的第一线，急诊室应备有必要的抢救器械、用具及药物等，及时、准确地为小儿进行治疗。

1. 抢救室　内设抢救床，配有人工呼吸机、心电监护仪、供氧设备、气管插管用具、负压吸引装置、洗胃用具等设备，及各种穿刺包、切开包、导尿包等诊疗用具。室内放置抢救车一台，备有常用的抢救药品、物品、记录本及笔，以满足抢救危重儿的需要。

2. 观察室　设有病床及一般急救设备，有条件者配置监护仪器、远红外线辐射床等，并应按病房的要求备有各种医疗文件。

3. 治疗室　设有治疗床、药品柜，备有注射用具、穿刺用物及各种导管等一般性治疗用品。

4. 小手术室　除一般手术室的基本设备外，应备清创缝合小手术、大面积烧伤的初步处理、骨折固定等器械用具及急救药品。

（二）小儿急诊的特点

1. 小儿疾病表现常不典型，医护人员应通过仔细观察、询问尽快明确诊断，进行处置。

2. 小儿病情变化较快，突发情况多，应及时发现，时刻做好急救的准备。

3. 小儿疾病的种类及特点有一定的季节规律性，应根据规律做好充分准备。

4. 危重患儿的就诊顺序应特殊安排，在导诊员的引导下，及时准确地进行急救。

（三）护理管理

1. 重视急诊抢救的五要素 急诊抢救的五要素是：人、医疗技术、药品、仪器设备和时间，其中人起主要作用。急诊护士必须有高度的责任心，同时具有敏锐的观察力，熟练掌握小儿各种急救的理论知识及技能，出现紧急情况时，有较强的组织能力和处理能力，能够配合医生迅速进行抢救处理。此外，药品种类齐全、仪器设备先进、时间争分夺秒都是保证抢救成功的缺一不可的重要环节。

2. 执行急诊岗位责任制度 护士应坚守岗位，各司其职，随时做好抢救患儿的准备。加强巡视，观察病情变化并及时处理。对急救药品和设备的使用、保管、补充、维护等应有明确的分工和交接班制度，保证所有抢救用物处于最佳状态，以备抢救时使用。

3. 建立并执行各科常见疾病的抢救护理常规 组织护理人员学习、掌握各科常见疾病的急救程序、护理要点，建立急救卡片，不断提高抢救效率。

4. 加强急诊文件管理 急诊要有完整的病历资料，记录患儿的就诊时间、一般情况、诊治过程等。急救中对于口头医嘱，应当面向医生复述确保无误后执行，并及时补记于病历上，方便日后核对并为进一步治疗和护理提供依据。

三、小儿病房

（一）设置

1. 病室 儿科病房最适宜的床位数是30～40张。设有大、小两种病室，大病室可设4～6张床；小病室设1～2张病床。每张床单位占地不小于2 m^2，床间距不小于1 m，床头设有呼叫系统。床两边设有护栏，婴幼儿床护栏高度以患儿直立时超过腰部以上为宜，年长儿可设小护栏，高度应在70 cm以上，两侧床栏可以上下拉动。病室墙壁可粉刷柔和的颜色并装饰小儿喜爱的卡通图案，减少患儿的恐惧感和陌生感。

2. 重症监护室 收治病情危重、需要观察及抢救的患儿，室内各种抢救设备、仪器齐全，重症监护室与医护人员办公室之间应有玻璃隔断，便于观察患儿。病室可播放轻音乐以减少患儿的孤独感。患儿病情平稳后可转入一般病室。

3. 医护办公室 设在病房中间，靠近重症监护室，便于观察和抢救患儿。

4. 治疗室 备有各种诊疗所需的设备、器械和药品，可进行各种穿刺、静脉注射和换药等必要的诊疗项目。

5. 配膳（奶）室 将营养部门备好的患儿食品在配膳室分发。室内配备消毒锅、冰箱、加热用具、配膳桌、碗柜及分发膳食用的餐车等。

6. 游戏室 供住院患儿活动、游戏时使用。配有电视、可清洁的玩具及书籍等。室内要光线充足，通风条件好；地板采用木制或塑料材质，桌椅边缘用软材料包裹，防止患儿磕碰跌伤；游戏室禁止进行任何治疗活动。

7. 厕所与浴室 各种设置要适合小儿年龄特点。浴室要宽敞，方便护理人员协助小儿淋浴，厕所可有门，但不应加锁，以防发生意外。

8. 其他 病房还需设有库房、值班室、仪器室等，条件许可应设置检验室。规模较大的病房还应设家属接待室、新患儿入院观察室、新生儿室、未成熟儿培养室、隔离室等。

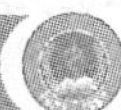

（二）护理管理

1. 环境管理　病房环境要适合小儿生理、心理特点。墙面可张贴或悬挂卡通画，病室窗帘及小儿被服采用色彩鲜艳、图案活泼的布料制作。新生儿与未成熟儿病室一定要有充足照明，便于观察；为不影响小儿睡眠，病室夜间灯光应较暗。室内温、湿度根据小儿年龄大小而定（表 5-1）。

表 5-1　不同年龄小儿病房内适宜的温、湿度

年　龄	室温（℃）	相对湿度（%）
新生儿	22～24	55～65
婴幼儿	20～22	55～65
儿童	18～20	50～60

2. 生活管理　患儿的饮食要符合疾病治疗及生长发育的要求。食具由医院提供，每次用餐后进行消毒。医院负责提供样式简单、布料柔软的小儿衣裤，经常换洗，保持整洁。医护人员工作时动作应轻柔，避免引起患儿不安。患儿的活动与休息时间根据疾病种类与病情决定。对长期住院的学龄期患儿要妥善安排学习时间，养成规律的作息习惯，减轻或消除离开学校后的寂寞、焦虑心理。

3. 安全管理　小儿病房安全管理的范围较广，内容复杂。无论设备、设施还是日常护理操作，都应考虑患儿的安全问题，防止跌伤、烫伤、误饮、误服等意外发生。每个病房都粘贴有紧急疏散图或标志，发生紧急情况时根据病房所在方位按图中指示疏散，安全出口要保持通畅。病房中的消防、照明器材应由专人管理。

4. 感染控制　严格执行清洁、消毒、隔离、探视和陪护制度。病室应定时通风，按时进行空气、地面的消毒，操作前后认真洗手。加强健康教育，减少院内感染的发生。

四、住院患儿的护理管理

（一）入院护理

1. 护士在儿童入院时的职责　护士应理解儿童患病住院对患儿及其家庭的影响，在入院时为其提供必要的信息及情感上的支持；同时帮助患儿及其家长做好入院的准备工作，包括用物的准备和精神上的准备。对家长不要采取批评、指责的态度，以免给其带来更大的压力和对护士产生不信任感。儿科护士要语言温和、态度亲切和蔼、工作认真负责，以取得患儿与家长的信任，使患儿获得安全感和舒适。

2. 入院护理常规

（1）介绍病房情况：如病室环境、作息时间、探视规定，以及工作人员如主管医生、主管护士、护士长等。将患儿及其家长带到其病床边，并将其介绍给其他患儿和家长。

（2）收集患儿健康资料：包括一般资料、病史及身体评估等，测量体温、脉搏、呼吸、血压等生命体征，测体重并进行全身体格检查。

（3）书写护理病历：可在处理完患儿入院后书写。

（4）若病情允许可进行清洁护理，给患儿沐浴或部分擦浴。洗浴时，观察其全身情况，特别应注意有无皮疹，以尽早发现传染性疾病。

（5）在亲人离开时，对患儿进行心理护理，以减轻分离性焦虑。对重症患儿，护士应根据病情协助进行治疗和抢救，等病情平稳后，再进行其他方面的护理。

（二）住院期间的护理

住院期间儿科护士除对患儿提供治疗性护理操作外，还应提供以下基础护理内容：

1. 饮食　护士应经常与营养室联系，反映患儿进食状况，协助营养室根据病情需要及患儿口味调整配餐（特殊疾病患儿的营养与饮食见有关章节）。正在断奶或准备断奶的婴儿在住院期间应暂停断奶，继续喂母乳，待恢复健康后再断奶。人工喂养儿的奶瓶、奶嘴及餐具每次用后应严格消毒。

2. 休息与睡眠　充足的休息和睡眠有利于患儿健康的恢复。活泼好动是小儿的性格特点，故除病情需要有特殊要求外，勿过分限制患儿活动。可根据情况为患儿安排日常生活和活动，保证患儿的休息与睡眠。

3. 清洁卫生　年幼儿缺乏生活自理能力，护士应根据病情及季节不同定期为患儿擦浴或沐浴。冬季每周至少一次，夏季每日至少一次。每日晨、晚护理时可简单擦洗，监督患儿饭前便后洗手。患儿的衣着及床单被褥应经常更换，保持清洁。

4. 预防交叉感染和意外事故　严格遵守消毒隔离制度，不同病种患儿应分室居住，避免发生交叉感染。儿科病房设置应符合儿童特点，消除安全隐患。认真执行各种安全防范措施，保证患儿免遭伤害。

5. 促进生长发育、满足教育要求　护理的基本目标是最大限度地减少对患儿生长发育的影响。护士应为患儿提供适当、有益的活动和游戏，减少不良刺激，如分离性焦虑、疼痛等，为患儿创造一个相对适宜的生活环境，使其生长发育的潜能得到最大的发展。对学龄期儿童应帮助其完成学业，并保持与同学、学校的联系。

6. 治疗性游戏　当游戏起到应对恐惧和焦虑的作用时称为治疗性游戏。常用的方法包括讲故事、绘画、听音乐、玩偶游戏及具有情节性、戏剧性的游戏。治疗性游戏可帮助护士接近患儿，评估儿童对疾病的了解和认知，并解释病因、治疗、护理过程、自我保健知识等，患儿也可以通过游戏表达和宣泄自己的恐惧、焦虑情绪和幻想。护士应根据患儿的年龄、病情选择适当的游戏与玩具。

7. 健康教育　健康教育可以是非正式的，如护士在常规护理中给予解释；也可以是有计划的，如护士计划并贯彻一个正式的教育程序。形式应丰富多样，如个别指导和小组讨论，采用板报、宣传画和视听教育材料等多种方式。健康教育必须适合儿童的生长发育水平和认知能力，以及家长的教育水平和理解能力，并选择适当的时间，才能达到良好的效果。

（三）出院护理

1. 出院准备　当患儿病情稳定后，护士就应该开始评估儿童和家庭对出院的准备，包括家庭是否具有对儿童照顾的知识和能力，需要哪些支持，以及社区健康服务资源等。出院计划需在住院期间尽早完成，以便帮助患儿和家长掌握必要的护理知识，如促进患儿的休息与睡眠、保证充足的营养、熟悉用药方法、注意病情观察等。回家后仍需特殊护理的患儿，护士应教授特定的护理技术，如鼻管喂食、注射胰岛素、化验尿糖、压疮护理、更换敷料等，使家长学会如何促进儿童恢复健康。

2. 出院指导　医生决定患儿可以出院时，应立即通知家长，同时为其准备出院所带的药品，指导用药方法，安排定期复诊时间，并与家长共同复习出院后所需的护理知识及技术。

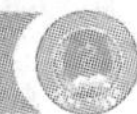

第二节　小儿健康评估的特点

小儿处在生长发育的动态变化时期，在心理、生理方面均不成熟，特别容易受环境影响发生改变。因此，在评估小儿健康状况时，要掌握小儿身心特点，运用多方面知识，以获得全面、正确的主客观资料，为制订护理方案打下良好的基础。

一、病史的采集和书写

病史由患儿、家长、其他照顾者及有关医护人员的叙述获得，对护理计划的准确制订起重要的作用。

(一) 内容

1. 一般情况　包括患儿姓名、性别、年龄、民族、入院日期，父母的姓名、年龄、职业、文化程度、通讯地址、联系电话等。患儿年龄记录要准确（新生儿记录到天数，婴儿记录到月数，1岁以上记录到几岁几个月），必要时注明出生年月日。

2. 主诉　患儿本次就诊的主要原因及持续时间。如“持续发热3天”、“腹痛、腹泻2天伴尿量减少1天”等。

3. 现病史　即本次患病的详细情况，包括发病时间、发病过程、主要症状和伴随症状、病情发展、严重程度，以及诊疗经过，有无同时存在其他疾病等。

4. 既往史　以往小儿健康状况，包括出生史、喂养史、生长发育史、预防接种史、既往健康史、过敏史、日常活动等情况。

(1) 出生史：对新生儿及小婴儿应重点了解，包括第几胎第几产、是否足月顺产、出生前后情况、母亲孕期健康状况等。

(2) 喂养史：对婴幼儿和患营养性疾病和消化系统疾病的患儿要详细询问喂养史。包括喂养的方式方法，喂哺次数及数量，添加辅食及断奶情况，近期进食食品的种类、餐次、食欲、大小便情况等。对年长儿应注意询问有无挑食、偏食、吃零食等不良饮食习惯。

(3) 生长发育史：此项是小儿所特有。询问小儿体格生长常用指标如体重、身高、头围增长情况；前囟门闭合及乳牙萌出时间、数目；运动、语言的发育情况；学龄儿还应询问在校学习情况及与同伴间的关系等。

(4) 免疫接种史：接种过何种疫苗，接种的时间、次数、年龄，接种后有何不良反应。

(5) 日常活动：主要活动环境、卫生习惯、休息、睡眠、排泄习惯等，是否有特殊行为问题，如吮吸手指、咬指甲等。

(6) 既往健康史：既往患过何种疾病、患病时间及治疗结果，既往住院史。尤其应了解传染病的患病情况。

(7) 过敏史：是否有过敏性疾病，有无对药物、食物或某些特殊物质（如植物、动物或纤维）等的过敏史，特别要注意详细询问药物过敏反应史。

(8) 家族史：了解家族是否有遗传性疾病，如有遗传性疾病，要了解父母是否为近亲结婚，家族中其他成员的健康状况等。

5. 心理社会状况　了解小儿性格特征，如是否开朗、活泼、合群、独立等；小儿及其家庭对住院的反应，如对医院环境能否适应、是否了解住院的原因、对治疗护理能否配合、对医护人员是否信任。了解小儿父母的一般状况，父母与小儿的沟通方式，家庭经济状况及居住环境等。对学龄期小儿还要询问其在校学习情况及同伴间的关系。

（二）注意事项

1. 收集病史最常用的方法是交谈、观察、阅读文献资料。在交谈前，护理人员应明确谈话的目的。安排适当的时间、地点。

2. 交谈中应精神集中，认真听，重点问，语言通俗易懂，态度和蔼亲切，以取得家长和患儿的信任，获得准确而完整的资料，但避免使用暗示性的语言引导家长或患儿做出主观期望的回答。

3. 鼓励年长儿自己叙述病情，以取得较客观的临床资料，但应注意分辨真伪。

4. 病情危急时，应简明扼要，边抢救边询问主要病史，以免耽误救治，详细的询问可在病情平稳后进行。

二、小儿体格检查的特点

1. 为争取小儿合作，在开始检查前应先与其交谈，或用玩具与小儿游戏，以解除小儿恐惧心理及紧张情绪，或用表扬的语言鼓励小儿，使其勇于接受检查。

2. 根据小儿年龄采取合适的检查体位，婴幼儿可允许家长抱坐着检查，或让小儿伏在家长肩上，在其背后进行检查。

3. 检查中应减少不良刺激，要温暖手和用具，手法轻柔、动作迅速。对于较大儿童应注意保护隐私，不要过多地暴露身体。

4. 要注意隔离保护，检查前应洗手，必要时戴口罩。不要过久暴露检查部位，以免使小儿着凉。注意预防意外，离开前要检查用具，拉好床栏。

5. 检查顺序应根据小儿病情、当时情绪灵活掌握。如测呼吸、脉搏、心脏听诊、腹部触诊等项目因易受哭闹影响可先检查，而皮肤、淋巴结、骨骼等项目可随时检查。对小儿刺激较大的检查，如咽部、眼部检查应放在最后进行。

三、家庭评估

家庭评估包括家庭结构评估和家庭功能评估。因为小儿与其家庭成员的关系是影响其身心健康的重要因素，因此，家庭评估是小儿健康评估的重要组成部分。

（一）家庭结构评估

家庭结构是指家庭的组成，以及影响小儿及其家庭成员身心健康的有关家庭的社会、文化、宗教和经济特点。其评估范围包括以下几个方面：

1. 家庭组成　是指目前与小儿共同居住的家庭成员，广义的范围应包括整个家庭支持系统。评估中应涉及父母目前的婚姻状况，是否有分居、离异及死亡等情况，同时应了解患儿对家庭危机事件的反应。

2. 家庭及社区环境　家庭环境包括房屋类型、居住面积、房间布局、安全性、居住问题（卫生条件差等）以及新近的家庭变迁等。社区环境资料包括邻里关系、学校位置、交通状况、娱乐空间、环境中潜在危险因素等。

3. 家庭成员的职业及教育状况　父母的职业包括目前所从事的工作、工作强度、工作满意度以及是否暴露于危险环境中等，还要涉及家庭经济、医疗保险状况、父母的教育状况等。

4. 文化及宗教特色　有关家庭文化传统及宗教信仰方面的信息对制订护理计划十分重

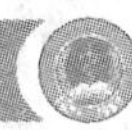

要，此方面的评估应注重家庭的育儿观念、保健态度、饮食习惯等。

（二）家庭功能评估

家庭功能涉及的是家庭成员之间彼此的影响力以及相互关系的质量，它是决定家庭健康的重要因素。其评估内容包括以下几个方面：

1. 家庭成员的关系及角色　家庭成员的关系是指他们之间的亲密程度，是否彼此亲近、相互关心，有无偏爱、溺爱、冲突、紧张状态，能否使小儿获得爱与安全。家庭角色是指每个家庭成员在家庭中所处的地位及所承担的责任。

2. 家庭中的权威及决策方式　育儿中父母的权力分工对家庭健康是十分重要的，因此，评估中应包括家庭问题谁具有决策权、如何决策。

3. 家庭中的沟通交流　评估内容包括父母是否鼓励孩子与他们交流思想，孩子是否耐心倾听父母的意见，是否愿意与父母讨论问题并分享感受；家庭是否具有促进小儿生理、心理和社会成熟的条件，以帮助小儿完成社会化进程；家庭与社会是否有联系，能否从中获取支持。

4. 家庭卫生保健功能　评估家庭成员有无科学育儿的一般知识、家庭用药情况、对患儿疾病的认识、提供疾病期间护理照顾的能力等；同时，了解其他家庭成员的健康状况。

在家庭评估过程中，护理人员要应用沟通技巧，获得家长的信任，关系到隐私的问题要注意保护。根据病史采集、体格检查及家庭评估的结果进行综合分析，确定患儿的主要健康问题，提供适当的护理诊断，制订切实可行的护理计划。随着患儿情况的变化，随时进行评估和修正，执行和评价，不断提高护理质量，更好地为患儿服务。

第三节　住院患儿的心理反应及护理

一、儿童及其家庭对住院的反应

（一）不同年龄阶段儿童对疾病和住院的理解

儿童对自己身体和健康、疾病的联系等知识了解十分有限，主要基于其认知发展水平以及以往的经历。

1. 婴儿　5～6个月的婴儿可以认识其主要照顾者，能够意识到与父母的分离，住院本身、与父母分离、与陌生人接触时都会使其感到焦虑。因此患病住院对婴儿是一种伤害，尤其当父母不能陪伴患儿时，患儿会产生分离性焦虑。

2. 幼儿和学龄前儿童　此年龄段儿童知道身体各部位的名称，但不知道其功能；儿童开始了解和知道疾病，但不知道患病的原因。他们经常把两个不相关的事物赋予因果关系，认为外界事物、某些神奇的力量或自己的不良行为是引起疾病的原因。例如，小儿会说："疾病是由妖怪变出来的。"或回答："因为早上没有听妈妈的话，所以生病了"。与家长分离仍然是此期儿童主要的压力源。同时他们会十分害怕自己的身体完整性受到破坏，因此对于手术患儿，护士应让患儿明白手术会使他们的身体恢复健康。

3. 学龄儿童　此期儿童对身体各部分功能开始了解，并且知道一些患病的真实原因，但尚不能用术语表达，由于学龄儿童已有了较好的时间概念，知道父母会定期来看望他们，因此，住院与父母分别时分离性焦虑程度降低。

4. 青少年　青少年能够意识到疾病和损伤导致的生理、心理和行为上的改变，理解疾病与某些器官功能不良有关，认识到心理或态度可影响健康状态或疾病的发生，护士应尊重他们的感受。青少年更关注患病或受伤对其身体形象的影响，以及隐私等问题。他们正处于开始独立的阶段，同龄人对他们的影响不容忽视，所以应考虑与同伴分离给他们带来的痛苦和不安。

（二）儿童对住院的反应

1. 分离性焦虑（separation anxiety） 自婴儿中期至学龄前期的儿童，特别是 6 个月至 2 岁半的婴幼儿，与父母或最亲密的人分开时所表现出来的行为特征，称为分离性焦虑。分离性焦虑可分为三个阶段。

（1）反抗阶段（phase of protest）：儿童对与父母的分离表现出侵略性、攻击性的反应。较大婴儿的行为包括哭闹，连续呼喊妈妈或爸爸，抓住父母不放，拒绝与陌生人接触。幼儿的行为有用语言攻击陌生人（“你讨厌，你走开!”），对陌生人进行身体攻击（脚踢、口咬、手打），企图逃跑去找父母等。患儿的这些反抗行为可持续几小时至几天，可哭叫直至精疲力竭，患儿拒绝任何人的关怀和抚慰，若陌生人如护士接近会使其反抗加剧。

（2）失望阶段（phase of despair）：当儿童意识到与父母的分离不可避免时，会停止哭泣，表现出抑郁、悲伤、沮丧、无活力。儿童的活动减少，对周围的一切如环境、食物、游戏不感兴趣，拒绝与他人沟通，并表现出退化行为，如吸吮自己的拇指或咬指甲、尿床、拒绝用杯子或碗而用奶瓶等。这些行为持续的时间因人而异。儿童的身体状况可由于拒绝进水、进食或不活动等行为而受到伤害。

（3）超然或否认阶段（phase of detachment or denial）：若长期与父母分离，儿童表面上会表现出最终适应了这种分离，对周围的一切开始有较大的兴趣，表现得很愉快，能够与陌生人接触，与其他人一起游戏，形成新的人际关系。值得注意的是，这种行为只是一种无可奈何的接受或忍受与父母分离的结果，而不是获得满足的表现。儿童把对父母的感情全部压抑下来，以建立新的、但很浅显的关系来应对失落和痛苦情绪。他们变得更以自我为中心，而且将重要的情感依附于物质上，父母来探视和离开时，表现出满不在乎。这种情况并不能说明在儿童心理上不存在问题，而是更需要精神上的支持与抚慰。一旦达到超然或否认阶段，将对儿童产生难以扭转、极其不利，甚至永久性的影响。因住院的分离很少造成如此严重的结果。

婴幼儿期的儿童应尽量减少与父母的分离，尽量为患儿父母提供陪住的机会。父母与患儿同住能够减少分离性焦虑带来的伤害；父母参与患儿的护理计划，也能够对患儿的康复起到积极的作用。

当分离不可避免时，可采用几种方法缓解分离性焦虑。首先，护士必须理解患儿的哭闹、攻击等行为是由于分离所导致的，护士可用和蔼的语言、目光交流和抚摸等方式安抚陪伴患儿，尽快与患儿建立和谐的关系。其次，熟悉的物品能提高患儿适应分离的能力。护士应通知家长从家中带来患儿喜爱的物品，如玩具、枕头、奶瓶等，这些物品能够使患儿得到满足和安全感。医院陌生的环境和声音等也会增加患儿的恐惧和焦虑的情绪。护士应根据患儿的年龄及理解能力，用简单易懂的言词或其他方式，向患儿介绍医院的情况和生活制度，使其熟悉医院环境，介绍相关的医护人员，并把其介绍给同室的其他患儿，使患儿对新环境有所了解，减少焦虑心理。对于年长儿，护士应为其创造学习环境，鼓励其同伴的探视并保持联系和沟通，鼓励其参加各种活动等，这些都可以降低患儿因住院造成的心理压力。

2. 控制感丧失（loss of control） 幼儿和学龄前期是发展自主性和主动性的时期。他们

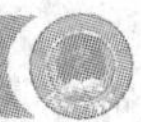

通过运动、游戏、人际互动和沟通、日常活动等方式获得自主和主动感。他们的思维特点是以自我为中心，认为自己是万能的，因此他们对于各种身体约束或制动反应最为强烈。患病住院使原本稳定熟悉的生活环境发生改变。严格的住院制度、不同的照顾方式和生活环境，以及治疗护理过程中被束缚，使患儿被迫依赖于他人，从而感到不能控制自己的世界，感到自己受到威胁。患儿开始的反应可能是反抗，长此以往则会导致自主感、主动性丧失，依赖性增强；与人交往能力降低、退缩，以及羞愧、负罪和恐惧感增加。学龄期儿童有很强的独立性，而患者的角色如被强迫上床休息、使用便盆、使用轮椅或拐杖、按食谱进食等，使其感到失去对自己的控制和自身的力量，从而产生挫折感、抑郁及敌对情绪。青春期是发展独立性、自我肯定和角色认同的时期，疾病和住院限制了青少年身体的活动能力以及与同伴交往的机会，从而造成青少年依赖性增加和归属感丧失，常表现为拒绝、不合作、退缩、气愤、挫折感等行为。

主要护理措施：①尽可能保证患儿的活动自由，防止过多地约束患儿。护士应尽量争取患儿的合作，获得患儿的配合，创造安全的环境，减少约束患儿的时间。尽可能地保持患儿的日常生活规律，在病情稳定的情况下，护士可以和患儿一起商量共同制订时间表，解决日常生活被打乱的问题。②减少患儿依赖他人，护士应尊重年长儿的个人意愿，为其提供自我决策的机会，促进其独立和自我护理能力的发展，缓解患儿控制感的丧失和促进健康的恢复。

3. 身体伤害与疼痛反应　几乎所有儿童都对身体的损伤产生恐惧，如害怕被截肢、身体被侵入、躯体外形被改变、行动能力的丧失以及死亡等。住院后患儿会经常接受各种有创性的诊疗和护理操作，这些操作会给患儿带来不同程度的疼痛。不同年龄阶段儿童对疼痛的反应不同，护理人员应清楚了解和评估这些反应，并采取相应措施避免和减轻疼痛，减少对儿童的伤害。

(1) 婴儿：研究表明，新生儿能够感觉疼痛，并且长时间、较强程度的疼痛刺激会对小儿今后的成长造成影响。6 个月以前的婴儿对疼痛刺激的反应表现为大声哭泣、身体僵硬或扭动等全身性动作，也可在刺激的部位有反射性退缩，面部有皱眉、紧闭双眼、嘴巴张开呈方形等疼痛的表情。6 个月以后婴儿疼痛时除哭泣外，更多表现为身体局部的退缩，以及身体的抵抗动作，如在受到疼痛刺激后推开刺激物，面部出现疼痛和愤怒的表情，眼睛睁开。

(2) 幼儿和学龄儿童：小儿在疼痛刺激开始前就企图推开刺激物。疼痛时大声哭、尖叫，用语言表达“不要”，挥动四肢反抗，不合作，因此有时需要身体的束缚。同时，患儿祈求结束治疗过程，要求感情上的支持，如抱住父母、护理人员等。儿童对持续性的疼痛会表示不安和易激怒。有些小儿在预感将有疼痛发生时就会表现出以上行为。

(3) 学龄儿童：此期小儿也可表现以上所述的行为。同时，他们会用语言拖延治疗、护理过程的开始，如“等一会儿，我还没有准备好”。疼痛时小儿会表现出肌肉僵硬，如握紧拳头、咬紧牙关、收缩肢体、闭眼、皱眉等。

(4) 青少年：疼痛时青少年较少有语言上的反抗和肢体的动作，但可用语言表达疼痛的程度，以及通过肌肉紧张和对自己身体的控制表达疼痛。

由于疼痛是一种主观感受，在评估儿童疼痛程度时存在较大困难。护士应根据患儿的年龄和认知水平选择适当的疼痛评估工具。评估婴儿的疼痛时应注意从面部表情、哭的声音、身体动作、兴奋性、吸吮活动和对周围人的反应等多方面进行测评。较大儿童和青少年可用以下几种工具对疼痛进行评估：

①Wong-Baker 疼痛评估脸谱表：3 岁以上的儿童可应用此测量图评估疼痛程度。图 5-1 是六个代表从“不疼痛”到“很疼痛”的不同疼痛程度的卡通面孔，0 表示没有疼痛，10 表示无法忍受的疼痛，儿童可从中选择一个面孔来代表自己的疼痛感受。

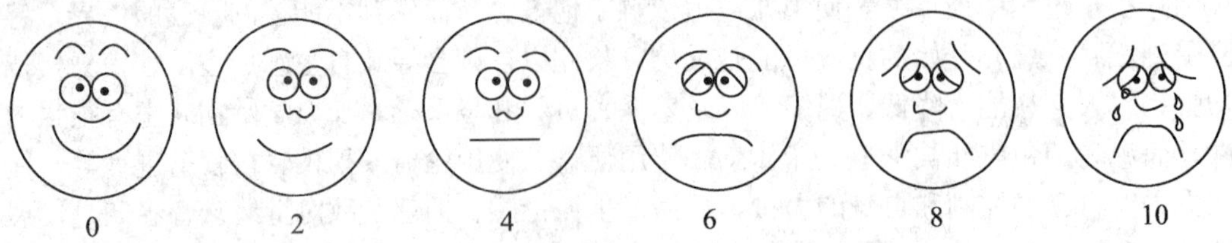

图 5-1　Wong-Baker 疼痛评估脸谱表

②数字式疼痛评估工具：此工具较常用，且应用简单，较大儿童和青少年可使用此工具进行疼痛的评估。如图 5-2 所示，坐标的一端“0”表示没有疼痛，另一端“10”表示极度疼痛，被测者可选择其中一个能代表其疼痛感受的数字表示其疼痛程度。

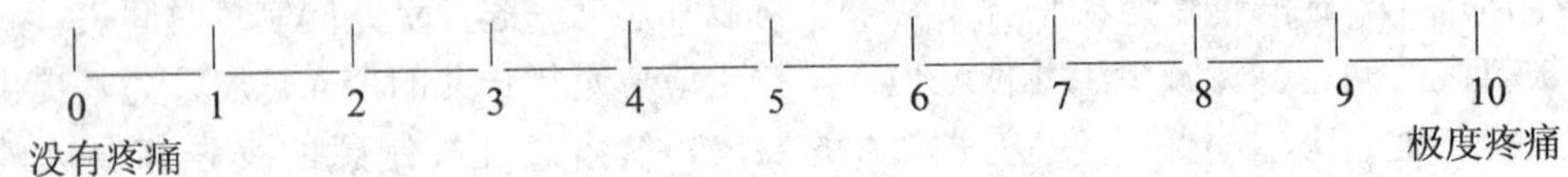

图 5-2　数字式疼痛评估工具示意图

对于疼痛的护理干预可分为非药物性干预和药物性干预。非药物性干预包括请患儿父母参与陪同，用音乐、玩具等转移患儿注意力，抚摸患儿，采用联想法以及教给患儿放松的一些方法等。对于剧烈的疼痛，可进行药物干预。应遵医嘱给予止痛药，注意观察药物的疗效及副作用等。

（三）家庭对儿童住院的反应

家长对儿童患病住院的最初反应往往是否认，不相信自己的孩子会出现如此严重的健康问题。继而他们会感到内疚，认为是由于自己的过失而使小儿生病，尤其是由于照顾不周引起的意外伤害，或对小儿疾病开始时的症状注意不够、治疗不及时，或由于平时工作较忙、对孩子照顾不够等怀有很大的歉意。发生原因不明的畸形或遗传性疾病时，更使母亲感到不安和内疚。如果患儿病程长、预后不良、缺少经济或社会支持等，更增加了家庭适应的难度。

小儿患病住院往往导致正常家庭秩序和角色发生紊乱。若患儿因病住院，家长对其他子女的照顾必然受到影响，因此，同胞手足对患儿住院可能会产生嫉妒、愤怒、不安感和负罪感等反应。护士应正确理解家庭成员的各种反应，并为其提供相关的知识和信息，帮助他们更好地应对和处理这些危机。

二、住院儿童的心理护理

（一）影响儿童适应住院生活的因素

许多因素影响儿童对住院生活的适应程度，主要包括以下内容：

1. 不同的成长发展阶段。
2. 所患疾病及其严重程度。
3. 以往患病、与父母分离或住院的经历。

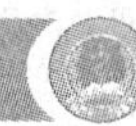

4. 应对应激事件的技巧。

5. 其他可利用的支持系统或资源。

（二）住院儿童心理社会方面的需要

疾病给儿童带来身体上的痛苦，医院陌生的环境使儿童产生恐惧和疑虑，尤其与父母的分离，更使儿童产生焦虑。人是一个整体，躯体疾病可以影响情绪和精神，心理上的创伤也可以影响身体。给予儿童及其家庭心理上的支持，可直接影响治疗和护理效果。由于年龄、疾病和病情以及住院时间和个人的特点不同，患儿对住院也会有不同的心理反应。护士应根据不同的心理反应进行心理护理，使患儿身心早日康复。

对住院儿童进行心理护理，必须首先了解患儿在心理、社会方面的需要，从而采取相应的护理措施，以协助患儿满足其各种需要。

1. 生长发育的需要　儿童在住院期间，其动作能力、语言能力、认知能力、社会适应能力等各方面的发育不应停滞甚至倒退，而应得到良好促进和发展。

2. 住院期间特殊心理的问题的护理　①消除与家庭分离、离开父母及熟悉的人、离开熟悉的生活环境等产生的陌生感和恐惧感。②帮助患儿尽快改变在家庭中的生活习惯，适应医院的新环境。③对于丧失自我照顾能力和自我控制感的患儿，鼓励其尽可能地参与自我照顾及个人卫生的处理，增加控制感，增加自信。④通过游戏、讲故事等多种方式，减少疾病为患儿带来的痛苦和创伤；减轻手术及其他治疗、护理过程所带来的疼痛及恐惧。⑤对于临终患儿，给予临终关怀，减少患儿对死亡的恐惧。

（三）不同年龄阶段住院儿童的心理护理

1. 婴儿　不同阶段婴儿对住院的反应有所不同。

（1）6个月以前的婴儿：此期小儿对住院的反应较轻，如能满足其生理需要，一般比较平静，较少哭闹。但是，此时是婴儿和母亲开始建立信任感的时期，若患儿住院，此过程就会被迫中断。此外，婴儿在感觉和动作的发育上也将受到一定的影响。

主要护理措施：①尽量做到有固定的护士对患儿进行连续的全面护理，使患儿与护士能够建立起信任感。②给患儿以身体上的接触，如搂抱、抚摸等。③提供有益的环境刺激，如轻声说话、轻柔的音乐等。减少不良的环境刺激，如各种仪器、器具的声响，大声的吵闹、强烈的光线等。④尽量让家长陪伴患儿和参与护理过程，增进母子间的情感，有利于小儿的身心发展。

（2）6个月以后的婴儿：此期小儿对母亲的依恋越来越强，住院时其分离性焦虑表现比较明显。主要护理措施：①护士首次接触患儿时，不要突然从父母怀抱中将其强行抱走，而应在家长在场的情况下，先与其父母交谈，使患儿对护士有一个熟悉的过程，以减轻患儿的陌生感和恐惧心理。②护士应与父母充分沟通，了解患儿住院前的生活习惯，并尽量保持一致。允许将婴儿喜爱的玩具和物品带到医院，以给予其心理抚慰。③护士要尽量固定、连续为患儿提供护理，以满足患儿感情上及其他方面的需要。④保持婴儿与父母的密切联系。

2. 幼儿　此期幼儿对母亲的依恋情绪达到最高的水平。他们的认知发展水平有限，虽然知道身体各部分的名称，但不知其功能；他们惧怕打针和手术，担心影响身体的完整性。他们认为住院诊治疾病是惩罚，害怕被父母抛弃。医院陌生的环境、生活习惯的改变、与父母的分离使其没有安全感。由于幼儿的语言能力有限，住院后护士与患儿在语言沟通上存在一定的困难。此期儿童住院的反应主要是分离性焦虑，并可出现退化行为。

主要护理措施：①设固定护士对幼儿进行连续、全面的护理，使其逐渐熟悉和接受护理人员，建立安全和信任感。初次接触患儿要在父母在场的情况下。②尽量满足幼儿住院前的爱好及生活习惯，并耐心讲解医院的生活安排及周围环境，减少焦虑情绪。③了解患儿的习惯用语和特殊表达方式，并可用非语言的沟通方式与患儿交流。给患儿讲熟悉的故事，玩熟悉的玩具和游戏，帮助患儿减轻陌生感。④使患儿有机会发展其自主性，如可让其自己吃饭、穿衣，在一定情况下，允许其有自行选择的机会。若病情许可，不要过分限制其活动。当患儿身体某部位活动受限时，尽可能用其他方式代替，如限制了走路，可用童车、轮椅等代替，但应注意采取安全措施。⑤当有皮肤破损或需要手术时，应对患儿进行解释，并及时进行局部包扎，使其感到安全。

3. 学龄前儿童　此期儿童的思维能力进一步提高，并努力发展自己的主动性。学龄前儿童住院主要存在的问题包括：分离性焦虑，惧怕陌生环境，怀疑被父母遗弃和受到惩罚，惧怕身体的完整性受到破坏。学龄前儿童开始应用防卫机制应对住院这一危机，包括退化、潜抑、否认和退缩、投射、转移和升华等。

主要护理措施：①护理人员和护理方法要保持稳定，使患儿熟悉周围环境和有关人员。②用患儿易于理解的词语和方法解释手术、治疗和护理的简要过程，以减少其恐惧的心理。③为患儿提供适当的游戏、绘画、看电视、听故事等活动，使儿童有机会表达情感，发泄恐惧和焦虑情绪。同时，还可进行健康教育。④鼓励患儿参加适当的自我照顾和护理工作，建立自信心和自尊心。

4. 学龄儿童　遇到的主要问题是：担心学业落后于别人；与学校和同学分离感到孤独；担心自己会变成残废或死亡；因怕羞对体格检查不能很好地配合；不愿意回答个人卫生方面的问题；担心会受到惩罚；害怕陌生环境、怕医生、怕治疗和诊断等。

主要护理措施：①保持护理人员的连续性，增强患儿的信任感和安全感。②建立必要的规章制度，保证患儿的安全；创造条件使患儿有活动的机会，对行动困难的患儿，应设法使其感到轻松愉快。③进行体检及各种操作时，要注意保护患儿的隐私和自尊心。④通过绘画、图书等方式，简要地讲解医疗器械的功能、手术部位及手术过程和治疗的必要性。允许他们收集使用过的无害的医疗器具，使其更好地理解手术过程。⑤组织患儿看书、做作业、绘画、猜谜语及开展游戏活动。⑥鼓励患儿适当从事自我护理和个人卫生工作。⑦使患儿家长了解患儿对患病和住院的反应，以便家长对患儿进行帮助。⑧鼓励患儿与同伴和老师通信，允许同伴来院探视。

5. 青少年　青春期是发展角色认同、获得同伴认可的时期，因此受伤、患病的住院经历所造成的任何与同伴不同之处均会使青少年感到痛苦和沮丧。因此，帮助住院青少年保持与其同伴的联系，获得同伴的支持十分重要。

主要护理措施：①把住院青少年介绍给其他同龄患者，鼓励他们一起活动。②在治疗和护理过程中保护患者隐私。当青少年患者在场时，不应提及其身体缺陷或与常人不同之处。③鼓励其完成力所能及的自我护理活动，并给予其适当的选择权利，以增强独立性。④在条件允许的情况下，鼓励青少年参加体育运动或其他活动，使其有宣泄不良情绪的机会和场所。⑤帮助青少年与同伴、家人或老师保持联系，维持正常的社会交往，减少其自卑感和退缩行为。

三、慢性疾病住院患儿及其家庭的心理护理

慢性疾病指疾病持续时间超过 3 个月，或疾病的严重程度使患儿与年龄相当的活动受到限制，需要长期或反复的住院和特殊护理。当儿童患慢性疾病时，患儿及其家庭需要面对疾病给孩子带来的缺陷，并适应接纳一个不完美的孩子及其给家庭带来的一系列影响。

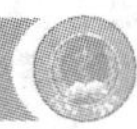

（一）慢性疾病对儿童及其家庭的影响

1. 情绪不稳定　因患儿处于长期疾病和治疗的压力之下，自我控制能力降低，情绪不能适当发泄等，其情绪不如正常儿童稳定。

2. 自我意识增强　家长往往过度保护患儿，使其自认为是家庭的中心，对父母提出过分要求。

3. 行为幼稚化　自我照顾能力减低，依赖性增强。

4. 猜忌心理增强　患儿对周围环境和事物比较敏感，好猜忌。

5. 社交退缩　慢性病患儿的生活方式发生改变，使他们感到自己与其他儿童不同，他们或对社会生活期望过高，或对社会生活感到畏惧，从而影响患儿的社会交往，导致其社交能力的退缩。

当家长得知儿童患慢性病的诊断时，他们心理反应会经历否认、愤怒、协商、抑郁、接受等几个阶段。家长在照顾儿童时可能会有过度保护或纵容的行为，也可能过分苛求孩子像正常儿童一样生活，家长的焦虑和紧张的情绪以及不良的教育方式均会对患儿的发展产生不良的影响。护理人员应帮助患儿家长顺利地度过心理反应期，尽快接受孩子患病的事实，积极配合医务人员的治疗。

（二）主要护理措施

1. 促进生长发育，发掘患儿最大的潜能　对患儿的照顾应尽可能"正常化"，在病情允许的情况下，应安排患儿在社区或家庭中进行治疗和护理，并参加社区的活动、学校的学习等，以保持儿童与家人和其他人员的社会联系。

2. 帮助家长适应和接受患儿　鼓励他们表达内心的忧虑、恐惧，支持家庭成员之间的相互沟通，并帮助患儿家长与其他有相似经历的家庭取得联系，相互交流感受和应对方法。

3. 家长应避免对患儿过度保护，以避免其产生依赖感和自我意识增强；也不要过分苛求患儿完成正常儿童的活动，以免造成患儿的自卑和退缩。

4. 健康教育　包括讲解、传授生活护理方面的知识、预防和减少疾病发作和并发症的知识以及传染性疾病的消毒隔离知识，并教会患儿家长掌握一些简单的化验检查方法，如为糖尿病患儿查血糖，为肾病患儿查尿蛋白等。这样可使家长更多地了解疾病，更好地护理患儿，利于患儿疾病的早日康复。

四、住院的潜在益处

虽然住院给患儿和家庭带来压力，但是也为家庭提供了一个促进相互融合、改善家庭关系的机会。因此护理人员应充分利用这些潜在益处，帮助家庭应对住院压力。

1. 改善和促进父母与患儿的关系。
2. 提供患儿及其家庭成员受教育的机会。
3. 提高患儿自我管理的能力。
4. 为患儿提供社会化的机会。

第四节　与患儿及家长的沟通

沟通（communication）是人与人之间信息传递的过程，是人类与生俱来的本能，是构成人际关系的基础。沟通是儿科护理中的重要技能，通过沟通不仅能完成有效的护理评估，而且还可以帮助建立良好的护患关系，解决小儿健康问题。但由于小儿年龄、生长发育水平及心理发展的不同特点，与患儿的沟通需采用一定的技巧，同时还应注意与患儿家长的交流。

一、小儿沟通的特点

1. 语言表达能力差 不同年龄阶段的小儿，语言表达能力不同。年龄越小，词汇量越少，表达能力越差。婴儿只能用不同音调、响度的哭声来表达自己的需要。幼儿吐字不清楚、用词不准确，不仅自己表达不清，也让对方难以理解。3 岁以上小儿，可通过语言并借助肢体动作形容、叙述某些事情，但容易夸大事实，掺杂个人想象，缺乏条理性、准确性。

2. 缺乏认识、分析问题的能力 随着年龄的增长，小儿对事物的认识逐渐从直觉活动思维和具体形象思维过渡到抽象逻辑思维。在这个转变过程中，小儿常因经验不足、知识能力有限而在理解、认识、判断、分析等环节出现偏差，对自己及周围事物缺乏正确的认识和估计，容易影响沟通的进行与效果。

3. 模仿能力强，具有很强的可塑性 学龄前小儿的智能发育日趋完善，思维能力进一步发展，他们注意模仿成人的一言一行，设法了解和认识周围环境。学龄儿童接触范围扩大，开始意识到进入社会。在追求成功的努力中，他们注意追随模仿优秀的同龄人和老师。在不同的环境中，小儿模仿的内容不同，只要成人在沟通时有目的性地引导，就能获得事半功倍的效果。

二、与患儿沟通的途径

（一）语言沟通

语言沟通分为书面语言沟通及口头语言沟通，一般与患儿的语言沟通多指面对面的口头沟通。通过口头沟通，护士将有关医院环境、治疗护理等情况向患儿及家长进行详细解释，患儿也可将自己的生理需求、情绪感受及时向护士倾诉。但由于患儿的语言表达能力有限，可不同程度地影响沟通效果，因此在语言沟通时，应注意以下几方面问题：

1. 使用通俗易懂的词语 应选择合适的、患儿能理解的词语进行沟通，避免使用不易理解的医学术语和医院常用的省略语。

2. 掌握适当的语速 在运用语言沟通时必须掌握适当的语速，从患儿的表情中寻求一些可以支持“混淆”或“不理解”的暗示，或者直接询问患儿，以确定语速的有效性。

3. 选择合适的语调和声调 说话者的语调可以影响信息的含义，从而影响沟通的效果。护士必须意识到自己的语调，这样才能避免发出一些本不想发出的信息，同时，要调整自己的情绪状态，避免由于情绪不佳而影响说话的语调，进而对患儿造成不应有的伤害。

4. 保证语言的清晰简洁 有效的沟通应该是简单、简短和重点突出的。保证语言清晰的方法包括：交谈时适当地放慢语速；清晰的发音；举例说明，使某种解释更容易理解。

5. 选择合适的时间和相关的话题 通常最佳的交流时间是当患儿表示有兴趣与护士交流的时候。此外，护士应该注意选择与患儿关系密切的话题，一定要注意遵循实用、切题的原则。

（二）非语言沟通

非语言沟通是伴随着语言沟通而存在的一些非语言的表达方式和情况，在组成沟通的成分中，非语言性沟通占 60%～70%。通常情况下，对于小儿，非语言沟通方式比语言沟通方式更有效。如果语言信息与非语言信息不一致时，小儿会比较相信后者。

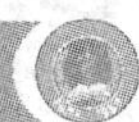

非语言沟通的表现形式有多种，常见的有仪表和身体外观、身体姿势和步态、面部表情、目光接触、手势及触摸。

1. 仪表和身体外观　患儿会根据护士的态度、解说等对护士形成第一印象。护士的仪表同样会影响患儿对护士的印象，因此护士应该注意举止得当，着装和修饰得体，力求给患儿留下一个良好印象。

2. 身体姿势和步态　一个人坐、站和移动是一种可见的自我表达方式。身体姿势和步态可以反映一个人的情绪状态、身体健康状况、自我概念等。护士可以通过观察患儿的身体姿势和步态收集有用的信息。

3. 面部表情　是身体语言中最丰富的表达，常可表现出人内心真正的情感。患儿常会仔细观察护士的面部表情来获得信息。因此，护士应意识到自己展示在患儿面前的表情并且尽可能地去控制一些非语言的表情如不喜欢、不耐烦、厌恶等，要用真诚的微笑面对患儿。

4. 目光接触　是最传神的非语言表现。在面对患儿时，护士应该坐在患儿的对面，并保持眼睛和患儿的眼睛在同一水平，这样可以表示出对患儿的尊重。

5. 手势　可以用来强调、加强或澄清语言信息。有时，手势和其他非语言行为结合起来使用可以替代语言信息。特别是对于年幼的小儿，手势常可以作为护患沟通的桥梁。

6. 触摸　当患儿感到忧伤或害怕时，触摸可以让他们感受到特别的温暖和关怀。对于哭闹的患儿，触摸是一种有效地帮助患儿恢复平静的手段。

（三）游戏

游戏是小儿生活中不可缺少的重要活动，也是与小儿沟通的有效途径。小儿以游戏表达他们对家庭、医院的感受，发泄自己的情感。小儿还可以从游戏中学习知识，认识世界，处理与周围的关系，适应社会的要求。适当的游戏可很快缩短护士与患儿间的距离，促进相互了解。护士在与患儿做游戏的同时，可鼓励、帮助、教育患儿，使之消除不良情绪。

（四）绘画

小儿图画可有各种含义，多与个人熟悉的、体验到的事情有关。通过绘画，患儿可表达愿望，宣泄感情。护士可通过绘画与患儿进行交流，了解和发现存在的问题。绘画可分为两种：一种是自发性绘画，患儿按照自己的兴趣、想象画出随意图画；另一种为目标性绘画，是患儿根据给出的内容、范围要求绘画，如绘人、绘风景等。

在与患儿的沟通中，各种类型的沟通方式都可能用到，并且可同时使用几种沟通方式。护士应根据所处的情景，选择适当的沟通方式和技巧与患儿沟通，以提高沟通的有效性，提高护理质量。

三、与患儿沟通的技巧

尊重是医护人员与患儿沟通的最基本原则。护士在与患儿沟通过程中应一直坚持这一原则，并促使家长遵守。同时，应根据患儿的年龄、心理特点等来组织沟通的内容，并采用相应的沟通技巧。

（一）交谈技巧

1. 主动介绍　初次接触患儿及其家长时的主动自我介绍对进一步沟通具有重要意义。护士应主动介绍自己，亲切询问患儿的乳名、年龄、学校或幼儿园名称等患儿熟悉的生活与事情，可缩短彼此间的距离。同时应鼓励患儿做自我介绍或提出疑问，避免所有问题都向家长询问，形成替代沟通的局面，而挫伤患儿主动合作的积极性。

2. 使用适当方式 护士需了解不同年龄患儿语言表达能力及理解水平，在谈话中，尽量不用“是不是”、“要不要”等模棱两可的语言，不用否定方式，而采用其能理解的方式。如体格检查时胸部需解开衣服，可向患儿解释“我来听听你的胸部，需要你解开衣扣，要我帮忙吗?”避免说“我来查体，你要不要解开衣扣?”

3. 耐心倾听 沟通中护士应该注意倾听，并与患儿交谈。不但要注意倾听患儿说了什么，还应注意其说话的音调、语言的选择、流畅程度、身体姿势等。小儿是“独特的群体”，有自己的思想，护士应该了解并关注他们的观点，鼓励他们进一步交谈，不要轻易打断他们的谈话或过早地做出判断，要仔细体会、认真揣摩患儿语言表达的主要意思和真实内容。必要时可以应用复述、意译、澄清或总结的方法核实患儿的想法。

4. 注意声音效果 护士应该掌握谈话时声音的技巧，注意语气、声调、音量、语速，以保证沟通的顺利进行。在谈话中速度要慢一些或稍加停顿，给患儿理顺思路的时间，并以适当的音量、亲切的语气引起患儿的注意与反应。

5. 适时使用幽默 恰当地使用幽默，可以帮助患儿释放其情绪上的紧张感，从而调整由于疾病所产生的压力，有效地帮助患儿更开放、更真诚地与医护人员沟通。

6. 真诚理解 小儿的情绪变化快，有时喜怒无常，应允许小儿在受伤时哭泣、在受挫时表达愤怒。对患儿某些幼稚、夸大的想象、分析，应采取诚恳的态度，表示接受与理解，不能敷衍了事，更不能以此作为讥讽、取笑患儿的话题，从而失去患儿的信任。适当的触摸、温和的表情、简单的问候可使患儿减轻伤痛，并使其逐渐接受住院治疗这个不愉快的事实。

7. 注意保护隐私 与患儿沟通时要尊重患儿，保护其隐私。

（二）非语言沟通的技巧

1. 亲切和蔼的情感表达 在非语言沟通中，无论采用何种方式，亲切和蔼的情感表达都是必不可少的。它有助于患儿消除紧张情绪，增加交流的主动性。即使是不会用语言表达的婴儿，若看到护士表情严肃地面对自己时，也会很紧张，甚至啼哭。因此，护士要保持良好的情绪，除特殊需要，一般不戴口罩，使患儿经常能见到护士的微笑，缩短双方感情上的距离。对婴儿来说，抚摸是感情交流的重要形式，护士利用拥抱、抚摸向患儿传递“爱”的信息，患儿也能从中感受到护士的和蔼可亲，得到情绪上的满足。

2. 平等尊重的体态动作 儿科护士的服务对象虽然是年龄小、社会经历少，甚至对外界一无所知的儿童，但仍要对其平等对待，尊重患儿。患儿对非语言性交流高度敏感，谈话时应与其保持同一水平，并保持目光接触，适当地应用面部表情以及身体的姿势（身体稍向前倾而不是后靠），这样可以表示护士对交谈感兴趣以及愿意听他说话，促进交流。

（三）游戏沟通技巧

1. 了解游戏 为了适应沟通的需要，护士应对游戏的内容、规则有所了解，以加快与患儿熟悉的过程。如在游戏开始时对规则、程序的制订，游戏结束后对结果的议论等，护士都能参与其中，使患儿在不知不觉中消除陌生、拘束感，将护士作为朋友对待。

2. 合理安排 在组织游戏中，要考虑患儿的不同年龄与心理发展阶段，安排适当的、患儿感兴趣的游戏。婴幼儿只能做简单的类似藏猫猫的游戏，通过反复多次与护士的目光接触，可使患儿对护士从开始的生疏逐渐转变为熟悉；对好奇心很强的学龄前患儿，可与其做具有探索性的纸牌魔术等游戏，引起患儿探索的兴趣，加快沟通的过程。

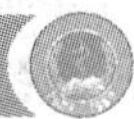

（四）分析绘画技巧

对患儿的绘画应在仔细观察的基础上参考以下几个方面进行分析：

1. 整体画面　如画面多处涂擦、重叠，与患儿矛盾、焦虑的心理有关。

2. 个体形象的大小　较大的形象反映在患儿的心目中重要的、有力的、权威的人或事。

3. 画面出现的次序　反映患儿对人或事物依其重要性排列的次序。先出现的比后出现的在患儿心目中要重要得多。

4. 患儿在图中的位置　患儿在画包括自己在内的家庭或集体的图画时，自己及其他成员所在的位置表示患儿认为自己所处的地位。

5. 首先出现的人物性别　体现患儿对自我性别的认识。

6. 被特别强调的部分　表示患儿特别关注的内容。

绘画可帮助小儿表达感觉，反映复杂的心理状态。在分析图画时，切不可机械地套用上述几方面便简单地得出结论，应结合患儿的具体情况及背景资料，进行全面细致的分析。

四、与患儿家长的沟通

与患儿的沟通多需要其家长协助完成，因小儿患病，家长常有内疚、焦虑的心理，这些情绪同样可引起患儿的不安。因此与患儿家长的沟通，一方面可借助家长促进与患儿的交流，另一方面则向家长提供放松其紧张、焦虑情绪的机会，使患儿及其家长能够保持情绪稳定，安心接受治疗。与家长的沟通必须在真诚、尊重的前提下，采取适当的技巧。除可参照与患儿沟通的技巧外，还可采用适当的沉默、观察，并配合接受、移情等方法。

1. 鼓励交谈　针对家长的不安情绪，与家长的谈话最好以询问普遍性问题开始，如“孩子现在怎么样?”使家长能在轻松的气氛下谈各方面的内容，护士会获得较多有用的信息量。避免在谈话开始时使用如“是不是”、“有没有”的闭合性问题，这种问题虽可省时、提高效率，但不利于家长表露情感及提供患儿的有关信息。

2. 恰当的沉默　以亲切、关爱的态度表示沉默同样会给家长非常舒适的感觉。通过恰当地使用沉默技巧，可以给家长时间考虑他的想法和回顾他所需要的信息，使他感觉到护士真正用心在听，从而建立良好的互信关系。

3. 观察　观察包括看和解释，观察技巧对证实信息的可靠程度特别有帮助。患儿家长不能或不愿意用语言交流时，观察可作为获取信息的来源之一，还可以表示护理人员对家长真诚的关心和尊重。

4. 移情　移情是感受他人内心所想，尽量以对方的眼光看待整个世界。移情不等同于同情，或者只是主观地想象他人所想，而移情是非常有益的支持技巧。

5. 避免阻碍沟通　许多阻碍沟通的因素，如：谈话中的偏见、对临床信息的获得过于急迫或信息的超负荷，都会影响帮助性关系的建立。因此，在沟通中应注意信息适量，对可能导致对方误解的谈话内容应表达清楚并及时澄清。

第五节　小儿用药特点及护理

一、小儿用药特点

药物治疗是小儿疾病治疗的一项重要手段，但其毒副作用或过敏反应等常会对机体产生不良影响。生长发育中的小儿对药物的毒副作用较成年人更为敏感。小儿疾病大多危重而多变，因此选择药物必须谨慎、剂量准确。

小儿药物治疗的特点：

1. 小儿血-脑屏障不完善，药物容易通过血-脑屏障到达中枢系统 例如巴比妥类、吗啡类药物在婴幼儿脑中的浓度要明显高于年长儿，因此使用中枢神经系统药物时应谨慎。

2. 小儿肝、肾功能及某些酶系统发育不完善，对药物的代谢和解毒功能较差 小儿尤其是新生儿和早产儿肝酶系统发育不成熟，使药物的半衰期延长，增加了药物的血药浓度和毒副作用。小儿肾功能尚不成熟，导致药物排泄缓慢，药物及其分解产物在体内滞留的时间延长，也增加了药物的毒副作用。

3. 小儿易发生电解质紊乱 年龄越小，体液占体重的比例越大，药物分布在体液中的比例也越高，因此小儿对于影响水、盐代谢和酸碱代谢的药物特别敏感，应用利尿剂后应严密观察病情变化，以防止出现低钠血症或低钾血症。

4. 胎儿、乳儿易受母亲用药的影响 孕妇用药时，药物通过胎盘屏障可进入胎儿体内，对胎儿产生影响。此外部分药物可经母乳作用于乳儿，引起乳儿的毒性反应。如苯巴比妥、阿托品、水杨酸盐、地西泮等应慎用；放射性药物、抗癌药、抗甲状腺激素等药物，在母亲哺乳期应禁用。

5. 遗传因素 在用药过程中还应考虑家族中有遗传病史的患儿对药物的先天性反应异常，某些药物应慎用。

二、给药方法及护理

（一）药物的选择

1. 抗生素 小儿易患感染性疾病，故常使用抗生素类药物。对抗生素的使用应严格掌握适应证。通常以应用一种抗生素为宜，如果长期应用多种或广谱抗生素可导致小儿肠道菌群失调和细菌耐药性的发生。在婴幼儿时期应慎用毒副作用大的某些药物：如氨基糖苷类药物对小儿肾和听力损害的后果较成人严重；氯霉素可抑制造血功能，对新生儿、早产儿还可导致“灰婴综合征”；喹诺酮类药物可能影响软骨发育等。

2. 退热药 小儿急性感染时多伴发热，故常用退热药。首选对乙酰胺基酚和布洛芬制剂，剂量不宜过大，必要时 4～6 h 可重复使用，一般每日不超过 4 次。紧急降温时可采用安乃近滴鼻或吲哚美辛肠溶栓剂。婴儿不宜使用阿司匹林，以免发生 Reye 综合征。6 个月以下的小婴儿退热药要慎用，尽量采用物理降温，如需用药物降温时，剂量应相应减少，以免大量出汗导致虚脱或体温不升。

3. 镇静止惊药 在患儿高热、过度兴奋、烦躁不安等情况下可考虑给予镇静剂，使患儿得到休息，以利于病情恢复。常用药物有地西泮、苯巴比妥、水合氯醛等，一般情况下不要用对呼吸中枢有抑制作用的药物如吗啡、可待因。

4. 止咳、化痰、平喘药 婴幼儿呼吸道较狭窄，咳嗽反射较弱，发生炎症时分泌物增多，容易出现呼吸道阻塞，一般采用祛痰药口服和雾化吸入，使痰液稀释易于咳出；哮喘患儿提倡局部吸入 β_2 受体激动剂类药物，必要时也可用茶碱类，但新生儿、小婴儿慎用。因镇咳药抑制咳嗽不利排痰，尤其是可待因、吗啡等强镇咳药抑制呼吸中枢，一般不主张使用。

5. 泻药和止泻药 小儿对脱水的耐受力差，6 岁以下的小儿便秘时应先以饮食调节为

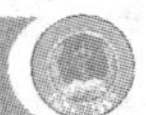

主，多吃蜂蜜、水果、蔬菜等，或使用开塞露、甘油栓及清洁灌肠等通便方法，尽量不用口服泻药，以免引起水和电解质紊乱。小儿腹泻时不主张用止泻药，因止泻药减少肠蠕动，使肠道内毒素无法排出，反而加重病情甚至发生全身中毒现象。腹泻患儿除用液体疗法防止脱水和电解质紊乱外，还可辅以助消化和调整微生态的活菌制剂（如双歧杆菌、乳酸杆菌等）。

6. 糖皮质激素　糖皮质激素的使用应严格掌握使用指征，在诊断未明确时尽量避免滥用，以免掩盖病情。糖皮质激素的使用过程中应注意以下问题：与抗生素合用，治疗急性严重感染或用于过敏性疾病和哮喘发作等，多为短期使用；治疗白血病、肾病综合征、自身免疫性疾病时则疗程较长或周期性使用，在使用过程中不可随意减量或停药，防止出现反跳现象；长期使用糖皮质激素可影响骨骼生长和蛋白、脂肪、糖的代谢，引起高血压和库欣综合征等；水痘患儿禁用糖皮质激素，以防疾病扩散和加重，糖皮质激素治疗过程中如发生水痘应停用糖皮质激素或减量。

（二）给药方法

1. 口服法　是最常用的给药方法，对患儿身心的不良影响最小，只要条件许可，应尽量采用口服给药。年幼儿用糖浆、水剂、冲剂较好，也可将药片捣碎后加糖水送服；年长儿可服用片剂或丸剂。护理人员可训练和鼓励年长儿自己服药。婴幼儿服药时应将其抱起，使之成半卧位，婴儿可用滴管或去掉针头的注射器给药；如用小药匙从婴儿嘴角顺面颊方向慢慢灌入，为防止小儿把药吐出或呛咳，可用拇指及示指轻按其两颊，使上下颌分开，将药匙留在上下牙之间，直到将药咽下再将药匙拿开。

2. 注射法　此法给药比口服起效快，重症、急症或有呕吐者多用此法。但注射法对小儿心理影响较大，且肌内注射次数过多可造成臀部肌肉挛缩，留下后遗症而影响下肢运动，因此应尽量减少采用肌内注射法给药。肌内注射一般选择臀大肌外上方，对哭闹挣扎的婴幼儿，可采用进针快、推药快、拔针快的“三快”技术，缩短注射时间。静脉推注一般只在急救时用，推注速度要慢，并密切观察，防止药液外渗。静脉滴注是最常用的注射法，应根据患儿的年龄、病情等调整输液速度，并保持输液管的通畅。

3. 外用法　以软膏为多，也有水剂、混悬剂、粉剂等。护理人员应根据不同的用药部位，对患儿进行适当的约束，避免小儿用手抓摸药物，防止误入口、眼引起意外。

4. 其他　呼吸系统疾病患儿较常应用雾化吸入；鼻饲法一般用于昏迷或有吞咽功能障碍患儿的营养维持和口服用药；灌肠法在小儿采用得不多，常用缓释栓剂；舌下、含漱、吸入等较少使用，一般只用于能合作的较大患儿。

（三）小儿药物剂量计算

1. 按体重计算　是最常用、最基本的计算方法，计算公式为：

小儿剂量（每日或每次）＝每公斤体重所需剂量（每日或每次）×体重（kg）

需连续使用的药物，如抗生素、维生素等，按每日剂量算出后，再分数次服用。临时对症用药，如退热药、镇静药等常按每次剂量计算。患儿体重按实际测得值为准，年长儿按体重计算剂量，如已超过成人剂量，则以成人剂量为限。

临床上若为注射用药物，护士还需准确地将医嘱的药量换算为抽取的药液量，如地西泮针剂规格为每支10 mg/2 ml，若注射剂量为4 mg，注射量＝4 mg÷10 mg×2 ml＝0.8 ml。若注射药物为瓶装粉剂，护士应先计算好溶化粉剂的液量，并计算出抽取的药液量，如苯巴比妥钠针剂规格为0.1 g，注射剂量0.08 g，用生理盐水2 ml溶解，注射液量＝0.08 g÷0.1 g×2 ml＝1.6 ml。无论采取何种计算方法，都需认真计算、仔细核对，防止出现差错。

2. 按体表面积计算 由于很多生理过程如基础代谢、肾小球滤过率与体表面积的关系比与体重、年龄的关系更密切，所以按体表面积计算剂量更准确，但其计算方法较复杂，一般用于计算抗代谢药、抗肿瘤药和免疫抑制剂等药物的计算。小儿体表面积可从“小儿体表面积”图或表查得，也可按以下公式计算：

<30 kg 小儿体表面积（m^2）＝体重（kg）×0.035＋0.1

>30 kg 小儿体表面积（m^2）＝［体重（kg）－30］×0.02＋1.05

（每日或每次）剂量＝（每日或每次）每平方米体表面积需要剂量×体表面积（m^2）

3. 按年龄计算 用于剂量幅度大，不需要很精确的药物，如止咳药、营养类药等，比较简单易行。

4. 按成人剂量折算法 一般仅用于未提供小儿剂量的药物，计算剂量一般偏小，故不常用，计算公式如下：

小儿剂量＝成人剂量×小儿体重（kg）/50

无论采用以上任何方法计算，都要结合患儿具体情况，最后确定剂量，如新生儿和小婴儿肾功能较差，一般药物剂量要偏小，可用 1/2～2/3 剂量，但对新生儿耐受较强的药物如苯巴比妥则可适当增大剂量；重症比轻症使用药物剂量要大。不同用途所用药物剂量也不同，如青霉素治疗一般感染时用 3 万～5 万 U/（kg・d），而治疗化脓性脑膜炎时剂量应相应增大；用药目的不同，剂量也不同，如阿托品在解除胃肠痉挛和治疗感染性休克时剂量相差也很大。给药途径也影响剂量，一般灌肠给药剂量较口服的大，而静脉给药剂量较口服的小。

第六节 小儿体液平衡特点和液体疗法

一、小儿体液平衡特点

体液是人体的重要组成部分，保持体液平衡是维持生命的重要条件。体液平衡包括水、电解质、酸碱度、渗透压等各项指标的正常，主要依赖于神经、内分泌系统及肺、肾等器官的正常调节。小儿由于各器官系统处于发育阶段，对体液的调节功能不成熟，易受疾病和外界环境的影响而导致体液平衡紊乱。

1. 体液的总量及分布 体液的总量及分布与年龄有关。年龄越小，体液总量所占体重比例越大，主要是间质液比例高，血浆和细胞内液的比例和成人相近（表 5-2）。

表 5-2 不同年龄小儿的体液分布（占体重的百分比）

年龄	细胞内液	细胞外液		体液总量
		血浆	间质液	
足月新生儿	35	6	37	78
1 岁	40	5	25	70
2～14 岁	40	5	20	65
成人	40～45	5	10～15	55～60

2. 体液的电解质组成 小儿体液的电解质组成与成人相似，唯有生后数日内的新生儿

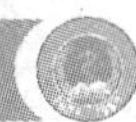

因受进奶量、环境温度、缺氧等多种因素影响，体内血中钾、氯、磷及乳酸偏高，钠、钙、碳酸氢盐含量偏低。细胞外液和细胞内液的电解质组成有显著的差别。细胞外液阳离子主要为 Na^+，其含量占该区阳离子总量的90%以上；阴离子主要为 Cl^- 及 HCO_3^-。细胞内液阳离子主要为 K^+，约占该区阳离子总量的78%，阴离子以 $HPO4^{2-}$ 及蛋白质为主。这些离子对维持细胞内、外液渗透压的稳定起着重要作用。

3. 水的代谢特点

(1) 水的生理需要：年龄越小，需水量相对越多。人体每天的需水量和热量消耗成正比，小儿生长发育快，新陈代谢旺盛，需热量多，故对水的需要量亦相对较多。

(2) 水的排泄：机体主要通过肾排出水分，其次为经皮肤、肺的不显性失水和消化道等途径排出水分。小儿排泄水的速度较成人快，年龄越小，出入量相对越多。婴儿水的交换率为成人的3～4倍，每日体内外水的交换量相当于细胞外液的1/2，而成人仅为1/7。由于婴儿对缺水的耐受力差，在病理情况下如呕吐、腹泻同时又进水不足时容易出现脱水。

(3) 水平衡的调节：小儿的体液调节功能相对不成熟。正常情况下，水分排出多少主要靠肾的浓缩和稀释功能调节，年龄越小，肾的浓缩和稀释功能越差。新生儿及幼婴只能使尿液渗透压浓缩到700 mOsm/L（比重1.020），而成人可达1400 mOsm/L（比重1.035），因此小儿在排泄同量溶质时所需水量较成人多，尿量相对较多。虽在生后一周新生儿的肾稀释能力即达到成人水平，但因肾小球滤过率低，水的排泄速度慢，如果水的入量过多，易引起水肿和低钠血症。年龄越小，肾排钠、排酸、产氨能力越差，因而也容易发生高钠血症和酸中毒。

二、小儿常见的水、电解质和酸碱平衡紊乱

1. 脱水　指水分摄入不足或丢失过多所造成的体液总量尤其是细胞外液量的减少，脱水时除水分丧失外，还伴有钠、钾等电解质的丢失。

(1) 脱水程度：指患病以后累积的体液损失量，常以损失液体量占体重的百分比来表示。一般根据病史和临床表现综合分析判断，将脱水分为轻、中、重三度（表5-3）。

表5-3　不同程度脱水的临床表现

	轻度脱水	中度脱水	重度脱水
失水量占体重的百分比（%）	<5	5～10	>10
失水量（ml/kg）	50	50～100	100～120
精神状态	稍差、略烦躁	委靡或烦躁	表情淡漠，昏睡甚至昏迷
皮肤	稍干燥、弹性尚可	苍白干燥、弹性差	发灰、干燥或有花斑纹，弹性极差
口腔黏膜	略干燥	干燥	极干燥
前囟和眼窝	稍凹陷	明显凹陷	深凹陷，眼不能闭合
尿量	稍减少	明显减少	无
眼泪	有	少	无
休克症状	无	不明显	有

(2) 脱水性质：由于水和电解质两者丧失的比例不同，导致不同性质的脱水，根据脱水

时体液渗透压所发生的不同改变，将脱水分为等渗性脱水、低渗性脱水和高渗性脱水三种类型。细胞外液的电解质成分能通过血浆精确地测定，决定细胞外液渗透压的主要成分是钠，故通常用血钠浓度判定细胞外液的渗透压情况（表 5-4）。

表 5-4 不同性质脱水的鉴别要点

	低渗性	等渗性	高渗性
发生率（%）	20～50	40～80	1～12
主要原因	营养不良伴腹泻或补充大量非电解质溶液	多由呕吐、腹泻所致	腹泻时补含钠溶液过多
水、电解质丢失比例	电解质丢失比例大于水	成比例丢失	失水比例大于电解质
血钠浓度（mmol/L）	<130	130～150	>150
渗透压（mmol/L）	<280	280～320	>320
体液量的变化	水从细胞外进入细胞内，以间质液丢失为主	细胞内液量无明显变化，血容量和间质液减少	水从细胞内转向细胞外，以细胞内液丢失为主
临床表现	除一般脱水征外，易发生休克	一般脱水征	除一般脱水征外，有烦渴、高热、神经系统兴奋症状

2. 低钾血症　正常血清钾在 3.5～5.5 mmol/L，血钾低于 3.5 mmol/L 时称为低钾血症。

（1）常见原因：低钾血症在临床较为多见，其发生的主要原因有：①钾摄入不足。②钾丢失过多：由消化道丢失，如呕吐、腹泻、各种引流或频繁灌肠等；经肾排出过多，如长期应用利尿剂或脱水改善后，钾随尿量的增加而排出增加。③钾在体内分布异常：酸中毒纠正后或碱中毒时及细胞修复、糖原合成等，均可使钾向细胞内转移。

（2）临床表现：低钾血症的临床表现与血钾的浓度及发生低钾的速度有关。一般情况下，当血清钾<3 mmol/L 时，可出现典型症状。主要有：①神经肌肉兴奋性降低，表现为精神萎靡、反应低下、肌肉无力，严重者发生弛缓性瘫痪，肌腱反射减弱或消失，腹胀，肠鸣音减弱或消失。②心肌收缩力减弱，心音低钝，血压降低。由于心肌自律性增高，易发生心律失常。③心电图显示 ST 段下降，T 波低平、增宽，甚至双向或倒置，出现 U 波，Q-T 间期延长。④长期低钾可致肾小管上皮细胞变性，浓缩功能降低，出现夜尿、多尿、口渴、多饮，还可并发低钾、低氯性碱中毒，伴有反常性酸性尿。

（3）治疗要点：治疗原发病，合理补钾。轻症可食入含钾丰富的食物，必要时口服氯化钾，每日 3～4 mmol/kg（10%氯化钾 2～3 ml/kg）；严重低钾者可给 4～6 mmol/kg（10%氯化钾 3～4.5 ml/kg）。补钾常以静脉输入，但如病人情况允许，口服缓慢补钾可能更安全。静脉补钾时，将总量均匀安排在全日静脉所输液体中，浓度控制在 0.3%以下，静脉点滴时间不得少于 6～8 h。同时，注意待有尿液时方能补钾，以免因肾功能障碍而影响钾的排出。一般补钾需持续 4～6 天，以补充细胞内的钾。治疗期间应严密观察病情，监测血清钾的浓度。

3. 酸碱平衡紊乱　正常儿童血 pH 为 7.35～7.45，与成人一样。pH 的稳定主要通过体液的缓冲系统及肺、肾的调节作用。HCO_3^- 与 H_2CO_3 是血液中最重要的一对缓冲物质，两

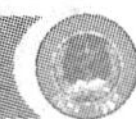

者比值为20/1，它们在维持细胞外液pH中起决定作用。如某种因素使两者的比值发生变化，pH也随之改变，即出现酸碱平衡紊乱。出现酸碱平衡紊乱后，机体如能通过肺和肾的代偿调节，维持两者比值在正常范围，称为代偿性酸中毒或代偿性碱中毒；如果两者比值不能维持正常，则称为失代偿性酸中毒或失代偿性碱中毒。

（1）代谢性酸中毒：由于代谢紊乱，使血浆中 HCO_3^- 的量减少或 H^+ 浓度增高引起，是小儿最常见的酸碱平衡紊乱。

①常见原因：外源性摄入或内源性产生固定酸过多：过多地摄入氯化钙、氯化镁等酸性物质；糖尿病或饥饿时，脂肪不能完全分解而产生酮体；当机体缺氧时产生大量乳酸。丢失 HCO_3^- 过多：多由消化道丢失，如腹泻、胃肠引流、肠梗阻等。肾排 H^+ 障碍：急、慢性肾衰竭时，体内酸性代谢产物不能完全经肾从尿中排出，而在体内蓄积。

②临床表现：血pH、CO_2CP 均降低。根据血 HCO_3^- 的测定结果不同，将酸中毒分为轻度（18～13 mmol/L）、中度（13～9 mmol/L）及重度（<9 mmol/L）。轻度酸中毒的症状、体征不明显，多通过血气分析发现并作出诊断；发生中度酸中毒时患者即可出现精神委靡或烦躁不安，呼吸深长，口唇呈樱桃红色等典型症状；重度酸中毒可致精神委靡、嗜睡，甚至昏迷、惊厥等神经症状，也可降低心肌收缩力，使心输出量减少，导致低血压、心力衰竭、肺水肿，甚至出现室颤。新生儿及小婴儿因呼吸代偿功能较差，常可仅出现精神委靡、拒奶、面色苍白等一般表现，而呼吸改变并不典型。

③治疗要点：主要的措施为祛除病因、加强原发病的治疗及尽早恢复肾功能，而不只是单纯补充碱性溶液。轻度酸中毒经病因治疗，随循环情况及肾功能的改善可自行恢复，无须使用碱性液治疗。对中、重度酸中毒患儿则需要补充碱性溶液，首选碳酸氢钠，计算方法：根据血气分析结果，所需碳酸氢钠mmol数＝剩余碱负值（－BE）×0.3×体重（kg），即5%碳酸氢钠ml数＝（－BE）×0.5×体重（kg）。或根据 CO_2CP 检测结果，所需碳酸氢钠mmol数＝（22－测得的 CO_2CP 值）mmol/L×0.5×体重（kg）。一般应稀释为等张液体输入；先给计算量的1/2，再根据病情变化、治疗后的反应等调整剂量。

（2）代谢性碱中毒：由于体内 H^+ 减少或 HCO_3^- 增加引起。

①常见原因：消化道丢失过多的 H^+，如严重呕吐、先天性失氯性腹泻均可在胃肠液丢失的同时，损失大量的 H^+；应用过多的碱性药物，使体内 HCO_3^- 增加；低钾时，降低了细胞外液 H^+ 浓度等。

②临床表现：血pH、CO_2CP 均增高。轻症表现不明显，重症时呼吸浅缓、精神迟钝、嗜睡、昏迷，由于碱中毒时血中游离钙减少，使神经肌肉兴奋性增加，可出现手足搐搦或惊厥。碱中毒时可伴有低血钾，出现低血钾症状。

③治疗要点：首先治疗原发病和纠正脱水。大多数患儿经静脉点滴生理盐水即可恢复。少数重症低氯性碱中毒需用氯化铵纠正。

（3）呼吸性酸中毒：因通气障碍致使体内 CO_2 潴留及 H_2CO_3 增加引起。

①常见原因：凡可造成通气障碍者均可导致呼吸性酸中毒，如某些急、慢性肺部疾病导致的呼吸道阻塞；气胸、胸腔积液等胸廓、胸腔病变；呼吸肌麻痹及呼吸中枢功能减退或抑制。

②临床表现：血pH降低、CO_2CP 增高。除缺氧作为主要症状外，其他均为原发病表现。

③治疗要点：以治疗原发病为主，积极采取措施改善通气，解除呼吸道阻塞。根据患儿

病情需要，可行气管插管或气管切开采取人工辅助呼吸、低流量氧气吸入等。

（4）呼吸性碱中毒：因通气过度致使体内 CO_2 大量排出，H_2CO_3 减少所致。

①常见原因：常见于剧烈啼哭、高热、中枢神经系统疾病、机械通气时每分通气量太大、水杨酸制剂中毒及肺炎所致的通气过度。

②临床表现：血 pH 增高、CO_2CP 降低。主要表现为呼吸深快，其他症状与代谢性碱中毒相似。

③治疗要点：以治疗原发病为主，碱中毒可随呼吸改善而逐渐恢复。对伴有其他电解质紊乱者应采取相应措施，予以纠正。

三、液体疗法

1. 常用溶液

（1）非电解质溶液：以 5％和 10％葡萄糖溶液最为常用。5％葡萄糖溶液为等渗液，10％葡萄糖溶液为高渗液。葡萄糖溶液主要用于补充水分和部分热量，输入体内后很快被氧化分解为水和二氧化碳，两者均不能维持渗透压，因此在输液时被视为无张力溶液。

（2）电解质溶液：主要用于补充液体容量，调整体液渗透压，纠正酸、碱、电解质平衡紊乱。

①0.9％氯化钠溶液（生理盐水）和复方氯化钠溶液（Ringer 溶液）：均为等渗液，含 Na^+ 及 Cl^- 都为 154 mmol/L，其中 Na^+ 的含量与血浆近似，但 Cl^- 的含量较血浆高 1/3，当大量输入时可使血 Cl^- 升高而加重酸中毒的危险。复方氯化钠的作用与缺点和生理盐水基本相同，除含氯化钠外，尚含近似血浆浓度的 K^+ 与 Ca^{2+}，可防止在大量输入液体时，由于稀释而发生低血钾、低血钙。

②碱性溶液：用于纠正碱丢失性酸中毒。碳酸氢钠溶液：5％碳酸氢钠溶液为高张溶液，加入 2.5 倍 5％或 10％葡萄糖溶液后即为 1.4％等张溶液；乳酸钠溶液：11.2％乳酸钠溶液稀释 6 倍转为 1.87％等张溶液。乳酸钠需在有氧条件下，经肝代谢转变为 HCO_3^- 后才具有纠酸作用，起效慢，因此在缺氧、休克、肝功能不全、新生儿及乳酸潴留性酸中毒等情况下不宜使用，目前临床已很少应用。

③氯化钾溶液：用于纠正低钾血症。常用 10％氯化钾溶液，静滴时需稀释成 0.2％～0.3％的溶液使用，禁忌静脉直接推入，以免造成心肌抑制和心脏停搏。

（3）混合溶液：临床进行液体疗法时，常将各种溶液按不同比例配置成混合溶液（表 5-5），以满足患儿不同情况时输液的需要。

（4）口服补液盐（oral rehydration salts，ORS）：是世界卫生组织（WHO）推荐用于治疗急性腹泻合并脱水的一种溶液。目前有多种 ORS 配方，WHO 推荐的 ORS 中电解质成分及浓度分别为：Na^+ 90 mmol/L、K^+ 20 mmol/L、Cl^- 80 mmol/L、HCO_3^- 30 mmol/L、葡萄糖 111 mmol/L，可用氯化钠 3.5 g、碳酸氢钠 2.5 g、枸橼酸钾 1.5 g、葡萄糖 20.0 g 加水至 1000 ml 制成。其电解质的渗透压为 220 mmol/L（2/3 张），含钾浓度为 0.15％。可用于腹泻时脱水的预防，轻、中度脱水无明显循环障碍时补液及补充生理需要。

2. 液体疗法　液体疗法的目的是纠正水、电解质和酸碱平衡紊乱，以恢复机体的正常生理功能。补液时需根据患儿的具体情况拟订整体输液方案。

（1）口服补液：常采用 ORS 液。此法可用于腹泻时预防脱水及轻、中度脱水的治疗。但有明显腹胀、休克、心功能不全或其他严重并发症者及新生儿不宜口服补液。一般轻度脱

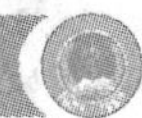

水给予50～80 ml/kg，中度脱水给予80～100 ml/kg，于8～12 h内将累积损失量补足；脱水纠正后，将余量用等量水稀释，按病情需要随时口服。对无脱水者，可将ORS溶液加等量水稀释，每天约50～100 ml/kg，少量频服，以预防脱水。在口服补液过程中，如呕吐频繁或腹泻和脱水加重时，应改用静脉补液。

表5-5　几种常用混合溶液的配制方法

溶液名称	张力（张）	溶液成分之比（份）			简易配制加入的溶液（ml）		
		0.9%氯化钠	5%或10%葡萄糖	1.4%碳酸氢钠	5%或10%葡萄糖	10%氯化钠	5%碳酸氢钠
2∶1等张含钠液	1	2	—	1	500	30	47
4∶3∶2液	2/3	4	3	2	500	20	33
2∶3∶1液	1/2	2	3	1	500	15	24
2∶6∶1液	1/3	2	6	1	500	10	15
1∶1液	1/2	1	1	—	500	20	—
1∶2液	1/3	1	2	—	500	15	—
1∶4液	1/5	1	4	—	500	10	—

（2）静脉补液（表5-6）：适用于中度以上脱水和吐泻严重或腹胀的患儿。应遵循以下原则：①三定原则：定输液总量，定溶液性质，定补液速度。②三先原则：先快后慢，先盐后糖，先浓后淡。③三见原则：见酸补碱，见尿补钾，见惊补钙。并根据评估情况，随时调整输液方案。

表5-6　第一天的输液方案

		累积损失	继续损失	生理需要	总量
补液量	轻度脱水	50 ml/kg			90～120 ml/kg
	中度脱水	50～100 ml/kg	10～40 ml/kg	60～80 ml/kg	120～150 ml/kg
	重度脱水	100～120 ml/kg			150～180 ml/kg
补液成分	低渗脱水	2/3张			
	等渗脱水	1/2张	1/3～1/2张	1/5～1/4张	
	高渗脱水	1/5～1/3张			
完成时间	8～12 h内完成，或每小时8～10 ml/kg		补充累积损失量后12～16 h内完成，或每小时5 ml/kg		

第一天补液：

①定输液总量：根据脱水程度确定，补液总量包括累积损失量、继续损失量及生理需要量三部分。累积损失量：自发病以来丢失的水和电解质的总液量，轻度脱水约50 ml/kg，中度脱水50～100 ml/kg，重度脱水100～120 ml/kg；继续损失量：补液治疗开始后，由于呕吐、腹泻等继续丢失的液体量。应按实际损失量予以补充，腹泻患儿可根据大便的次数、性质及脱水的恢复情况估计，一般按每日10～40 ml/kg计算；生理需要量：当日热量、液量

及电解质的生理维持量。一般按每日 60～80 ml/kg 补充。以上三部分累计即为第一天补液总量：轻度脱水 90～120 ml/kg，中度脱水 120～150 ml/kg，重度脱水 150～180 ml/kg。

②定溶液性质：根据脱水性质确定。累积损失量：低渗性脱水补 2/3 张含钠液，等渗性脱水补 1/2 张含钠液，高渗性脱水补 1/5～1/3 张含钠液；继续损失量：常用 1/3～1/2 张含钠液；生理需要量：可用 1/5～1/4 张含钠液。

③定补液速度：遵循先快后慢原则。累积损失量：一般于 8～12 h 内完成，输入速度约每小时 8～10 ml/kg。对伴有休克的重度脱水患儿须首先扩充血容量，以改善血液循环和肾功能，一般用 2∶1 等张含钠液按 20 ml/kg（总量不超过 300 ml），于 30～60 min 快速静脉输入，以扩充血容量，待血液循环有所改善后，余量再按常规速度滴注。高渗性脱水患儿，因其神经细胞内液的渗透压较高，钠离子排出较慢，输液速度应适当减慢，以免在过多的钠未排出之前，进入神经细胞内的水量过多，而引起脑细胞水肿。②继续损失量和生理需要量：在补完累积损失量后的 12～16 h 均匀滴入，滴注速度约每小时 5 ml/kg。

第二天以后的输液方案：第二天以后的补液主要是补充继续损失量和生理需要量，继续补钾和供给热量。

3. 几种常见疾病的补液方法

（1）营养不良伴腹泻时的液体疗法：①体液代谢特点：营养不良伴腹泻时多为低渗性脱水，且易发生低钾、低钙及低镁；因长期热量摄入不足，肝糖原大量消耗，易发生低血糖；由于消瘦，皮下脂肪少，皮肤干燥、弹性差，估计其脱水程度容易偏高。②补液原则：输液量应减少总量的 1/3；补累积损失时可按低渗性脱水给予 2/3 张溶液；因患儿心脏功能差，故输液速度宜慢；及时补钾，早期补钙、补镁；为补充热量及防止低血糖，宜用 10%葡萄糖溶液。由于营养不良患儿细胞内、外液长期处于低渗状态，机体需有一个适应过程，在纠正低钠时宜慎重，不宜过急或过快。

（2）婴幼儿肺炎的液体疗法：①体液代谢特点：轻症肺炎一般无明显水、电解质、酸碱平衡紊乱。重症肺炎：由于摄入量减少、发热、呼吸急促或伴有吐泻等可引起脱水；通气/换气障碍可导致混合性酸中毒；并发心力衰竭时可导致水、钠潴留。②补液原则：一般情况下，尽量口服补液；不能进食或进食不足者可按生理需要量 60～80 ml/kg、1/5～1/4 张含钠液于 12～24 h 匀速滴入；合并心力衰竭时，输液量控制在 40～60 ml/kg，以 10%葡萄糖溶液为主，输液速度控制在每小时 3～5 ml/kg；肺炎合并腹泻时，处理原则与小儿腹泻同，但总量及钠量相应的减少 1/3 量，补液速度减慢；对于混合性酸中毒，重点是治疗原发病，注意改善通气及换气功能，必要时可应用碳酸氢钠，一般先给计算量的 1/2，再根据病情变化调整使用。

（3）新生儿的液体疗法：①体液代谢特点：新生儿对水、电解质、酸碱平衡的调节功能差，脱水和酸中毒的症状不明显，故应详细记录出入水量及密切观察病情变化，争取早诊断、早治疗。新生儿体液组成具有四高三低特点，即高 K^+、P^{3-}、Cl^-、乳酸血症，低 Na^+、Ca^{2+}、HCO_3^-。②补液原则：液体总张力不大于 1/3 张；生后第一天总液体量为60～100 ml/kg，以后每日增加 30 ml/kg，直到每日 150～180 ml/kg；除扩容外，一般每小时不应大于 10 ml/kg；生后 10 天内一般不补钾，有明显低钾需要静脉补钾时，每日量不宜超过 2～3 mmol/kg，浓度不应超过 0.15%；纠正酸中毒时宜用 $NaHCO_3$，不用乳酸钠。

（4）急性感染的液体疗法：①体液代谢特点：因高热、呼吸增快、多汗、消耗增加而摄入不足及毒血症等，常出现高渗性脱水和代谢性酸中毒。②补液原则：如无特殊体液损失，

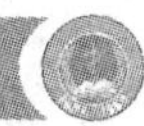

可予 1/5～1/4 张含钠液按生理需要量补入；轻度酸中毒多能自然纠正，严重酸中毒可参照血气分析和电解质测定结果进行补充；休克患者则按休克进行处理。

4. 护理要点

（1）补液前准备阶段：补液前应全面了解患儿的病情、补液目的及其临床意义；熟悉常用溶液的成分、作用及配制；向患儿家长解释补液目的，以取得合作；对于患儿亦应做好鼓励和解释工作，以消除其恐惧心理；对不合作的患儿加以适当约束或给予镇静剂。

（2）输液过程中的注意事项：

①根据病情及输入液体的性质合理安排 24 h 输液量，并遵循“补液原则”分期分批输入。

②严格掌握输液速度，明确每小时的输入量，计算出每分钟输液滴数，防止输液速度过快或过缓。有条件的最好使用输液泵，以保证 24 h 的液体总量精确地输入体内。患儿有心、肺功能不良时应减慢输液速度。

③保证输液管道的通畅：注意输液管有无扭曲、受压，针头有无阻塞、滑脱，液体有无外漏，局部有无红肿、疼痛等。有上述情况发生时，应及时采取补救及处理措施。

④观察输液效果：注意患儿的一般情况及水、电解质紊乱和酸碱失衡的症状、体征有无改善或消失。输液后患儿尿量增多，说明血容量已恢复。眼窝、前囟凹陷及皮肤弹性恢复，无口渴，说明脱水已纠正。若输液后，患儿出现眼睑水肿，说明液体中含钠量过多。若输液后尿多而皮肤弹性及眼窝凹陷未恢复，说明液体中含钠量过少，应予补充。若输入液体后，患儿精神委靡、心音低钝，出现腹胀、四肢无力等表现，应考虑低钾的可能性大。当脱水、酸中毒纠正后，患儿出现抽搐、惊厥等表现，应考虑低血钙的可能。此时应立即报告医生，并配合医生及时处理。

⑤观察输液反应：输液中若出现寒战、发热、恶心、呕吐等情况，应暂时停止输液，立即报告医生，查明原因，更换液体，及时作出妥善处理。

（3）密切观察病情

①密切观察生命体征：注意观察神志、体温、脉搏、呼吸、血压等，若出现烦躁不安、脉率增快、呼吸加速等，应警惕是否有输液量过多或者输液速度太快，发生心力衰竭和肺水肿等。

②观察脱水情况：注意观察患儿的意识状态，皮肤及黏膜干燥程度，眼窝及前囟凹陷情况，排尿情况，呕吐及腹泻次数及量，有无口渴等，并比较治疗前后脱水征象的变化。

③观察酸中毒表现：注意患儿面色及呼吸改变情况，有无精神委靡等。注意酸中毒纠正后，因血浆稀释、离子钙降低，可能出现低钙惊厥。

④观察低血钾表现：注意观察患儿面色及肌张力改变，有无心音低钝或心律失常、腹胀、腱反射减弱或消失等。按照见尿补钾的原则，严格掌握补钾的浓度和速度。

⑤准确记录液体出入量：24 h 液体入量包括静脉输液量、口服液体量及食物中含水量；液体出量包括尿量、呕吐量、大便丢失的水分和不显性失水。

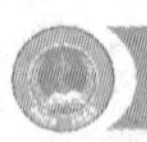

第七节 儿科常用护理技术

一、约束保护法

【目的】

1. 限制小儿活动，利于诊断、治疗和护理。

2. 保护躁动不安的小儿，以免发生意外（如坠床）。

【准备工作】

1. 护士准备　了解小儿病情、年龄、意识状态；估计约束中可能出现的问题；并向家长说明约束的目的及必要性，做好解释工作，以取得理解与合作。

2. 用物准备

（1）全身约束法：大毛巾或床单。

（2）肘部约束法：约束带、压舌板4～5根。

（3）手或足约束法：约束带。

（4）砂袋约束法：2.5kg砂袋（用方便消毒的橡皮布缝制）、布套。

【操作流程及方法】

1. 根据小儿的具体情况选择合适的约束用物，将其携至床旁，核对小儿，并向家长解释目的，以取得配合。

2. 全身约束法

（1）折叠大单（或大毛巾），达到能遮盖住小儿由肩至踝部的宽度，将患儿平卧于大单上。

（2）将大单一边紧裹小儿一侧上肢、躯干和下肢，经胸、腹部至对侧腋窝处，再将大单整齐地压于小儿身下。

（3）大单另一边紧裹小儿另一侧手臂，经胸压于背下（图5-3），必要时可用约束带适当约束。

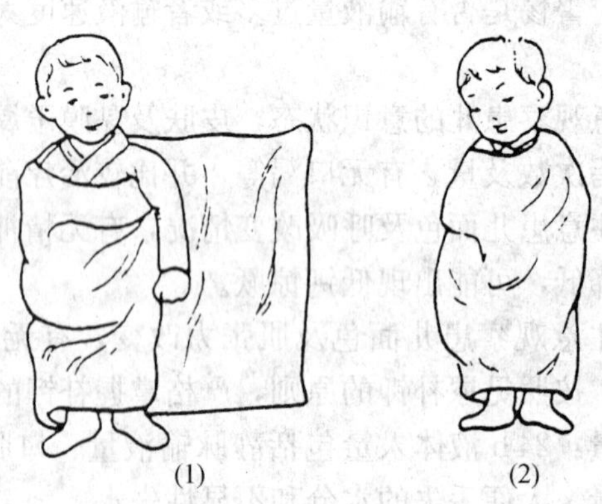

图5-3　全身约束法

3. 肘部约束法　约束肘关节，防止肘部屈曲。约束带是用布缝制的，其间有间隔。按患儿上臂横径大小可插入不同数量的压舌板。具体操作方法是：脱去患儿外衣，整理内衣袖子，将约束带的开口端朝向手部平放在肘部，包裹肘部，将带子系好（图5-4）。约束带捆扎松紧要适宜，每2h松解一次，以利于血液循环，避免皮肤损伤，松解时需有专人照顾。

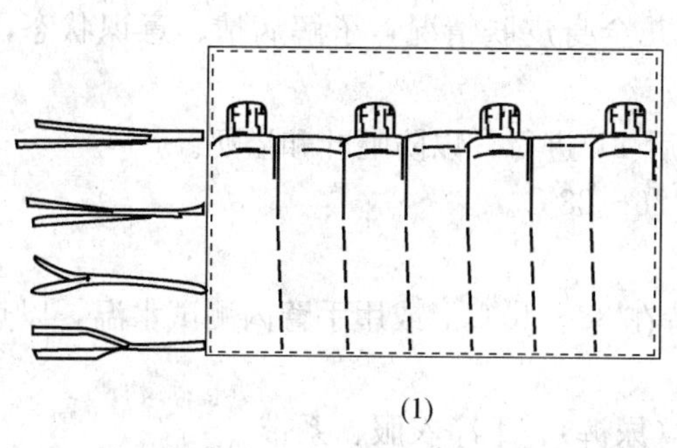
(1)

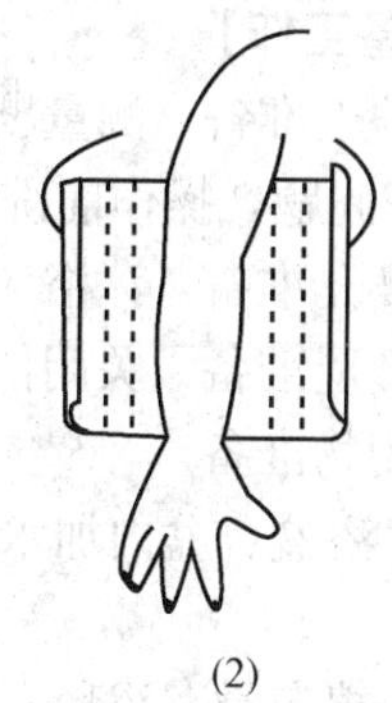
(2)

图 5-4　四肢约束法

4. 手足约束法　用长约 5 cm 的约束带或绷带，一端系于手腕或足踝部，另一端系于床栏处（图 5-5），主要用于约束四肢末端，限制手足活动。

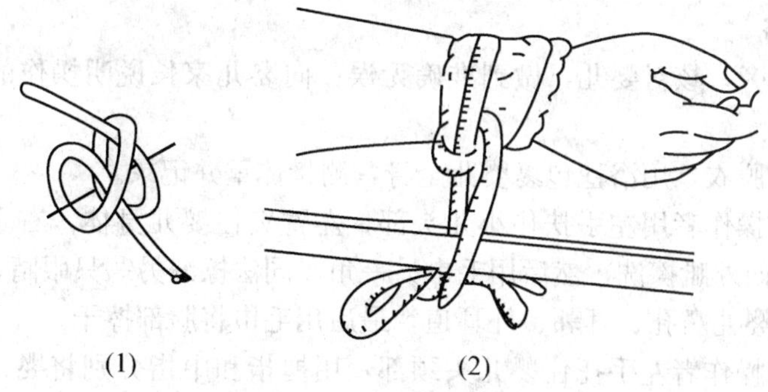
(1)　(2)

图 5-5　手足约束法

5. 砂袋约束法　根据砂袋约束固定的部位不同，决定砂袋的摆放位置。

（1）需固定头部、防止小儿转动时，用两个砂袋呈“人”字形摆放在小儿头部两侧。

（2）需保暖、防止小儿将被子踢开，可将两个砂袋分别放在小儿两肩旁，压在棉被上。

（3）需侧卧、避免小儿翻身时，将砂袋放于小儿背后。

【注意事项】

1. 结扎或包裹应松紧适宜，避免过紧损伤小儿皮肤、影响血运，过松失去约束的意义。

2. 保持小儿舒适的姿势，定时给予短时间的姿势改变，以减少疲劳。

3. 在小儿约束期间，加强巡视，注意观察约束部位的皮肤颜色、温度，掌握血液循环情况。

二、婴儿沐浴法

【目的】

1. 保持婴儿皮肤清洁，预防感染。

2. 促进血液循环，使之感到舒适。

3. 有利于皮肤汗腺的排泄。

4. 有利于睡眠和生长发育，增强抗病能力。

【准备工作】

1. 护士准备 测量婴儿体温，检查婴儿全身皮肤情况，了解病情、意识状态，估计常见的护理问题，操作前洗手。

2. 婴儿准备 沐浴应在喂奶前或喂奶后1h进行，以防呕吐和溢奶。

3. 环境准备 关闭门窗，调节室温在26～28℃。

4. 用物准备

(1) 浴盆：盆内加水至2/3，水温维持在38～40℃（或用手臂内测试水温，以热而不烫为宜）。

(2) 棉布类：浴毯、毛巾、婴儿尿布（尿裤）、干净衣服、系带。

(3) 护理盘：内备梳子、指甲剪、棉签、液状石蜡、75%酒精、鞣酸软膏、爽身粉、婴儿洗涤用品等。

(4) 必要时备床单、被套、枕套、磅秤等。

【操作流程及方法】

(一) 婴儿盆浴

1. 携用物至床旁，核对婴儿，做到准确无误；向婴儿家长说明操作的目的及操作过程中的配合。

2. 抱起婴儿，脱衣，用浴毯包裹婴儿全身，测量体重并记录。

3. 擦洗面部 操作者用左手扶住小儿头部，左臂夹住婴儿身体，右手用拧干水的毛巾一角轻轻自眼内眦向外眦擦洗，然后用毛巾另一角以同法擦洗另一只眼睛，再次更换毛巾清洁部分，依次清洗婴儿鼻孔、耳郭、外耳道，最后用毛巾将脸部擦干。

4. 擦洗头部 操作者左手托住婴儿头颈部，用拇指和中指分别将婴儿双耳郭折向前方并轻轻按住，压住外耳道口，防止水流入耳内。左臂托住婴儿背部，左腋下夹住臀部及下肢，将头接近浴盆边；右手将婴儿洗涤用品涂于头部，用清水冲洗干净，用毛巾擦干。

5. 抱婴儿入浴盆 解开浴毯，抱起婴儿，操作者左手握住婴儿左肩及腋窝处，使其头颈部枕于操作者肘窝处；右手握住婴儿左腿靠近腹股沟处，托住双腿，轻轻将婴儿放于浴盆内（图5-6）。

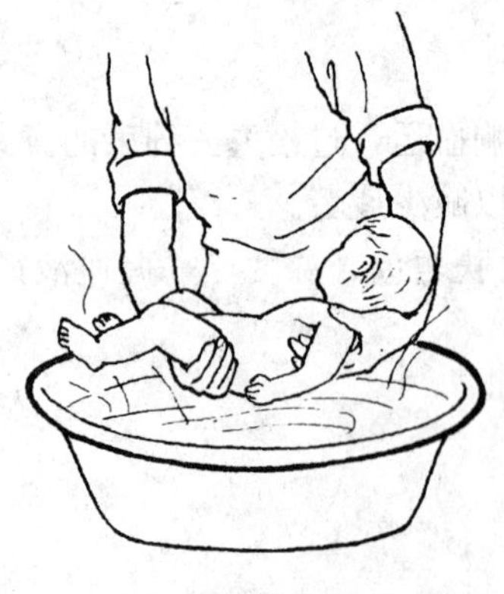

图5-6 婴儿盆浴

6. 依次清洗全身 小儿入盆后，操作者左手扶住婴儿，右手用毛巾淋湿婴儿全身，将洗涤用品涂于婴儿颈下、前胸、腹部、腋下、手臂、颈背、臀部、会阴、腿、脚，然后用水冲净。在清洗过程中，护士左手始终将婴儿握牢，随洗随冲净，特别注意皮肤皱褶处。同时，观察皮肤有无异常情况。

7. 男、女婴特殊处理 将女婴大阴唇分开，用棉签蘸清水或液状石蜡由上至下轻轻擦洗；男婴则将包皮后推，暴露尿道外口，用棉签蘸清水或液状石蜡环形擦洗，干净后再将包皮恢复原状。

8. 抱婴儿出浴盆 清洗结束，迅速将婴儿抱出（按放入水中的方法），放在清洁的浴毯上，包裹全身并将水分吸干。

9. 涂爽身粉 在皮肤皱褶处（颈部、腋下、腹股沟等）及后背扑少许爽身粉。

10. 整理 穿好衣服，包好尿裤（或系好尿布），必要时梳头、修剪指甲，更换床单、枕套，将婴儿抱回病室。

（二）婴幼儿擦浴法

1. 携用物至床旁，核对小儿，做到准确无误；向小儿及家长说明操作的目的及操作过程中的配合。

2. 操作者拧干毛巾并包在右手上，依次擦洗小儿的眼内眦、外眦、额部、鼻、面部、耳后，直到颌下、颈部。清洗毛巾。再擦洗一遍，尤其注意耳后、颈部皮肤皱褶处。

3. 在小儿身下放一大毛巾，脱去小儿上衣（先脱近侧，后脱远侧；如有外伤，先脱健侧，后脱患侧）。先擦洗两上肢、胸腹部，再将小儿侧卧，擦洗颈、背；然后脱掉裤子，去除尿布，擦洗臀部、下肢、会阴。

4. 其余步骤同盆浴法。

【注意事项】

1. 沐浴环境温度及水温应适宜。

2. 动作轻快，减少暴露，水或肥皂不可进入耳、眼内。

3. 注意观察婴儿全身及四肢活动情况，出现异常情况（如寒战、呼吸异常、面色欠佳等）应停止沐浴，迅速擦干全身后置温暖处，并查找原因。

4. 保护脐带，防止感染，浴后对脐带进行消毒处理（75%酒精消毒）；出现臀红者予以相应处理。

5. 如婴儿头顶部的皮脂结痂不可用力清洗，可涂液状石蜡浸润，次日再予以清洗。

三、婴儿抚触

【目的】

1. 有利于新生儿的生长发育，增强新生儿的免疫力和应激力，促进食物的消化和吸收，减少新生儿的哭闹，改善新生儿睡眠等。

2. 增强婴儿肌肉力量和关节灵活度的发展，促进婴儿身心发展，促进母婴情感交流。

【准备工作】

1. 护士准备　洗手、修剪指甲；护士面带微笑，语言柔和。

2. 婴儿准备　在婴儿沐浴或穿衣服时进行。婴儿全裸躺在操作台面上。向婴儿家长说明目的、操作过程及注意事项，取得配合。

3. 环境准备　保持室内安静，室温在28℃以上，稍高于皮肤0.5℃，以防感冒；播放一些柔和的音乐。

4. 用物准备　润肤油、爽身粉、干净的衣物。

【操作流程及方法】

1. 核对、解释　携用物至婴儿床旁，核对婴儿，做到准确无误。向家长说明操作目的及操作过程中须配合的事项。

2. 做好婴儿和护士准备　婴儿脱去衣物全裸躺在操作台面上，调整好室温；护士按摩前使双手温暖，将婴儿润肤油倒于掌心。

3. 选择合适的姿势　操作者保持双肩放松，背部挺直，可以采用坐姿、跪姿、盘膝坐姿或站立姿势。

4. 抚触顺序　按头、胸、腹、四肢、手足、背、四肢依次进行抚触。

5. 头部抚触

（1）两拇指从婴儿下颌中央向面部两上侧滑动（图 5-7），画一个笑容（图 5-8）。

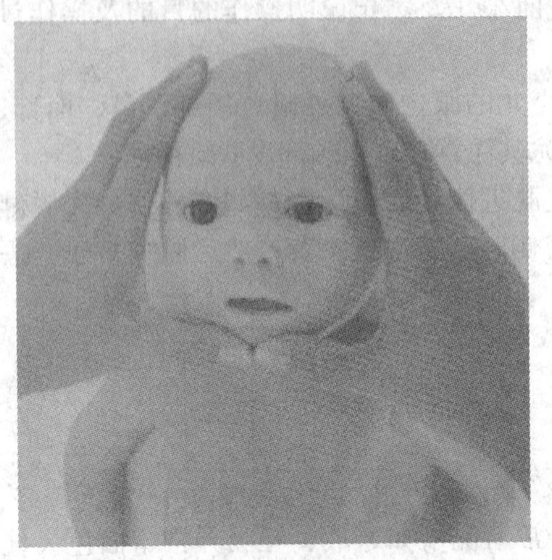

图 5-7 下颌部抚触手放置法

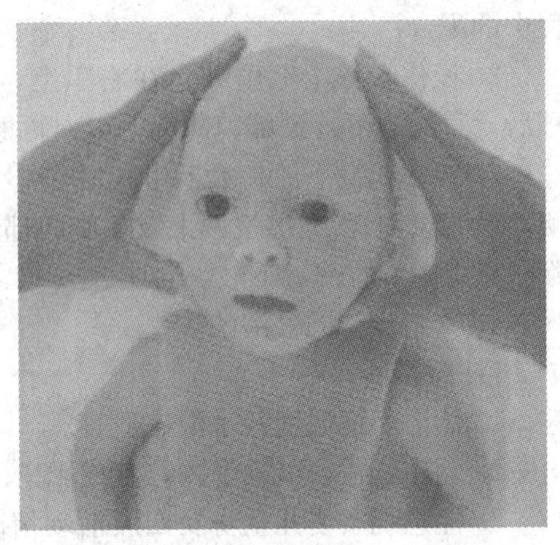

图 5-8 下颌部“微笑”状抚触法

（2）两拇指从面部外侧上推合于额部（图 5-9）。

（3）两手从前额中央发际抚向脑后，最后两中指分别按在耳后乳头处，轻轻按压，完成头部抚触（图 5-10）。

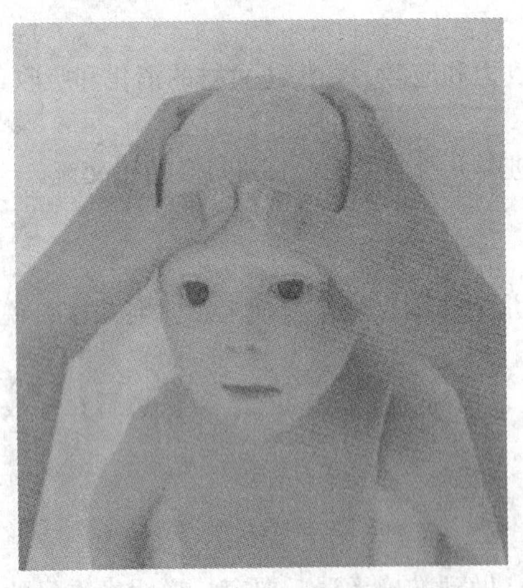

图 5-9 额头部抚触法

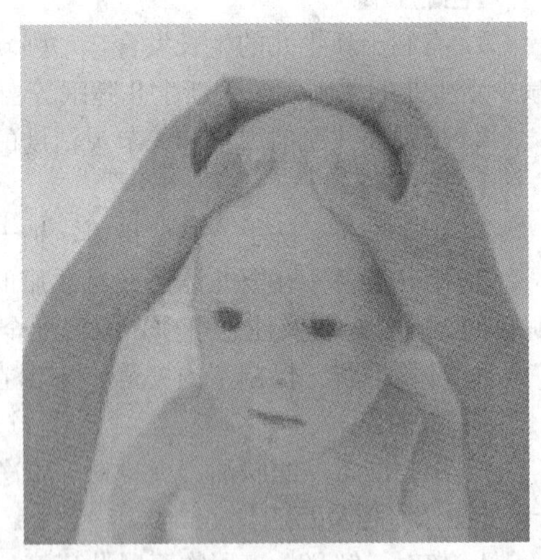

图 5-10 头部抚触法

6. 胸部抚触　两手分别从胸部的外下方向对侧外上方交叉推行进行胸部抚触（图 5-11）。

7. 腹部抚触　用右手指腹从右上腹部滑向右下腹部，划一个英文字母“I”形，由右上腹经左上腹滑向左下腹画一个倒“L”（LOVE）形，由右下腹经右上腹、左上腹滑向左下腹画一个倒“U”（YOU）形，结束腹部抚触（图 5-12）。

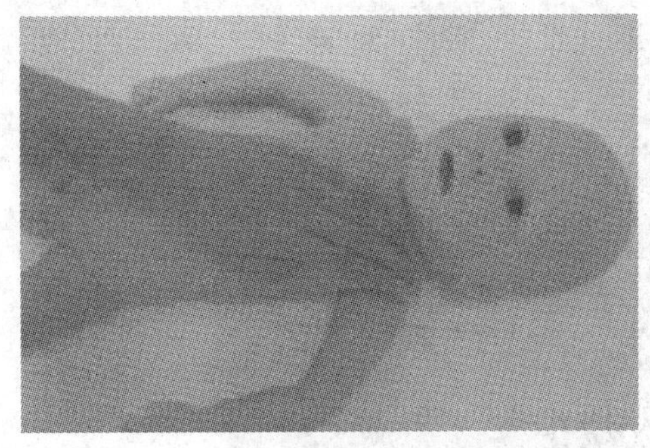

图 5-11 胸部抚触法

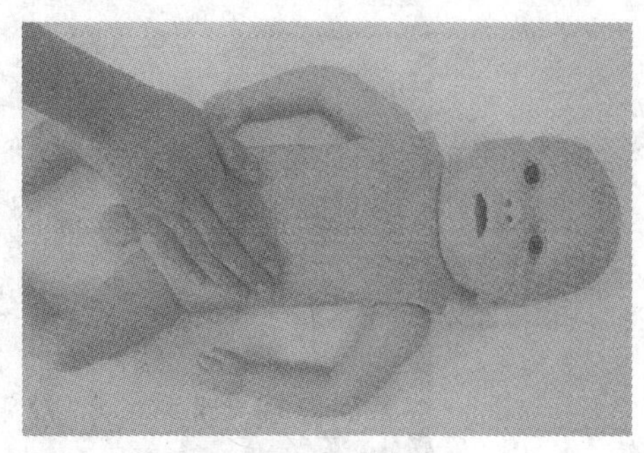

图 5-12 腹部抚触法

8. 四肢抚触 涂上润肤油，将双手拇指和示指弯成圈状，套在婴儿手臂上，由上往下滑动，揉捏其肌肉、关节（图 5-13），同法抚触下肢（图 5-14）。

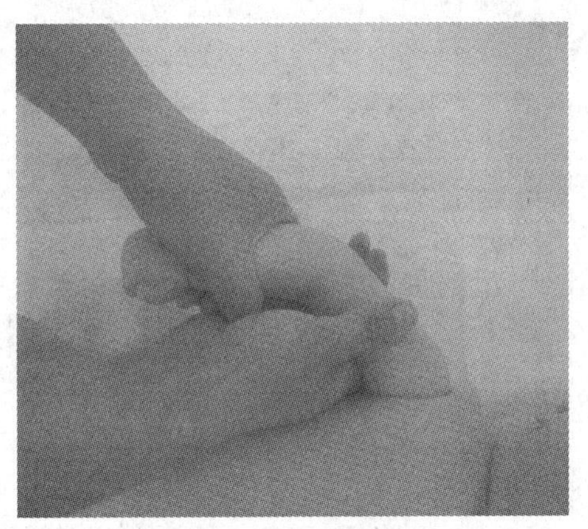

图 5-13 上肢抚触法

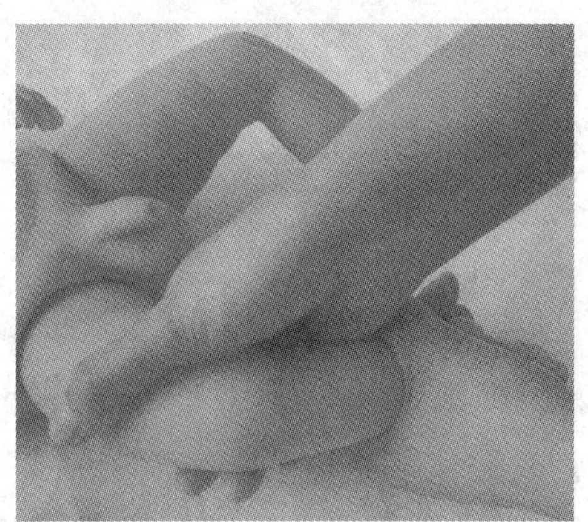

图 5-14 下肢抚触法

9. 手足抚触 双手涂上润肤油，托住婴儿的小手，用拇指从婴儿手掌根部滑向指尖，使婴儿的手掌伸展，并由指根到指尖揉捏每一个手指，提捏各手指关节（图 5-15），重复操作一次。婴儿的小脚用同样的方法抚触（图 5-16）。

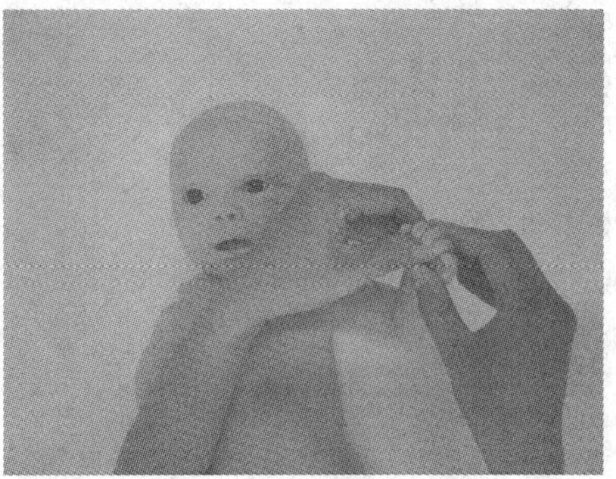

图 5-15 手部抚触法

10. 背部抚触 婴儿呈俯卧位，涂上润肤油后，以脊柱为中点，双手掌分别从脊柱向两侧滑动按摩（5-17）；双手横放在婴儿背的上方靠近肩部，由上向下交叉滑动到对侧臀部（图 5-18）；将一只手掌放在婴儿臀部正上方的骶尾部凹陷处，按顺时针方向按摩数次（图 5-19）。

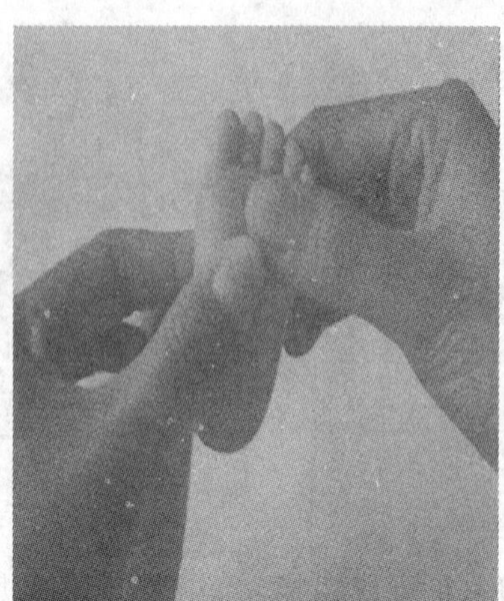
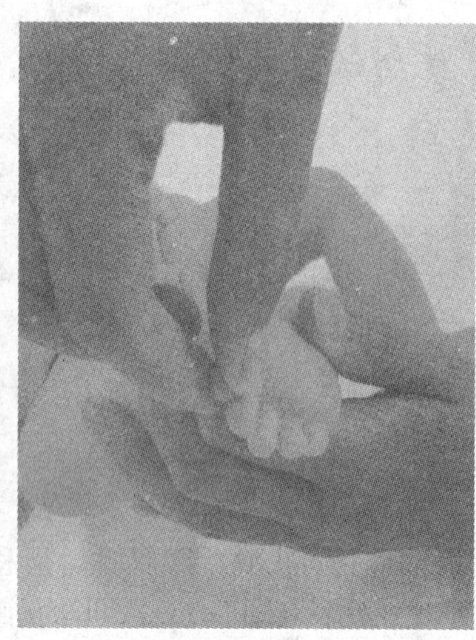

图 5-16 脚部抚触法

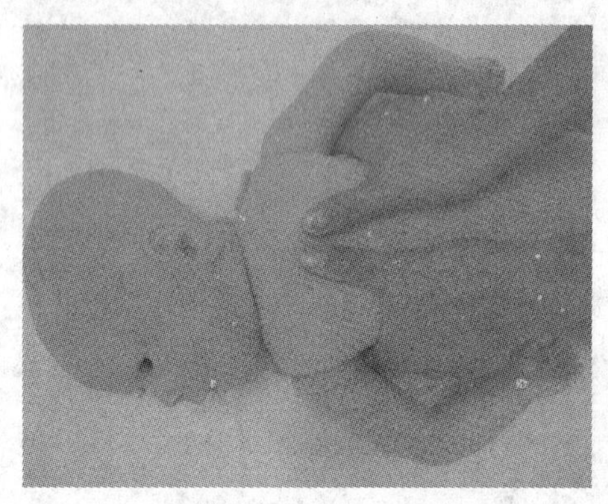

图 5-17 背部从脊柱向两侧滑动抚触法

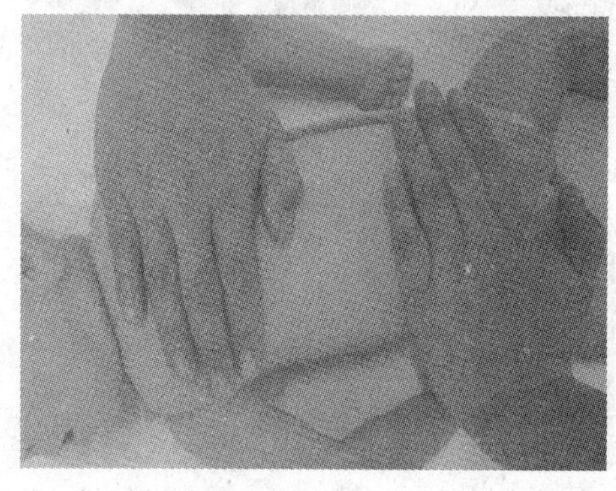

图 5-18 背部由上向下交叉滑动抚触法

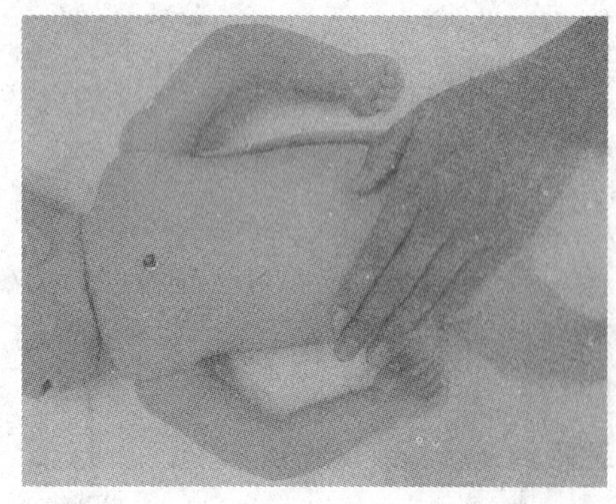

图 5-19 骶尾凹陷处抚触法

11. 活动四肢 做完全身抚触后，在婴儿肌肉完全放松时，帮助婴儿活动各关节，伸展四肢。主要动作为上、下肢的伸展和交叉。

12. 整理 为婴儿穿好衣服，安置舒适的卧位，洗手。

13. 记录 记录抚触的时间、抚触时婴儿的具体情况等。

【注意事项】

1. 抚触过程中，注意与婴儿进行感情交流，面带微笑，语言温柔，可放舒缓、柔和的音乐。

2. 选择适当的时间进行抚触，当婴儿觉得疲劳、烦躁时不适宜按摩。

3. 抚触最好在婴儿沐浴或穿衣服时进行，抚触时房间需保持温暖。

4. 抚触前须使双手温暖，将婴儿润肤油倒于掌心，轻轻按摩，随后逐渐增加压力，以

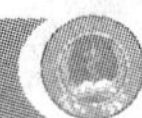

便使婴儿适应；避开乳腺及脐部，脐孔尚未闭锁者不能抚触腹部。

5. 抚触过程中要注意观察婴儿的肤色变化或呕吐等情况的发生，有异常时要停止抚触。

6. 婴儿发热时，在未明确原因之前暂时不进行抚触。

四、尿布皮炎的护理

【目的】 减轻患儿疼痛，促进受损皮肤康复，预防感染等并发症。

【准备工作】

1. 护士准备　了解小儿诊断；观察臀部皮肤情况，准确判断尿布皮炎的程度；操作前洗手、戴口罩。

2. 小儿准备　避免在小儿吃奶、睡眠及治疗时进行尿布皮炎的护理。

3. 用物准备　温水盆、浴巾、毛巾、清洁尿布（质地柔软、吸水性好的浅色棉制尿布）、25～40W 红外线灯或鹅颈灯、棉签、弯盘、尿布筒。

4. 药物准备　根据病情准备药物（0.02%高锰酸钾溶液、紫草油、3%～5%鞣酸软膏、氧化锌软膏、鱼肝油软膏、1%甲紫、康复新溶液、硝酸咪康唑霜）、无菌敷料，必要时按医嘱准备抗生素、化疗药物。

【操作流程及方法】

1. 核对、解释　携用物至小儿床旁，核对小儿，做到准确无误；向小儿家长说明目的、操作过程及注意事项，取得配合。

2. 预防尿布皮炎的护理

（1）清洁臀部：备齐用物，解开尿布，用温水清洗臀部并用小毛巾吸干水分。对腹泻患儿应勤洗臀部，每次便后用温水冲洗（禁用肥皂液）、吸干，保持局部干燥，局部也可涂消毒植物油，以保护皮肤。

（2）保持臀部干燥：经常查看尿布有无污湿，及时发现、及时更换；尿布不可过紧、过松，不宜垫橡胶单或塑料布。

3. 做好尿布皮炎的判断：临床根据臀部皮肤受损的程度，将尿布皮炎分为：

（1）轻度：表皮潮红。

（2）重度：①重Ⅰ度：局部皮肤潮红，伴有皮疹。②重Ⅱ度：除以上表现外，并有皮肤溃破、脱皮。③重Ⅲ度：局部大片糜烂或表皮剥脱，有时可继发细菌或真菌感染。

4. 已发生尿布皮炎者，应根据具体情况给予相应治疗和护理。

（1）轻度尿布皮炎的护理：①暴露臀部：在季节或室温条件允许下，可仅垫清洁尿布于臀下，暴露臀部于空气中或阳光下 10～20 min，每日 2～3 次，注意保暖。②照射治疗：将患儿臀部清洁、吸干，垫清洁尿布于臀下（男婴遮住会阴部，仰卧，暴露尿布皮炎部位），用红外线灯或鹅颈灯照射臀部，灯泡 25～40W，距离（灯泡距离尿布皮炎部位）30～40 cm，时间 15～20 min，每日 3～4 次。③观察：随时观察皮肤情况，不得离开，以防意外。④涂药：照射完毕，酌情涂以油类或药膏（紫草油、鞣酸软膏）。⑤整理：给患儿更换清洁尿布及衣物，整理用物及床单位。

（2）重度尿布皮炎的护理：除按轻度尿布皮炎护理外，同时加强全身营养，再结合皮炎程度适当处理。①Ⅰ度：局部涂鱼肝油。②Ⅱ度：可用消毒植物油或鱼肝油纱布贴敷患处，或用氧化锌软膏涂于局部患处。③Ⅲ度：可用含有抗生素药膏的无菌敷料贴敷患处，及时更换。可涂鱼肝油软膏、康复新溶液，每日 3～4 次；如继发细菌或真菌感染可用 0.02%高锰酸钾溶液冲洗，涂1%～2%甲紫或硝酸咪康唑霜（达克宁霜）、克霉唑制剂，每日2次。

【注意事项】

1. 了解尿布皮炎的原因及分度。
2. 保持臀部清洁干燥，必要时尿布应煮沸、消毒液浸泡或阳光下暴晒以消灭细菌。
3. 清洗臀部时，应以手沾温水进行冲洗，避免用毛巾直接擦洗，洗后用浴巾轻轻吸干。
4. 涂药时应用棉签贴在皮肤上轻轻滚动，不可上下涂擦，以免加剧疼痛和导致脱皮。
5. 暴露皮肤时应注意保暖，避免受凉；照射治疗时应避免烫伤。
6. 根据臀部皮肤受损程度选择油类或药膏。

五、儿科采血法

（一）颈外静脉穿刺术

【目的】 对婴幼儿抽血做实验室检查，协助疾病诊断及疗效观察。

【准备工作】

1. 环境准备　安静、整洁、宽敞、舒适，温、湿度合适，光线明亮。室内空气保持清洁，操作前半小时停止清扫及更换床单，必要时进行空气消毒。

2. 患儿准备　护士向患儿及家长说明穿刺目的、方法及配合方法，对年长儿给予赞扬以争取其主动自愿配合。

3. 用物准备

（1）消毒治疗盘一套：0.5%碘伏、无菌棉签、无菌镊子及消毒液筒。

（2）无菌注射器（5 ml或10 ml）、无菌纱布、无菌手套、胶布。

（3）标本容器：抗凝试管、干燥试管或血培养瓶等。

（4）做血培养时应备酒精灯、火柴等。

4. 护士准备　衣帽整洁、洗手、戴口罩，熟悉操作程序。

【操作流程及方法】

1. 备齐用物　认真核对申请检验项目，患儿姓名、床号，根据检验项目选择合适容器，将化验单附联贴于标本容器上，备齐用物并将其合理置于治疗车上。

2. 核对、解释　核对患儿，做到准确无误（可与家属及陪护核对），并说明穿刺目的及操作中需配合的方法。

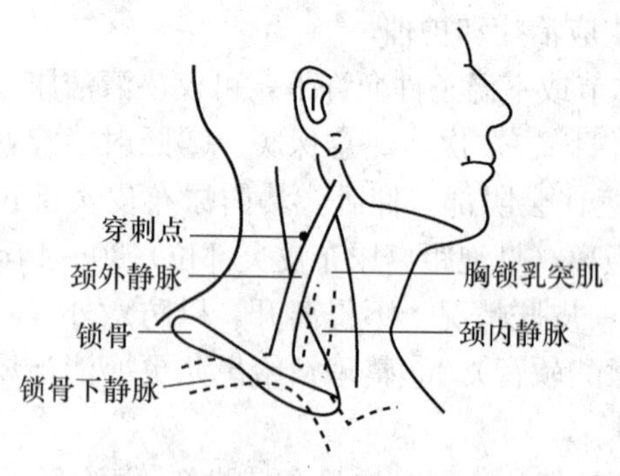

图 5-20　颈外静脉穿刺点

3. 合适体位　可按全身约束法包裹患儿，将其抱至治疗台上，使其仰卧，头偏向一侧，肩齐台沿，肩下垫小枕。

4. 固定小儿　助手站于台旁，用双臂按住患儿身躯，两手扶住小儿面颊与枕部（勿蒙住其口、鼻），使头部稍垂于治疗台沿下，以充分暴露颈外静脉。

5. 消毒　护士在患儿头侧端，选择穿刺点即下颌角和锁骨上缘中点连线之上1/3处（图5-20），常规消毒穿刺部位。

6. 穿刺抽血　戴无菌手套，左手示指压迫小儿颈外静脉近心端，待小儿啼哭、静脉显露清晰时右手持注射器沿血液回心方向呈30°进针，见回血后固定针头，抽取所需血量，快

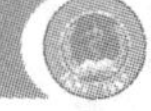

速拔针并用无菌干棉签压迫局部 2～3 min，直至无出血为止。

7. 整理及送检　助手托起患儿头部，使其呈直立位或坐位，安抚患儿，检查局部无出血后方可离去。及时送血标本检验。

【注意事项】

1. 严格遵守无菌技术操作、防止感染。

2. 护士操作技术应熟练　颈部软组织及血管多，如穿破容易出现血肿，甚至压迫气管，影响呼吸。局部静脉穿破后立即加压止血，待止血后更换对侧采集。

3. 固定后立即操作，以防头部下垂时间过长影响头部血液回流；操作中应注意观察小儿面色和呼吸，异常时立即停止操作，用无菌干棉签压迫局部 2～3 min。

4. 新生儿因颈短小，操作较困难，一般不选用颈静脉穿刺。

（二）股静脉穿刺术

【目的】　婴幼儿抽血化验检查，协助疾病诊断及治疗效果的观察。

【准备工作】

1. 护士准备　评估患儿病情、年龄、意识状态、心理状态；根据患儿年龄做好解释工作；观察穿刺部位的皮肤及血管情况；衣帽整洁，洗手、戴口罩；操作娴熟，熟悉操作程序。

2. 患儿准备　清洗患儿会阴部及腹股沟区皮肤，更换尿布并包裹好会阴。患儿取仰卧位。固定患儿大腿外展呈蛙形，以暴露腹股沟区。

3. 用物准备

（1）消毒治疗盘一套：0.5%碘伏、无菌镊子及消毒液筒、无菌棉签及棉球。

（2）5 ml 无菌注射器、无菌纱布，必要时备无菌手套。

（3）纱布垫、胶布、标本容器、抗凝试管、干燥试管或血培养瓶。

（4）做血培养时应备酒精灯及火柴。

4. 环境准备　安静、整洁舒适、温湿度合适、光线明亮，操作前半小时停止清扫及更换床单，消毒室内空气。

【操作流程及方法】

1. 备齐用物　认真核对申请检验项目，及患儿姓名、床号，根据检验项目选择合适容器，将化验单附联贴于标本容器上，备齐用物，放于治疗车上。

2. 核对、解释　核对患儿，做到准确无误，并说明穿刺目的及操作中需配合的方法。

3. 取合适体位　患儿仰卧，垫高穿刺侧臀部。

4. 固定患儿　助手站在患儿头端，用双肘及前臂约束患儿躯干及上肢，两手分别固定患儿两腿，使大腿呈青蛙状，即外展外旋、膝关节屈曲呈直角（图 5-21）。

5. 定位消毒　护士站在患儿足端，常规消毒穿刺部位皮肤及操作者左手示指，消毒的示指在腹股沟中 1/3 与内 1/3 交界处触到股动脉搏动点（图 5-22），再次消毒穿刺部位及操作者左手示指。

6. 穿刺抽血

（1）垂直穿刺抽血：护士右手持注射器沿股动脉搏动点内侧 0.3～0.5 cm 处垂直刺入，感觉无阻力见回血后固定，抽足所需血量后快速拔针，以无菌干棉签压迫局部 3～5 min。

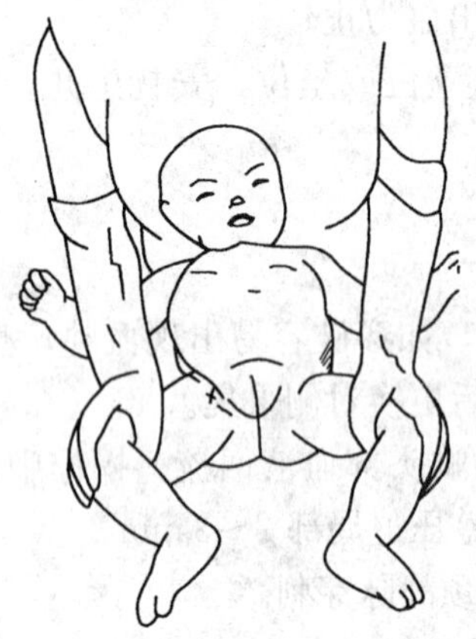
图 5-21 小儿股静脉穿刺

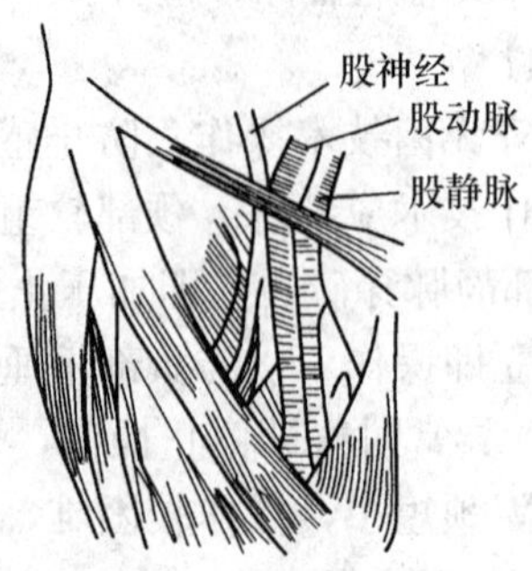

图 5-22 股静脉解剖位置

(2) 斜刺抽血：护士在腹股沟下约 1～3 cm 处，针头与皮肤呈 45°向股动脉搏动点内侧 0.3～0.5 cm 处成向心方向刺入。感觉无阻力见回血后固定，抽足所需血量后快速拔针，以无菌干棉球加压压迫局部 3～5 min，直至无出血为止。

7. 整理及送检　安抚患儿，确认局部无出血后方可放松，及时送血标本检验。

【注意事项】

1. 严格执行无菌技术操作，以防感染，注意观察患儿反应。

2. 若穿刺失败，不宜在同侧多次穿刺，以免形成血肿。

3. 若抽出鲜红色血液，提示误入股动脉，应立即拔针，用无菌纱布紧压 5～10 min，直到不出血为止，并注意观察局部有无血肿。

4. 如有出血倾向或凝血功能障碍者，禁用此方法，以免引起出血。

5. 保护穿刺针孔不被尿液污染。

六、头皮静脉输液法

【目的】

1. 补充水分、电解质，维持水和电解质的平衡。

2. 扩充血容量，改善血液循环。

3. 输入药物，治疗疾病，维持营养，供给能量。

【准备工作】

1. 护士准备　评估患儿病情、年龄、意识状态、对输液认识程度、心理状态；观察穿刺部位的皮肤及血管情况；衣帽整洁，洗手、戴口罩。

2. 患儿准备　协助排尿（或更换尿布），必要时顺头发方向剃净局部头发。

3. 用物准备

(1) 无菌溶液或药物（按医嘱备好）。

(2) 消毒治疗盘一套：消毒液、无菌持物钳及容器、无菌棉签罐及纱布。

(3) 无菌输液器（或无菌开放式输液瓶）、无菌注射器及小儿头皮针。

(4) 医嘱、治疗卡、输液卡及标签、瓶套、开瓶器、胶贴、弯盘、小枕、输液架、输液泵。

(5) 其他：剃须刀、约束用具、清洁尿布、玩具等。

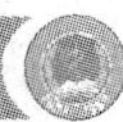

4. 环境准备　安静、整洁、宽敞、舒适，温、湿度合适，光线适度，操作前半小时停止清扫及更换床单，消毒室内空气。

【操作流程及方法】

1. 检查　检查药液名称、剂量、浓度、有效期，瓶内溶液质量，瓶口及瓶身情况。

2. 贴瓶签　在瓶签上注明床号、姓名、药名、剂量、时间，并签名，将瓶签倒贴于输液瓶身上。

3. 消毒加药　套上瓶套，启开瓶盖中心部，消毒瓶塞，根据医嘱加入药物。如果是开放式输液瓶，按取用无菌溶液法倒入所需溶液量，盖好瓶盖，备用。

4. 插输液器　检查输液器后取出，关闭调节器，将输液器插入瓶塞至针头根部。

5. 核对、解释　携用物至床旁，核对患儿床号、姓名，解释输液目的，以取得合作。

6. 体位合适　使患儿仰卧或侧卧，头垫小枕，固定患儿，必要时用约束带。选择头皮静脉，必要时剃去头发，充分暴露头皮静脉（图 5-23）。

7. 排空、消毒　将输液瓶挂于输液架上，排空，备好胶贴。操作者站在患儿头端，常规消毒穿刺部位。

8. 穿刺、固定　再次核对，左手固定头皮静脉两端皮肤（必要时左手拇指与示指也要消毒），右手持针柄沿静脉走向，与皮肤呈 15°～30°进针，然后平行进入静脉，见回血后再进针少许，确定液体滴入通畅，无不适后用胶布固定。

9. 调节滴数　根据病情、年龄及药物性质调定合适的输液速度，一般 20～40 滴/分。

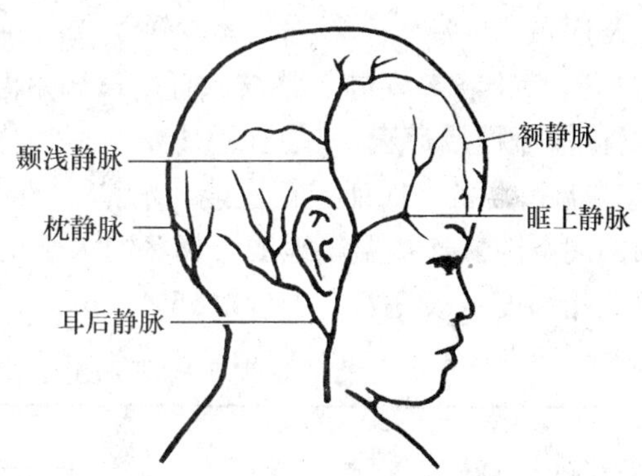

图 5-23　小儿头皮静脉分布

10. 记录签名　再次查对，在输液卡上记录输液时间、药物、滴数，签名后挂于输液架上。整理用物，并嘱咐注意事项（不要随意调节滴数，有异常情况及时联系）。

11. 加强巡视　在输液过程中密切观察有无输液反应，耐心听取患儿及家长主诉，观察穿刺部位状况及全身反应，如有输液故障应及时解决处理。

12. 更换液体　如需更换液体瓶时，常规消毒瓶塞后及时更换，观察输液通畅，确保滴管下段无空气。

13. 拔针按压　输液完毕，揭去胶贴，关闭调节器，用消毒干棉签按压穿刺点上方，快速拔针，按压片刻至不出血为止，协助患儿取舒适卧位。

14. 整理记录　整理床单位，清理用物，洗手并记录。

【注意事项】

1. 严格遵守无菌技术原则及查对制度，执行给药原则，注意药物配伍禁忌。

2. 穿刺时，不要误入头皮动脉。误入动脉后，回血呈冲击状，逆流不进，颜色鲜红，液体不滴或滴速慢。用注射器推入少部分生理盐水血管会发白，有反应的患儿会出现痛苦的哭叫。一旦误入动脉，应立即拔针，停止输液，局部按压穿刺点，防止血肿。

3. 穿刺过程及输液过程中注意观察患儿反应，如有异常及时处理。

4. 肺炎、营养不良的患儿补液时量不宜过多，速度宜慢，以防肺水肿及心功能不全。

5. 输液过程注意观察输液是否通畅，穿刺部位有无红肿等异常表现，防止液体外渗。

七、温箱使用法

【目的】 创建一个温、湿度适宜的环境，使患儿体温保持稳定，以提高高危新生儿的成活率，避免低体温造成缺氧、低血糖、硬肿等一系列不良后果。

【入温箱指征】

1. 出生体重在2000 g以下者。

2. 高危儿或异常新生儿，如新生儿硬肿症患儿、体温不升患儿等。

【准备工作】

1. 护士准备 衣帽整洁，操作前洗手、戴口罩；熟悉操作程序；了解患儿的孕周、出生体重、日龄、生命体征、有无并发症等；估计患儿常见的护理问题。

2. 患儿准备 穿单衣，更换清洁尿布。

3. 用物准备 性能良好并安全的温箱、适量蒸馏水，以及清洁的棉垫、床单、枕头、单衣及尿布。

4. 环境准备 安静、整洁、舒适，病室温、湿度适宜。

【操作流程及方法】

1. 温箱准备 保证温箱性能，清洁、消毒温箱，铺好箱内婴儿床。注意棉垫不能填塞床的四周空隙。连接温箱地线，加蒸馏水于湿化瓶中。接通电源，根据患儿出生体重及日龄调整温箱温度（表5-7）、湿度（55%～65%），预热2 h左右，使温箱温度达到适中温度。

表5-7 不同出生体重早产儿的中性温度

出生体重（kg）	温箱温度			
	35℃	34℃	33℃	32℃
1.0	出生10天以内	10天后	3周以后	5周以后
1.5	—	出生10天内	10天以后	4周以后
2.0	—	出生2天内	2天以后	3周以后
>2.5	—	—	出生2天以内	2天以后

2. 患儿入温箱 患儿穿清洁单衣，包裹清洁尿布入温箱，记录箱内温、湿度。

3. 温箱内护理 一切护理操作应尽量在箱内进行，如喂奶、换尿布、清洁皮肤、给药等，可从边门或袖孔伸入进行操作。尽量减少开箱门的次数，以保持箱内温度稳定。如需要出箱进行护理、治疗和检查时，应注意保暖，避免患儿受凉。

4. 监测体温及箱温 定时测量体温，并根据体温调节箱温，做好记录。在患儿体温未升至正常之前应每小时监测1次，升至正常后每4 h测量1次，使患儿体温维持在36～37℃，并维持相对湿度。

5. 出箱 符合以下条件之一者可出箱治疗：体重达2000 g或以上，体温正常者；在不加热的温箱中，室温维持在24～26℃时，能维持正常体温者；患儿在温箱内生活1个月以上，体重虽达不到2000 g，但体重持续增长，一般情况良好者。

6. 温箱终末消毒处理 患儿出箱后，切断电源，进行终末清洁消毒处理，妥善放置备用。

【注意事项】

1. 温箱不应放置在阳光直射、有对流风及取暖设备附近，以免影响箱内温度的控制。

2. 护士应了解患儿出生体重、日龄、生命体征及一般情况，并用此依据调整温箱温度，观察患儿有无并发症等。

3. 掌握温箱性能，严格执行操作规程，定期检修温箱，保证使用安全。

4. 保证温箱清洁　①温箱使用期间应每天用消毒液擦拭后再用清水擦拭。②每周更换温箱1次，以便清洁、消毒，并用紫外线照射。③湿化瓶内用水每天更换1次，以免孳生细菌。④机箱下面空气净化垫应每月清洁1次。⑤定期进行细菌培养，如有致病菌应将温箱搬出病房彻底消毒，以防止交叉感染。

5. 严禁骤然提高温箱温度，以免对患儿造成不良影响。

6. 使用过程中严密观察患儿情况及使用效果，如有问题及时解决。

八、光照疗法

【目的】　光照疗法是新生儿高胆红素血症的辅助治疗方法，主要作用是使未结合胆红素经光氧化分解为无毒的易于从胆汁和尿液中排出的水溶性衍生物，以降低血中未结合胆红素的浓度，防止胆红素脑病的发生。

【光疗指征】　任何原因（如溶血病、败血症等）引起的间接胆红素增高的黄疸患儿均可采用光照疗法，凡总胆红素在205.2～256.5 μmol/L（12～15 mg/dl）以上者，在检查病因的同时，可开始光疗。若已确诊为溶血病患儿，应尽早进行光疗。需要换血的患儿，在换血前也可以光疗，以减少换血次数。

【准备工作】

1. 护士准备　了解患儿诊断、日龄、体重、黄疸的范围及程度、胆红素检查结果、生命体征、精神反应等；衣帽整洁，剪指甲、洗手、戴口罩、戴墨镜；熟悉操作程序。

2. 患儿准备　入箱前清洁患儿皮肤，禁止在皮肤上涂粉和油类，为患儿剪指甲。

3. 用物准备

（1）光疗箱：一般采用波长420～470 nm蓝色荧光灯，光亮度以160～320 W为宜；有双面和单面，双面效果优于单面。

（2）遮光眼罩：用黑纸、黑布、胶片剪成眼镜形状或墨镜。

（3）长条尿布、尿布带、胶布及工作人员用的墨镜等。

4. 环境准备　安静、整洁、舒适，温、湿度适宜。

【操作流程及方法】

1. 准备　清洁光疗箱，特别是灯管及反射板上的灰尘。箱内湿化瓶加水至2/3，接通电源，检查线路及灯管亮度。使箱内温度升至适中温度30～32℃，相对湿度55%～60%。禁止在箱内放置杂物。

2. 入箱　将患儿全身裸体，双眼佩戴遮光眼罩，用长条尿布遮盖会阴部，男婴注意保护阴囊（图5-24），放入已预热好的光疗箱中，记录开始照射的时间。

3. 光疗

（1）更换体位：应使患儿皮肤均匀受光，并尽量使身体广泛照射，以免遮挡光线。单面照射一般每2 h更换体位1次，俯卧位照射时注意防止口鼻受压而影响呼吸。

（2）监测体温及箱内温度：2～4 h测量体温1次，使体温维持在36～37℃，根据体温

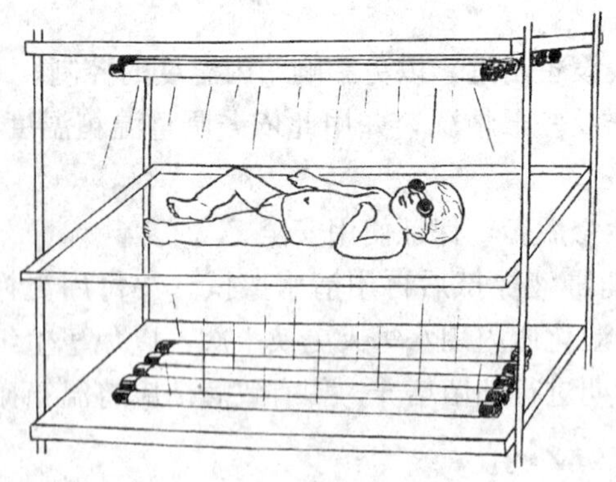

图 5-24 婴儿光照疗法

调节箱温。若体温超过 38.5℃应暂时停止光疗，经处理后体温恢复正常再行光疗。

(3) 保证水分和营养供给：按需哺乳，喂奶间隔喂水，或按医嘱静脉输液。

(4) 严密观察病情：观察患儿的精神反应及生命体征；注意黄疸部位、程度的变化；大小便颜色与性状；皮肤有无发红、干燥、皮疹；有无呼吸暂停、烦躁、嗜睡、发热、腹胀、呕吐、惊厥等；注意吸吮能力、哭声变化。若有异常应与医师联系，及时处理。

(5) 记录：记录光疗时间。光疗总时间按医嘱执行，一般根据病因、黄疸程度、血清胆红素高低决定，通常为 12～24 h。

5. 出箱 一般血清胆红素＜171 μmol/L (10 mg/dl) 时可停止光疗。出箱时给患儿穿好衣物，除去眼罩，将其抱回病房。记录出箱时间及光疗总时间。

6. 整理 光疗结束后关好电源，将湿化瓶内水倒尽，清洁、消毒光疗箱，将光疗箱放置于干燥、清洁处备用。

【注意事项】

1. 确保蓝光箱的工作性能良好，照射中玻璃透明，温、湿度符合要求，灯管累计应用 1000 h 必须更换，并保证光疗箱的清洁、消毒。

2. 保持皮肤清洁及均匀受光，禁忌在皮肤上涂油类或粉类，以免降低光疗效果，同时油类也会增加光热吸收，使皮肤灼红。

3. 严密观察病情

(1) 了解光疗副作用（发热、腹泻、呕吐、尿液深黄色、脱水、皮肤青铜症、一过性皮疹等），可随病情好转而消失。

(2) 密切观察患儿精神反应、生命体征及黄疸程度变化，发现问题及时处理。

4. 工作人员为患儿检查、治疗和护理时应戴墨镜，并严格交接班。

九、换血疗法

【目的】

1. 换出已致敏的红细胞和血清中的免疫抗体，减轻溶血。

2. 降低血清中的未结合胆红素，防止胆红素脑病（核黄疸）的发生。

3. 纠正溶血导致的贫血，防止缺氧及心功能不全。

【换血的指征】

1. 母婴有 ABO 血型不合或 Rh 血型不合，产前确诊为溶血病；新生儿出生时血红蛋白＜120 g/L，血清胆红素超过 68 μmol/L，伴水肿、肝大、心力衰竭者。

2. 生后 12 h 内血清胆红素上升每小时＞12 μmol/L (0.7 mg/dl)，或血清胆红素超过 342 μmol/L (20 mg/dl)，且主要是未结合胆红素高者。

3. 早产儿或上一胎溶血严重者，尤其伴有缺氧、酸中毒、败血症等。

4. 有胆红素脑病早期症状者。

【准备工作】

1. 护士准备　了解换血指征及病史；衣帽整洁，洗手、戴口罩，穿手术衣。

2. 患儿准备　换血前 4 h 禁食或抽空胃内容物，建立静脉通道；换血前半小时肌内注射苯巴比钠；置患儿于辐射式保暖床上仰卧，贴上尿袋，固定四肢。

3. 用物准备

(1) 血源选择：对 Rh 血型不合溶血者应采用 Rh 血型与母亲相同、ABO 血型与患儿相同（或抗 A、抗 B、效价较低的 O 型）的供血者；对 ABO 血型不合溶血者，可用 O 型红细胞和 AB 型血浆混合血或用抗 A、抗 B、效价较低的 O 型血，所用血液应与母亲血清无凝集反应。换血量为 150～180 ml/kg（约为患儿全血量的 2 倍），尽量选用新鲜血，库存血不超过 3 天。

(2) 药物：10%葡萄糖液 250 ml、生理盐水 500 ml、25%葡萄糖液 1 支（10 ml）、10%葡萄糖酸钙 1 支（10 ml）、利多卡因 1 支、肝素 1 支、20%鱼精蛋白 1 支、10%苯巴比妥钠 1 支、地西泮（安定）1 支，并按需要准备急救药物。

(3) 用品：医用硅胶管 2 根、小手术包 1 个、注射器及针头、静脉压测量管 1 支、三通管 2 个、换药碗及弯盘各 2 个、手套 2～3 对、干燥试管数支、绷带、夹板、尿袋、消毒液（0.5%碘伏）、1000 ml 量杯 1 个、心电监护仪、远红外线辐射保温床、记录单、体温计等。

4. 环境准备　在手术室或经过消毒处理的治疗室中进行，室温保持在 26～28℃。

【操作流程及方法】

1. 备齐用物　认真准备用物，齐全、合理地摆放于治疗车上。

2. 核对、解释　认真核对患儿及家长姓名、血型等，做到准确无误（可与家属及陪护核对），并说明穿刺目的及操作中需配合的方法。

3. 插管抽血　常规消毒患儿腹部皮肤（上至剑突，下至耻骨联合，两侧至腋中线），铺治疗巾，将硅胶管自脐带残端插入脐静脉，或行脐静脉切开后插入 6～7 cm，接上三通管，抽血测定胆红素及生化项目，测量静脉压后开始换血。

4. 换血　每次 10 ml 或 3～5 ml/kg 等量交换，如患儿心功能良好，可逐渐增加到每次 20 ml，速度控制在每分钟 2～4 ml/kg，匀速进行，每次交换量不超过总换血量的 10%。对低体重儿、病情危重儿，速度宜慢。

5. 测静脉压和血胆红素　每换血 100 ml 测量静脉压 1 次，静脉压高（提示血容量过多，有心力衰竭的可能）则抽血量可大于注入血量，静脉压低（提示血容量不足）则反之，即抽血量可小于注入血量，出入量差不宜大于 70 ml。保持静脉压稳定在 6～8 cm H_2O（0.588～0.785 kPa）。留取末次抽出的血标本测定血清胆红素。

6. 记录　准确记录每次抽出和注入的血量及时间。

7. 拔管　换血完毕后拔出脐静脉导管，局部伤口予以结扎缝合，消毒并覆盖无菌纱布，轻轻压迫固定。

8. 整理　清理术中用物，整理床单位。

【注意事项】

1. 严格无菌技术操作，避免感染。

2. 插管动作轻柔，避免损伤静脉壁及内脏。

3. 抽血、注血速度均匀；注射器内不能有空气，每次注血时都要抽回血，防止空气栓塞；换血过程中必须经常用肝素生理盐水冲洗注射器，以防凝血。

4. 抽血、注血不顺利时，应首先检查插管位置以及是否阻塞，切忌用力推注，以免损伤血管。

5. 换血过程中注意患儿保暖，密切观察患儿全身情况及反应、皮肤颜色等，监测生命体征，详细记录每次入量、出量、累积出入量、心率、呼吸、静脉压、用药等，做好心电监护。

6. 在换血前、换血中、换血结束时均需抽取血标本测定血胆红素，并视需要检查生化项目，以判断换血效果及病情变化。

7. 换血后处置

（1）继续光疗，密切观察病情，监测生命体征及血常规、血糖、血胆红素等，注意黄疸消退情况，注意伤口有无出血，如有呼吸不规则、呻吟等异常现象，及时采取抢救措施。

（2）保持伤口局部清洁，大小便后及时更换尿布，伤口未拆线前不宜沐浴，必要时遵医嘱加用抗生素。

（3）禁食 6 h 后，可试喂糖水，若吸吮正常无呕吐可进行正常喂养。

小结

儿科医疗机构包括小儿门诊、小儿急诊及小儿病房三部分。在小儿住院过程中，应正确采集和书写病史，应用一定的技巧与患儿及家长沟通，及时对小儿及家庭进行评估。根据不同年龄阶段儿童的需求，为其提供“以小儿及其家庭为中心”的身心整体护理。小儿药物剂量计算最常用的是按体重计算，最精确的是按体表面积计算。液体疗法是儿科护理的重要环节，常根据不同情况选用按不同比例配成的混合溶液输入体内，以纠正水、电解质和酸碱平衡紊乱。儿科常用护理技术主要有约束保护法、婴儿沐浴法、婴儿抚触、尿布皮炎的护理、儿科采血法、头皮静脉输液法、温箱使用法、光照疗法、换血疗法。应了解各项操作的目的，做好操作前的准备工作，熟练掌握各项操作的具体方法，正确为小儿实施操作。

思考题

1. 名词解释 光照疗法、分离性焦虑、ORS。

2. 简答题

（1）护理人员与小儿进行语言沟通时，应注意哪些问题？

（2）简述婴儿抚触的目的。

（3）颈外静脉与股静脉穿刺如何定位？

（4）简述婴儿出暖箱的条件。

（5）简述对光疗患儿护理时的注意事项。

（6）要配制 3∶2∶1 液 600 ml，分别需要 5%葡萄糖、5%碳酸氢钠、0.9%氯化钠多少毫升？

（大庆医学高等专科学校 梁 红）

第六章　新生儿与新生儿疾病的护理

学习目标

1. 掌握新生儿分类；正常足月儿、早产儿的特点及护理要点；新生儿窒息、新生儿缺氧缺血性脑病、新生儿颅内出血、新生儿黄疸、新生儿败血症、新生儿寒冷损伤综合征的临床表现、护理诊断及护理措施。

2. 熟悉上述疾病的发病机制及治疗要点。

3. 了解上述疾病的辅助检查方法。

第一节　新生儿分类

新生儿（neonate，newborn）是指从出生到满 28 天内的婴儿。新生儿期是生理功能进行大的调整而逐渐适应宫外生活的时期，新生儿发病率高，死亡率也高。国际上通常用新生儿死亡率和围生期死亡率作为衡量一个国家卫生保健水平的标准之一。

一、根据胎龄分类

1. 足月儿（full-term infant）　是指胎龄满 37 周到不满 42 周（260～293 天）的新生儿。

2. 早产儿（pre-term infant）　指胎龄满 28 周至不满 37 周（196～259 天）的新生儿。

3. 过期产儿（post-term infant）　指胎龄≥42 周（294 天）的新生儿。

二、根据出生体重分类

出生体重指出生 1 h 内的体重。

1. 正常出生体重儿（normal birth weight infant，NBW）　指出生体重在 2500～4000 g 的新生儿。

2. 低出生体重儿（low birth weight infant，LBW）　指出生体重不足 2500 g 的新生儿。其中，体重不足 1500 g 者称极低出生体重儿，体重不足 1000 g 者称超低出生体重儿。低出生体重儿以早产儿和小于胎龄儿多见。

3. 巨大儿（macrosomia）　指出生体重超过 4000 g 者，包括正常和有疾病者。

三、根据胎龄与体重的关系分类

1. 适于胎龄儿（appropriate for gestational age，AGA）　指出生体重在同胎龄儿平均体重的第 10～90 百分位者（图 6-1）。

2. 小于胎龄儿（small for gestational age，SGA）　指出生体重在同胎龄儿平均体重的第 10 百分位以下的新生儿。我国将胎龄已足月，而体重在 2500 g 以下的新生儿称足月小样儿，是小于胎龄儿最常见的一种。

3. 大于胎龄儿（large for gestational age，LGA） 指出生体重在同胎龄儿平均体重的第 90 百分位以上的新生儿。

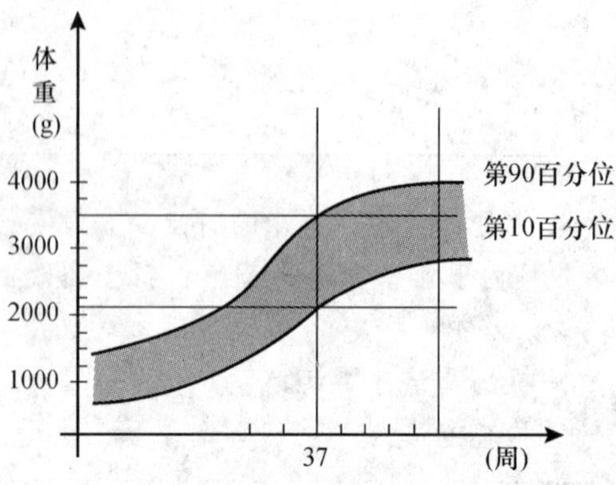

图 6-1 根据胎龄与体重的关系对新生儿进行分类

四、根据生后周龄分类

1. 早期新生儿 指生后 1 周以内的新生儿，又称围生新生儿。

2. 晚期新生儿 指生后 2～4 周的新生儿。

3. 高危儿（high risk infant） 指已经发生或可能发生危重疾病而需要特殊监护的新生儿。常见于以下情况：①孕母方面的因素：母亲有糖尿病、心脏病、肾病、感染、吸烟、吸毒、酗酒史，孕母为 Rh 阴性血型，过去有死胎、死产或有性传播病史，孕母年龄＞40 岁或＜16 岁，孕期有妊娠高血压综合征、阴道流血、羊膜早破等。②胎盘、脐带因素：胎盘早期剥离、胎盘发育不良等，脐带过长、过短、打结、绕颈、脱垂等。③异常分娩：难产、手术产、急产、产程延长、分娩过程中母亲有使用镇静和（或）止痛药物史等。④新生儿因素：窒息、多胎、早产、小于胎龄儿、巨大儿、宫内感染和先天畸形等。

第二节 正常足月儿和早产儿的特点及护理

一、正常足月儿的特点和护理

正常足月儿是指胎龄满 37 周至不满 42 周出生，体重在 2500～4000 g，无任何畸形和疾病的活产婴儿。

【解剖生理特点】

1. 外观特点 正常新生儿哭声响亮，皮肤红润，胎毛少；耳郭软骨发育良好；乳晕清晰，乳头突起，乳房可扪到结节；整个足底有较深的足纹，指（趾）甲发育良好，可达到或超过指（趾）尖；四肢肌张力好，呈屈曲状；男婴睾丸已降至阴囊，女婴大阴唇可覆盖小阴唇。

2. 呼吸系统 胎儿肺内含有液体量为 30～35 ml/kg，在分娩时经产道挤压，约 1/3 的肺液由口、鼻排出，其余由肺间质毛细血管和淋巴管吸收，如吸收延迟，则出现湿肺症状。出生后新生儿在第一次吸气后啼哭，肺泡张开，开始呼吸运动。新生儿鼻腔小，黏膜血管丰富，在炎症时易堵塞。胸腔小，呼吸肌薄弱，呼吸时主要靠膈肌的运动，故以腹式呼吸为

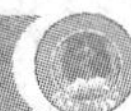

主。呼吸频率为40～45次/分，呼吸较表浅，节律不规则。

3. 循环系统　胎儿出生后血液循环发生重要变化，脐带结扎，肺血管阻力下降，卵圆孔和动脉导管功能性关闭。有的新生儿在生后最初几天内心前区可听到杂音，可能与动脉导管暂时未闭有关。新生儿心率波动较大，为90～160次/分，平均120～140次/分，血压平均为9.3/6.7kPa（70/50mmHg）。

4. 消化系统　足月新生儿出生时吞咽功能已经完善，由于贲门括约肌不发达，胃呈水平位，幽门括约肌则发育良好，易发生溢乳和呕吐。新生儿消化道面积相对较大，有利于大量流质营养物质的消化和吸收。肠壁较薄，通透性高，有利于吸收母乳中的免疫球蛋白，但也易使毒素和消化不全的营养物通过肠壁进入血液循环而引起中毒或过敏反应。

胎粪由胎儿的肠黏膜分泌物、胆汁及咽下的羊水所组成，呈墨绿色糊状。出生后10～12h内开始排胎粪，2～3天排完。若超过24h无胎粪排出，应检查新生儿是否存在肛门闭锁或其他消化道畸形。

足月儿除淀粉酶分泌不足外，其他消化酶的功能均已完善，能够满足其生理需求。新生儿肝葡萄糖醛酸转移酶的活力较低，是多数新生儿出现生理性黄疸的重要原因，同时对多种药物处理能力低下，易发生药物中毒。

5. 血液系统　足月儿血容量平均为85ml/kg。出生时新生儿血液中红细胞数、网织红细胞和血红蛋白含量高，不久逐渐下降。血红蛋白中胎儿血红蛋白（HbF）约占70%，以后逐渐被成人血红蛋白（HbA）所替代。胎儿血红蛋白对氧的亲和力较强，氧离曲线左移，因此，缺氧时发绀不明显。新生儿刚出生时白细胞较高，第3天开始下降，5天后接近婴儿值。血小板出生时已达成人水平。

6. 泌尿系统　新生儿一般在生后第一天排尿，如生后48h仍不排尿，需进一步检查原因。新生儿肾小球的滤过率低，肾稀释功能与成人相似，但浓缩功能较差，排出同等量的溶质时，新生儿所需水分比成人多2～3倍。因此对于牛乳喂养的新生儿，宜多喂温开水。新生儿肾的排磷功能较差，牛乳喂养者血磷较高，血钙偏低，故易发生低血钙。

7. 神经系统　新生儿的脑相对较大，其重量为出生体重的10%～20%（成人仅占2%），脊髓相对较长，其末端约在第3、4腰椎下缘，故腰穿时应在第4、5腰椎间隙进针。大脑皮质兴奋性低，睡眠时间长，觉醒时间一昼夜仅为2～3h。新生儿出生时已具备多种暂时性的原始反射，常见的原始反射有：①觅食反射：用手指触摸新生儿口角周围皮肤，新生儿头部转向刺激侧并开始吸吮。②吸吮反射：将乳头或奶嘴放入新生儿口内，新生儿出现有力的吸吮动作。③握持反射：将物品或手指放入新生儿手心中，新生儿立即将其握紧。④拥抱反射：用一手扶新生儿身体至斜卧位，另一手托其头、颈部，然后迅速放低托头的手使其头、颈倾斜10°～15°，或置新生儿于仰卧位，检查者拍打床面，新生儿可表现为双臂伸直外展、双手张开，然后内收到胸前屈曲，双手握拳呈拥抱状。

上述反射出生后数月自然消失，如新生儿期这些反射减弱或消失常提示有神经系统疾病、损伤或颅内出血。新生儿巴宾斯基征、凯尔尼格征等呈阳性反应可属正常现象。

8. 体温调节　由于外部环境温度比母亲子宫内低，新生儿刚出生时体温明显下降，以后若环境温度适中，体温逐渐回升，波动在36～37℃。新生儿体温调节中枢功能尚不完善，皮下脂肪薄，体表面积相对较大，容易散热。新生儿对寒冷的反应与成人不同，主要依靠棕色脂肪的代谢产热，棕色脂肪分布在大血管周围、肩胛间区和肾周围。室温过高时，足月儿能通过皮肤蒸发和出汗散热，若体内水分不足，可使新生儿发生“脱水热”。室温过低时，则可发生硬肿症。适宜的环境温度（中性温度）对新生儿尤为重要。“中性温度”又称“适中温度”，指能维持正常体温及皮肤温度的最适宜的环境温度。在此温度下，身体耗氧量最少，蒸发散热量最少，新陈代谢最低。不同胎龄、不同出生体重、不同日龄的新生儿，其所需的中性温度不同。

9. 能量和体液代谢 在中性温度下，新生儿的基础热量需要量为 209 kJ/kg (50 kcal/kg)，加之活动、食物的特殊动力作用、大便丢失和生长需要等，每日共需热量为 419～502 kJ/kg（100～120 kcal/kg）。新生儿体液总量占体重的 70%～80%，每日液体需要量约为：第 1 天 60～80 ml/kg，以后每日增加 30 ml/kg，直至每日 150～180 ml/kg。电解质需要量：钠、钾每日各需 1～2 mmol/kg。新生儿患病时易发生酸碱失衡，尤其易发生代谢性酸中毒。

10. 免疫系统 新生儿特异性免疫和非特异性免疫功能均不成熟。胎儿可通过胎盘从母体获得 IgG，因此新生儿及最初数月的小婴儿不易感染某些传染病如麻疹等。但 IgA 和 IgM 分子较大，不能通过胎盘，因此新生儿易患呼吸道和消化道感染，以及大肠埃希菌和葡萄球菌引起的败血症。新生儿网状内皮系统和白细胞的吞噬作用较弱，一些血清补体含量低，需要特别重视新生儿感染性疾病的预防。

11. 皮肤特点 新生儿出生时皮肤上覆有一层灰白色胎脂，有保护皮肤和保暖的作用。新生儿皮肤薄嫩，且富于血管，易擦伤而致细菌感染，严重者可导致败血症，因此皮肤的清洁和保护极为重要。脐带经无菌结扎后逐渐干燥，残端在 3～7 天脱落。应注意保持脐部清洁、干燥，防止发生脐炎。

12. 新生儿常见的几种特殊生理状态

(1) 生理性黄疸：见本章第七节。

(2) 生理性体重下降：新生儿出生数日内，因进食少、水分丢失过多易导致体重下降，约 5～6 天降至最低点，但一般不超过 10%，7～10 天后恢复到出生时体重。

(3) 乳腺肿大：男女都可发生，在生后 3～5 天出现乳房肿大，如蚕豆或鸽蛋大小。其原因与来自母体的雌激素中断有关。多于生后 2～3 周消退，不必特殊处理，若强行挤压，可造成乳腺继发感染。

(4) 假月经：少数女婴出生后 5～7 天从阴道流出少量血液，持续 1～3 天自止。其原因是母亲妊娠后期雌激素进入胎儿体内，出生后突然中断，形成类似月经的出血。一般不需处理。

(5) “马牙”和“螳螂嘴”：新生儿上腭中线和齿龈切缘上常有黄白色小斑点，俗称“板牙”或“马牙”，是上皮细胞堆积或黏液腺分泌物积留所致，在出生后数周至数月自行消失，不可刮擦或挑破。新生儿两颊部各有一隆起脂肪垫，俗称“螳螂嘴”，有利于吸吮乳汁，不应挑割，以免发生感染。

(6) 新生儿红斑及粟粒疹：生后 1～2 天，在头部、躯干及四肢常出现大小不等的多形红斑，称为“新生儿红斑”；也可因皮脂腺堆积形成小米粒大小的黄白色皮疹，以面部多见，称为“新生儿粟粒疹”，数天后便自然消失。

【护理措施】

1. 娩出后的护理

(1) 新生儿娩出后，在开始呼吸前，应迅速清除口、咽、鼻部的黏液及羊水，保持呼吸道通畅，以免引起吸入性肺炎。

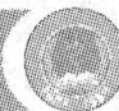

（2）新生儿娩出后1～2 min内结扎脐带断端，并将残端无菌包扎。

（3）用消毒纱布或脱脂棉清洁眼部，必要时可给予眼药水滴眼。

（4）出生后，将头皮、耳后、腋下及其皮肤皱褶处的血迹和较多的胎脂轻轻揩去。用干毛巾吸干羊水，擦干皮肤后，用预先温热好的包被包裹婴儿，然后放入中性温度环境中，以保持体温稳定。

（5）将写明母亲姓名、床号、婴儿性别和出生日期、时间的手圈给新生儿戴上。

2. 保持呼吸道通畅

（1）保持新生儿适宜的体位，一般以右侧卧位为好。仰卧时应避免颈部前屈或过度后仰。婴儿俯卧时，应有专人看护，防止发生窒息。

（2）避免包被、奶瓶、母亲的乳房或其他物品遮盖新生儿口鼻，或按压胸部。

3. 保暖　新生儿体温调节功能不完善，因此应有足够的保暖措施，保暖方法有母亲怀抱、热水袋、婴儿暖箱和远红外线辐射床等，最好使婴儿处于中性温度环境中。各项护理操作集中进行，避免暴露婴儿的时间过长。

4. 喂养　正常足月儿生后半小时内即可让其吸吮母亲乳头，以促进乳汁分泌。确系无母乳者，先试喂5%～10%葡萄糖水，若无消化道畸形，吸吮吞咽能力良好，可给予配方乳。

5. 预防感染

（1）新生儿室的环境：新生儿室应阳光充足、空气流通。有条件的医院最好配备空调和空气净化设备。保持室温在22～24℃，相对湿度55%～65%。规模较大的病区应设观察室、危重症监护室（NICU）、足月儿室及早产儿室，另配1～2间空房间，供临时隔离或空气消毒时使用。新生儿室应该使用湿式清扫进行日常清洁，每晚应用紫外线灯照射30 min，并定期全面清洁和消毒。

（2）工作人员的管理：建立和严格遵守消毒隔离制度，入新生儿室需更衣、换鞋、洗手，护理每个新生儿前后均要洗手，治疗器具使用后用消毒液擦洗。每季度对工作人员做一次咽拭子培养，对带菌者及患感染性疾病者应暂时调离新生儿室。

（3）脐部、皮肤和黏膜的护理：每天用酒精棉签擦拭脐带残端和脐窝部，保持脐带残端清洁和干燥，一般生后3～7天残端脱落。脐带脱落前，应每天检查脐部有无渗血，若渗血较多，应重新结扎。同时观察脐部有无脓性分泌物和异味，脐轮有无红肿等，以及时发现感染表现。如发生感染可用3%过氧化氢清洗，再用2.5%碘酊消毒脐部，必要时使用抗生素。

每天为婴儿沐浴时注意检查皮肤黏膜的情况，包括颜色、有无化脓灶和出血点等。尿布应用浅色、柔软、吸水性强的棉布，勿用塑料或橡皮制品，每次大便后用温水洗净臀部，以免发生尿布炎。婴儿衣服应柔软、宽松、不用纽扣。我国传统的“蜡烛包”式包裹婴儿的方法不适于儿童的发育，不宜采用。

6. 促进母婴感情建立　正常新生儿出生后即可让其裸体伏于母亲胸部，使其吸吮乳头。此举既可刺激乳汁的分泌，又可促进母子情感的交流。同时，大力提倡母婴同室和母乳喂养，应尽早（生后30 min内）将新生儿安放在母亲身旁。在婴儿安静清醒时，鼓励家长给婴儿以良性的皮肤刺激，如抚摸头部、面颊、额头和四肢等，以及将其轻轻抱起和摇动，多进行眼神和语言的交流有利于婴儿身心发育。

7. 健康教育　向家长介绍婴儿喂养、保暖、预防感染、预防接种、促进发育等知识。开展先天性甲状腺功能减退症、苯丙酮尿症和半乳糖症等先天性代谢性疾病或遗传疾病的筛查，在新生儿期开始治疗可取得良好效果，否则对智力和体格发育影响严重。

二、早产儿的特点和护理

早产儿指胎龄满28周至不满37足周的婴儿。近年来，我国早产儿的发生率呈逐年上升趋势：1985年为4.5%，1998年为5.87%，而2003—2005年上升至7.76%。早产儿的死亡率随着出生体重的减少而上升，为12.7%～20.8%，远高于足月儿。

【病因】 发生早产的原因至今未完全明了，下列因素为高危因素。

1. 母亲因素 ①孕妇年龄过大或过小、身材矮小。②孕妇有妊娠高血压综合征、慢性心肾疾病、营养不良、感染、内分泌失调、外伤或手术、情绪波动等。③孕妇吸烟、酗酒、吸毒。

2. 胎儿因素 ①双胎或多胎、胎位异常。②先天畸形及染色体异常，如21-三体综合征等。③宫内感染，如风疹病毒、单纯疱疹病毒、巨细胞病毒感染等。④其他：如胎儿窘迫、贫血或严重溶血等。

3. 子宫、脐带、胎盘因素 ①子宫发育不良、子宫肌瘤、子宫颈功能不全、子宫内膜炎等。②脐带过短、扭转。③胎盘功能不全，如小胎盘、胎盘绒毛梗死或血管阻塞、大血肿、前置胎盘、胎盘早剥等。

【体格发育和外貌特点】 早产儿有许多外表特征可以用来评估胎龄。早产儿哭声低弱，四肢肌张力低下；皮肤薄、红嫩，胎毛多；头发少，呈绒线状；耳郭软骨发育不成熟，紧贴颅骨；乳晕不清，乳腺结节小或不能摸到；足底光滑，纹理少，指（趾）甲软，未达到指（趾）尖；男婴睾丸未降至阴囊，女婴大阴唇不能覆盖小阴唇。

【病理生理特点与疾病的关系】

1. 呼吸系统 早产儿呼吸中枢发育不成熟，呼吸快而浅，常有不规则间歇呼吸或呼吸暂停。呼吸暂停是指呼吸停止达15～20 s，或虽不到15 s，但伴有心率减慢（<100次/分）并出现发绀。由于肺发育不成熟，肺泡表现为活性物质少，早产儿易发生肺透明膜病。有宫内窘迫史的早产儿，易发生吸入性肺炎。以上这些均使早产儿易发生缺氧和呼吸衰竭。

2. 循环系统 早产儿心率偏快，血压偏低。由于肺部小动脉的肌肉层发育未完全，动脉导管关闭常常延迟，胎龄越小，其发生动脉导管未闭（patent ductus arteriosus，PDA）的比例越高，PDA能引起左向右分流，可导致肺水肿、缺氧、肺动脉高压，造成心力衰竭。

3. 消化系统 早产儿吸吮及吞咽能力弱，易呛乳而致乳汁吸入。早产儿贲门括约肌松弛，胃容量小，易溢乳。早产儿各种消化酶分泌不足，消化能力弱，但生长发育所需的营养素却相对高，因此需要合理安排喂养，以母乳喂养为宜。早产儿因缺氧及喂养不当易发生急性坏死性小肠炎，要注意乳汁的渗透压不可超过460 mmol/L。

早产儿肝功能不成熟，葡萄糖醛酸转移酶不足，因此生理性黄疸程度重，持续时间长，易发生胆红素脑病。肝内维生素K依赖凝血因子合成少，易发生出血症。早产儿肝糖原储存少及合成蛋白质的功能差，易发生低血糖和低蛋白血症。

4. 神经系统 神经系统的功能和胎龄有密切关系，胎龄越小，原始反射越难引出或反射不完整，因此神经系统检查可作为估计胎龄的依据。早产儿易发生缺氧而导致缺氧缺血性脑病。早产儿脑室管膜下存在发达的胚胎生发层基质，该组织是一个未成熟毛细血管网，易导致颅内出血。

5. 体温调节 早产儿缺少棕色脂肪，基础代谢低，产热少，体表面积相对大，皮下脂

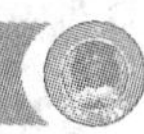

肪少，易散热，体温易随环境温度变化而变化，出现体温偏低或不升，故应特别注意保暖，随时调节环境温度，胎龄越小中性温度要求越高。

6. 免疫系统　早产儿体液免疫和细胞免疫系统均不成熟，从母体获得的 IgG 少，自身合成 IgA、IgD、IgE、IgG、IgM 不足，补体水平低下，皮肤屏障功能差，使早产儿对各种感染的抵抗力极弱。

7. 其他　早产儿酸碱调节功能差，易发生酸中毒。早产儿肾功能低下，易发生水肿及低钠血症。由于肝糖原储存少，以及肾小管重吸收葡萄糖能力差，易出现低血糖。早产儿 1 周岁时体重可达出生体重的 5～7 倍，由于生长快，易发生低血钙和佝偻病。

【常见护理诊断】

1. 有体温改变的危险　与体温调节中枢发育不完善有关。

2. 自主呼吸受损　与呼吸中枢和肺发育不成熟有关。

3. 营养失调：低于机体需要量　与吸吮、吞咽、消化吸收功能差有关。

4. 有感染的危险　与免疫功能低下有关。

【护理措施】

1. 病室环境　早产儿应与足月儿分开护理。室内温度保持在 24～26℃，晨间护理时应达 27～28℃，相对湿度 55%～65%。早产儿室应设置婴儿培养箱（封闭式暖箱）、远红外保暖床、微量输液泵、给氧和光疗等设备。工作人员应具有高度的责任感、丰富的知识和经验，人员相对固定。

2. 保暖　早产儿出生后，应根据其体重、胎龄和特殊病情，给予不同的保暖措施。体重大于 2000 g 者，可因地制宜，采取简易方法，如使用热水袋保暖，用毛巾包裹后放置在婴儿两侧和足下，注意防止烫伤；还可用母亲怀抱的方式保暖，注意避免堵塞新生儿口、鼻而导致窒息。体重小于 2000 g 者，应尽早将婴儿置于保暖箱中保暖，将箱温调至中性温度，使皮肤温度稳定在 36～37℃，肛温 36.5～37.5℃，温差小于 1℃。

3. 喂养　为防止发生低血糖，早期合理喂养十分重要。早产儿生长发育速度快，所需营养物质多，若经口喂养不能满足营养需要，可通过静脉补充营养和液体。

（1）开奶时间：早喂奶可预防低血糖的发生。一般生后 2 h 即可开始喂养，从微量喂养逐步增加到足量喂养，第一次可试喂消毒过的水，如吸吮吞咽无问题，试喂糖水，无呕吐等不良反应者，可喂奶。如发生过呼吸困难或为剖宫产儿及体重过低者，应延迟哺乳时间，并采用静脉营养。

（2）乳液选择：母乳喂养是最佳选择，无母乳时可选用早产儿配方乳，早产儿配方乳中蛋白质含量至少为 2 g/100 ml，并以乳清蛋白为主。早产儿配方乳一般用到早产儿体重达 2000 g 时，可改用标准配方乳喂哺。

（3）喂奶量及间隔时间：主要与早产儿的体重、日龄有关，并根据其活动量、病情及耐受程度适时调整，以不发生胃潴留和呕吐为原则，确定喂哺量和间隔时间。多数早产儿可于生后 2 h 开始先喂 10%葡萄糖 1～2 ml/kg，无呕吐者，改喂奶，每次 2～5 ml/kg，逐渐增加到每日需要热量。早产儿以母乳为最优，其次为早产儿配方奶。需水量约 70～150 ml/（kg·d）。生后第一天奶量一般给予 60～90 ml/（kg·d）[50～72 kcal/（kg·d）]，可每 2～4 h 喂一次，以后总量逐渐增加至 100～150 ml/（kg·d）[80～120 kcal/（kg·d）]，第二周可给予 150～200 ml/（kg·d）[120～160 kcal/（kg·d）]。

（4）喂养方法：根据早产儿的吸吮能力可采用以下方法。①直接母乳喂养：出生体重较大且吸吮能力强的可直接喂哺母乳，但应避免疲劳。②奶瓶喂养：用于体重较大且有吸吮力的早产儿，奶头应较软，奶孔大小适宜，奶孔过大可引起呛咳、窒息，过小易使婴儿疲劳。③滴管喂养：用于吸吮能力差，但有吞咽能力的早产儿。④胃管喂养：适用于吸吮和吞咽能力均差的早产儿，注意插管的深度和确认是否插入胃内，每次灌注奶液前应检查胃潴留情况，然后缓慢注入奶液，最后用2～3 ml温开水冲洗胃管。喂哺时和喂哺后应注意观察有无发绀、呛咳、溢乳、呕吐等异常反应。必要时可于喂奶前后吸氧。每天应详细记录出入量，准确测量体重，以便分析、调整营养量。

早产儿还需补充一些维生素和矿物质。出生后立即肌内注射维生素 K_1 1 mg/d，连续3天，以预防出血。生后10天开始补充维生素D 100 IU/d，逐步增加至300～400 IU/d。6周后补充铁剂。此外，还应补充维生素A、B、C、E。

4. 预防感染 早产儿抵抗力比足月儿更低，更应注意消毒隔离。严格遵守空气和物品消毒制度，加强工作人员的管理，防止交叉感染，护理前后需用肥皂洗手，护理人员定期做鼻咽拭子培养，将感染及带菌者调离早产儿室。加强口腔、皮肤及脐部的护理。经常帮助早产儿更换体位，以防发生肺炎。

5. 维持有效呼吸 保持呼吸道通畅，早产儿仰卧时可在肩下放置软垫，避免颈部弯曲。低氧血症时予以吸氧，一般主张间断低流量给氧，以维持动脉血氧分压50～70 mmHg或经皮血氧饱和度90%～95%为宜。若出现呼吸暂停，可给予弹足底、托背等刺激，可同时给予氨茶碱5 mg/kg肌内注射或静脉滴注给药。

6. 密切观察病情 早产儿各器官系统功能不成熟，护理人员应加强巡视，密切观察病情变化。若发现异常表现，如体温低、呼吸不规则或呻吟、面部或全身青紫或苍白、烦躁不安、反应低下、惊厥、黄疸出现早或程度重、拒食等，应及时报告医师，并协助查找原因，进行相应处理。

【健康指导】

1. 疾病知识指导 指导家长保暖、喂养及预防感染的方法和注意事项。在护理早产儿前后必须洗手，减少他人探视，家中有感染者避免接触早产儿。

2. 用药指导 早产儿肝功能不成熟，易发生药物蓄积中毒，应在医生的指导下使用药物。

3. 卫生保健知识指导 指导家长在早产儿出生后10天开始用维生素D制剂，出生后6周补充铁剂，以预防佝偻病和贫血；按时预防接种；定期到医院进行健康检查及生长发育监测。

第三节 新生儿重症监护

新生儿重症监护（neonatal intensive care）是指对病情不稳定的危重新生儿给予自动化和电子化先进仪器进行连续动态监护、持续的护理、复杂的处置、连续的呼吸支持或其他加强干预，并及时、准确地对危重新生儿的生命体征和病情程度进行评估。新生儿重症监护室（neonatal intensive care unit，NICU）是20世纪70年代初逐渐形成和完善的治疗危重新生儿的病室。NICU的广泛建立使新生儿病死率及远期发病率明显下降。

【仪器设备】 NICU必须配备各种监护仪器和急救治疗设备，主要包括：①各种监护仪：如心率、呼吸、体温、脉搏、血压监护仪，经皮氧分压、氧饱和度及二氧化碳分压监护仪。②复苏抢救设备：如复苏囊、面罩、吸引系统、气管插管、喉镜等。③各种插管：如吸

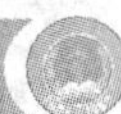

痰管、胃管，周围动、静脉插管等。④诊断设备：如床旁X线机、B超、血气分析仪、血生化分析仪、血糖测定仪等。⑤治疗设备：机械通气设备、自控式开放式抢救台或暖箱、光疗箱、输液泵、供氧系统等。

生命岛是指患儿所需物品全部集中并定点、定位存放的柜子。每日有专人负责检查和补充消耗性物品。此外，在大柜中部的墙壁上，有一套连接各种仪器设备的电源和气源装置。

【监护对象】 NICU主要收治各种需要密切监护或抢救治疗的高危新生儿，主要包括：①需要进行呼吸管理的新生儿，如急、慢性呼吸衰竭，严重心、肺疾病或呼吸暂停，重度围生期窒息，需要应用辅助通气及拔管后24 h内的新生儿。②外科大手术术前、术后监护，尤其是术后24h内的新生儿。③胎龄<30周、生后48h内，或胎龄<28周、出生体重<1500 g的所有新生儿。④接受全胃肠外营养或需换血治疗的新生儿。⑤其他各种危重病症如重症休克、反复惊厥、多器官功能衰竭等。

【监护内容】 对进入NICU的高危儿应进行严密监护，根据不同疾病及病情严重程度选择相应的监护项目，在仪器监护的同时，应床旁密切观察病情变化。

1. 呼吸监护　主要监测患儿呼吸频率、呼吸节律变化及有无呼吸暂停，对有呼吸系统疾病和机械通气患儿要监护肺功能如肺容量监测及肺通气功能测定等。

2. 心电图监护　主要监测患儿心率、节律及心电波形变化，如心率增快、减慢、各种心律失常和各种原因引起的心电图特征性表现等。

3. 血压监护　目前国内NICU中最常用的血压监测方法是间接测压法，将袖带束于患儿上臂间接定时测量，可自动显示收缩压、舒张压和平均动脉压，方法简便，无并发症，一般患儿2～6 h测1次，对休克、失血等患儿要1～2 h测1次。

4. 经皮血气监测　包括经皮氧分压（$TcPO_2$）、二氧化碳分压（$TcPCO_2$）及脉搏氧饱和度（SpO_2）监测。SpO_2监测是利用脉搏氧饱和度仪测得的病人的血氧饱和度，可间接判断病人的氧供情况，被称为第五生命体征监测。具有无创、连续、自动、操作简便等优点，但当周围血液循环灌注不良时，其准确性较差，因此，在应用经皮血气监测同时，应定期检测动脉血气。

5. 体温监测　将患儿置于已预热的自控式开放式抢救台上或暖箱内，以体温检测仪监测患儿体温。体温监测的探头务必妥善固定，以防发生烫伤。

6. 血液生化监测　危重新生儿易发生电解质紊乱，应及时监测有无低钠血症、低钙血症等；新生儿易发生低血糖或高血糖，可用自动生化仪测血糖，根据血糖调整补糖速度和浓度；危重新生儿常存在发生胆红素脑病的高危因素，应定期监测血清胆红素浓度。

7. 影像学检查　条件较好的可配备移动式X线机、超声仪，以随时监测患儿的心、胸、脑部情况，为治疗方案的制订提供准确的信息。

【NICU的护理工作】 危重新生儿常处于生命垂危状态或潜在威胁生命状态，需要进行包括临床观察、各种监护仪器、实验室检查等对生命信息和病情变化的连续监测，要求护士24 h守护在床边，及时观察与护理，将收集到的大量数据，按时间顺序记录于护理监护记录中，以了解病情动态变化，发现异常及时通知医生。

1. NICU环境　新生儿监护室内必须安静、清洁、整齐、舒适，室内要有温、湿度计，室温要求保持在24～26℃，湿度60%～65%，并由专人负责，随时调整。安装有良好的通风系统或层流设备，以保证病室空气清新。

2. 患儿入室前的准备　当接到收治危重患儿通知时，护士应预热自控式开放式抢救台或暖箱，需用氧者准备相应的供氧设备，连接好呼吸机管道，检查呼吸机功能及报警系统，准备好心电导联、吸引器及复苏囊等。

3. 患儿入室后的护理 ①置患儿于自控式开放式抢救台上，初步评估患儿生命体征，需紧急处理的患儿，护士应密切配合医生进行心肺复苏、气道吸引，必要时气管插管，放置胸腔引流管。立即建立静脉通路，按医嘱正确给药，必要时插胃管、吸氧。②将连接好监护系统的探头贴在患儿的皮肤上，根据病情提供各种生命脏器功能状态的监护，如心肺监护、血氧饱和度监测、血压监测等。③待患儿生命体征平稳后，再进行全身检查和评估，如称体重、测身长，量头围、腹围，查阅转院或转科记录，追问病史。在指定部位系上手圈，写明姓名及住院号。安排各项辅助检查，如电解质、胆红素、血糖测定及床旁 X 线检查等。④向患儿父母亲作必要的病情讲解及解释，以取得家属的支持及配合。

第四节 新生儿窒息

新生儿窒息（asphyxia of newborn）是指婴儿出生后无自主呼吸或呼吸抑制而导致低氧血症、高碳酸血症和代谢性酸中毒，是引起新生儿死亡和儿童伤残的重要原因之一。

【病因及发病机制】

（一）病因

窒息的本质是缺氧，凡能影响母体和胎儿血液循环和气体交换的因素都会造成新生儿窒息。可出现于妊娠期，但大多数出现于产程开始后。新生儿窒息多为胎儿窒息的延续。

1. 孕母因素 孕母有慢性或严重疾病，如糖尿病、严重贫血和心、肾、肺等全身疾病；妊娠期并发症如妊娠高血压综合征；孕母吸毒、吸烟；孕母年龄＞35 岁或＜16 岁以及多胎妊娠。

2. 分娩因素 头盆不称、宫缩乏力、臀位难产、手术助产如高位产钳等；产程中麻醉剂使用不当。

3. 胎儿因素 早产儿、小于胎龄儿、巨大儿；严重先天性畸形；羊水或胎粪吸入；宫内感染所致神经系统受损等。

4. 胎盘和脐带因素 前置胎盘、胎盘早剥、胎盘老化等；脐带脱垂、绕颈、打结、过短或牵拉等。

（二）发病机制

1. 呼吸改变 新生儿窒息缺氧时，起初 1～2 min 表现为呼吸增快。如缺氧未及时纠正，即出现原发性呼吸暂停，患儿有发绀、心率减慢、血压升高等表现，如能及时给氧或予以适当刺激，呼吸可恢复。如缺氧持续存在，则出现喘息样呼吸，心率继续减慢，血压下降，肌张力消失，进入继发性呼吸暂停，如无外界正压呼吸帮助则新生儿无法恢复而死亡。

2. 各器官缺血、缺氧改变 窒息早期，因低氧血症和酸中毒导致血流重新分布，胃肠道、肺、肾、肌肉、皮肤等器官血流减少，而心、脑、肾上腺等重要器官的血流供应得到保证。若缺氧持续存在，发生严重代谢性酸中毒，导致全身各重要器官受累，包括脑损伤、呼吸衰竭、循环衰竭、坏死性肠炎、肾损害及低血糖等生化和血液改变。

【临床表现】

1. 胎儿窒息 早期表现为胎动增加，胎心率增快，＞160 次/分；晚期胎动减少甚至消失，胎心率减慢，＜100 次/分。羊水被胎粪污染成黄绿色或深绿色，如胎儿吸入被胎粪污

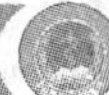

染的羊水可加重窒息。

2. 新生儿窒息　新生儿娩出时的窒息程度可用 Apgar 评分进行评估（表 6-1），于出生后 1 min、5 min 各评一次。评分 8～10 分为正常，4～7 分为轻度窒息，0～3 分为重度窒息。若生后 1 min 评分 8～10 分而数分钟后又降至 7 分以下者亦属窒息；如 5 min 评分仍低于 6 分者，发生神经系统后遗症可能性较大，预后较差。

表 6-1　新生儿 Apgar 评分法

体征	评分标准			生后评分	
	0	1	2	1 min	5 min
皮肤颜色	青紫或苍白	身体红，四肢青紫	全身红		
心率（次/分）	无	<100	>100		
弹足底或插鼻管	无反应	有些动作如皱眉	哭，喷嚏		
肌张力	松弛	四肢略屈曲	四肢活动		
呼吸	无	慢，不规则	正常，哭声响		

3. 并发症　重度窒息或缺氧持续时间久者可引起多系统受累，出现缺氧缺血性脑病、颅内出血、急性心力衰竭、急性肾衰竭、坏死性小肠结肠炎及代谢紊乱如低血糖、低血钙等。

【辅助检查】

1. 血气分析　胎头露出宫口时取头皮血行血气分析，如 pH≤7.25，提示胎儿有严重缺氧；生后应多次测 pH、$PaCO_2$ 和 PaO_2，作为供氧的依据。

2. 血生化检查　根据需要选择性测血糖、电解质、血尿素氮和肌酐等指标。

【治疗要点】

1. 积极预防　做好产前检查，加强对高危胎儿的监护，积极治疗孕母疾病。

2. 早期预测　估计胎儿娩出有窒息的危险性时，做好抢救和复苏的准备工作。

3. 及时复苏　采用国际通用的 ABCDE 复苏方案。A（air way）：开放气道；B（breathing）：建立呼吸；C（circulation）：维持正常血液循环；D（drug）：辅助用药；E（evaluation）：评价和监护。前三项最为重要，其中 A 是根本，B 是关键，评估贯穿于整个复苏过程中。呼吸、心率和皮肤颜色是窒息复苏评估的三大指标，并遵循：评估→决策→措施程序，如此循环往复，直到完成复苏。具体复苏步骤和程序见图 6-2。

【常见护理诊断】

1. 不能维持自主呼吸　与羊水、气道分泌物吸入导致低氧血症和高碳酸血症有关。

2. 有感染的危险　与胎粪吸入及免疫功能低下有关。

3. 体温过低　与缺氧有关。

4. 潜在并发症：缺氧缺血性脑病、颅内出血。

5. 恐惧（家长）　与病情危重及预后不良有关。

【护理措施】　对窒息的新生儿，护理人员应配合医生，按新生儿窒息复苏步骤和程序立即采取复苏措施。

1. 快速评估　出生后立即用数秒钟时间快速评估 4 项指标：①是足月吗？②羊水清吗？③有呼吸或哭声吗？④肌张力好吗？如以上任何 1 项为“否”，则进行以下初步复苏。

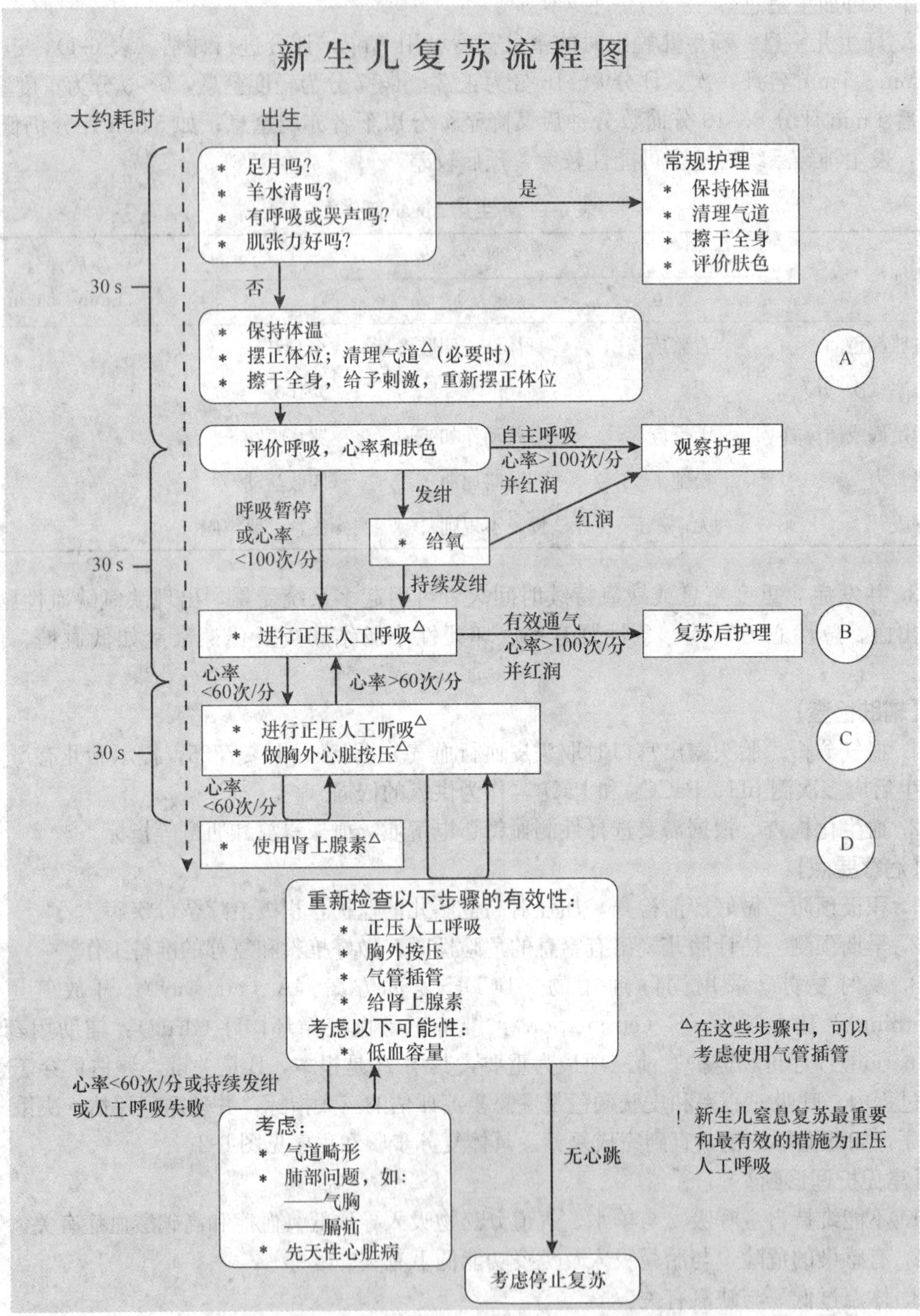

新生儿复苏流程图

大约耗时　出生

30 s
- 足月吗?
- 羊水清吗?
- 有呼吸或哭声吗?
- 肌张力好吗?

是 → 常规护理
- 保持体温
- 清理气道
- 擦干全身
- 评价肤色

否 ↓

A
- 保持体温
- 摆正体位；清理气道△(必要时)
- 擦干全身，给予刺激，重新摆正体位

评价呼吸，心率和肤色

自主呼吸 心率>100次/分 并红润 → 观察护理

发绀 → * 给氧 → 红润 → 观察护理

30 s

呼吸暂停或心率<100次/分 / 持续发绀 ↓

B
- 进行正压人工呼吸△

有效通气 心率>100次/分 并红润 → 复苏后护理

心率<60次/分 ↓　　↑ 心率>60次/分

30 s

C
- 进行正压人工听吸△
- 做胸外心脏按压△

心率<60次/分 ↓

D
- 使用肾上腺素△

重新检查以下步骤的有效性:
- 正压人工呼吸
- 胸外按压
- 气管插管
- 给肾上腺素

考虑以下可能性:
- 低血容量

心率<60次/分或持续发绀或人工呼吸失败

考虑:
- 气道畸形
- 肺部问题，如:
  ——气胸
  ——膈疝
- 先天性心脏病

无心跳 → 考虑停止复苏

△在这些步骤中，可以考虑使用气管插管

！新生儿窒息复苏最重要和最有效的措施为正压人工呼吸

图 6-2　新生儿复苏步骤和程序

2. 初步复苏步骤　①保暖：新生儿娩出后立即将其置于预热的开放式抢救台上。②摆好体位：患儿仰卧，肩部用毛巾垫高 2～3 cm，使颈部轻微仰伸。③清理呼吸道：新生儿娩出后，用吸管吸净口腔、咽部及鼻腔的黏液，先口后鼻，吸引时间不超过 10 s。如羊水混有胎粪，且新生儿无活力，在婴儿呼吸前，应做气管插管，将胎粪吸出。如羊水清或羊水污染但新生儿有

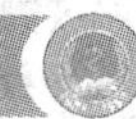

活力（有活力的定义：呼吸规则、肌张力好及心率>100 次/分），则可以不进行气管内吸引。④擦干：用温热毛巾快速擦干头部及全身，并立即重新摆好体位。⑤触觉刺激：用手拍打或手指弹患儿的足底或摩擦背部，以诱发自主呼吸。以上步骤应在 30 s 内完成。

3. 气囊面罩正压人工呼吸　触觉刺激后，如新生儿无规律呼吸；心率<100 次/分；或有持续性中心性发绀，应立即应用 100%纯氧进行气囊面罩正压通气。最初的几次正压人工呼吸需要 30～40 cm H_2O（1 cm H_2O=0.098 kPa），以后维持在 20 cm H_2O；频率 40～60 次/分（胸外按压时为 30 次/分）；以心率增加并接近正常、胸廓起伏、听诊呼吸音正常为宜。经 30 s 充分正压人工呼吸后，如有自主呼吸，再评估心率，如心率>100 次/分，可逐步减少并停止正压人工呼吸，进行观察护理。如自主呼吸不充分，或心率<100 次/分，须继续用气囊面罩或气管插管正压通气。

4. 胸外心脏按压　如无心率或气管插管正压通气 30 s 后心率持续<60 次/分，应同时进行胸外心脏按压。可采用双拇指法：操作者双拇指并排或重叠于患儿胸骨体下 1/3 处（两乳头连线下方），其他手指围绕胸廓托在后背；中、示指法：操作者一手的中、示指按压胸骨体下 1/3 处，另一手或硬垫支撑患儿背部，按压频率为 90 次/分，每按压 3 次通气 1 次，按压深度为胸廓前后径的 1/3。

5. 用药治疗　经 100%氧充分正压人工呼吸、同时胸外按压 30 s 后，心率持续<60 次/分，遵医嘱给予 1∶10000 肾上腺素 0.1～0.3 ml/kg，经脐静脉导管内注入或气管导管注入，剂量为 0.3～1 ml/kg，5 min 后可重复一次。根据病情可酌情选用扩容剂、纠酸及血管活性药物等；如其母在婴儿出生前 6 h 曾用过麻醉药，可给予纳洛酮静脉或气管内注入。

复苏后仍需监测体温、呼吸、心率、血压、尿量、肤色及窒息引起的多器官损伤。如并发症严重，需转运到 NICU 治疗，转运中需注意保暖、监护生命指标和予以必要的治疗。

【健康指导】

1. 疾病知识指导　向家长介绍导致本病的病因、目前患儿病情状况、为患儿拟订的诊疗计划及采取的护理措施，以取得家长的配合及支持。告知家长部分重度窒息患儿可能会留有神经系统后遗症。

2. 卫生保健知识指导　孕妇要定期进行产前检查，加强胎儿监护，及时处理异常情况。高危孕妇可转运至条件较好的医院分娩。分娩中，妇产科、儿科的医务人员应密切合作，减少新生儿窒息的发生。对留有神经系统后遗症的患儿应进行康复训练指导。

第五节　新生儿缺氧缺血性脑病

新生儿缺氧缺血性脑病（hypoxic-ischemic encephalopathy，HIE）是指各种围生期窒息引起的部分或完全缺氧、脑血流减少或暂停而导致的胎儿或新生儿脑损伤。早产儿发生率明显高于足月儿，但由于足月儿在活产新生儿中占绝大多数，故以足月儿多见。HIE 是引起新生儿急性死亡和慢性神经系统损害的主要原因之一。

【病因及发病机制】

（一）病因

1. 缺氧　是导致本病的主要原因，如各种围产期窒息、反复的呼吸暂停、严重的呼吸系统疾病如感染性肺炎、胎粪吸入综合征、肺透明膜病等，其中以窒息最常见。

2. 缺血　见于各种引起脑血流灌注减少的疾病，如严重心脏疾病及严重失血等。

（二）发病机制

1. 脑血流改变　在不完全性缺氧早期，血流发生第一次重新分配，保证心、脑、肾上腺的血液供给；如缺氧持续存在，则发生血流第二次重新分配，供应大脑半球的血流减少，以保证脑干、丘脑和小脑的血灌注量，此时大脑皮质矢状窦两旁的带状区最易受损。急性完全性缺氧时，代偿机制无法及时起效，直接损害基底神经节、丘脑、脑干等脑代谢最旺盛的部位。缺氧和高碳酸血症还可导致脑血管自主调节功能障碍，当血压升高过大时可致颅内出血；当血压下降时，脑血流减少引起缺血性损害。

2. 脑组织代谢改变　葡萄糖是人类脑组织能量的最主要来源。缺氧时脑组织无氧酵解增加，乳酸堆积，能量急剧减少，最终因能量衰竭，出现一系列使损害进一步恶化而导致脑细胞死亡的瀑布样反应：①细胞膜上钠-钾泵功能不足，导致细胞发生水肿。②Ca^{2+}通道开启异常，大量Ca^{2+}进入细胞内导致脑细胞不可逆的损害。③能量持续衰竭时，可引起细胞内Ca^{2+}超载，自由基生成增多。④脑血流恢复时，可引起脑再灌注损伤。最终导致脑细胞水肿、凋亡和坏死。

【临床表现】　主要表现为意识障碍，肌张力和原始反射的改变。临床上分轻、中、重3度。

1. 轻度　主要表现为兴奋，易激惹，拥抱反射活跃，肌张力正常，一般无意识障碍。症状在出生后24 h内明显，3天内逐渐消失，预后良好。

2. 中度　表现为嗜睡，反应迟钝，肌张力减低，肢体自发活动减少，常伴有惊厥。前囟张力可增高，原始反射减弱，瞳孔常缩小，对光反射迟钝。症状在出生后72 h最明显，多于7天逐渐消失。如病情恶化，反复抽搐，10天后症状不消失者预后差。

3. 重度　意识不清，常处于昏迷状态，肌张力低下，肢体自发活动和原始反射消失，频繁惊厥，反复呼吸暂停，前囟张力高，瞳孔不等大或扩大，对光反应差，心率减慢。症状可持续数周，病死率高，存活者多数留有后遗症。

【辅助检查】

1. 血清酶测定　血清肌酸激酶同工酶（CPK-BB）升高。

2. 颅脑超声　对脑水肿、脑室及其周围出血有较好的诊断价值。

3. 头颅CT　有助于了解脑水肿的程度及颅内出血部位和性质。最适宜的检查时间为出生后2～5天。

4. 脑电图　轻度可无异常，对中、重度判断脑损伤程度和预后估计有帮助。

【治疗要点】

1. 支持疗法　①维持良好的通气功能，保持PaO_2＞7.98～10.64 kPa（60～80 mmHg）、$PaCO_2$和pH在正常范围。②维持脑和全身良好的血液灌注，避免脑灌注过低或过高。③维持血糖在正常高值（4.16～5.55 mmol/L），以保证神经细胞代谢所需能源。

2. 控制惊厥　首选苯巴比妥钠，顽固性抽搐者可加用地西泮或水合氯醛。

3. 纠正酸中毒　代谢性酸中毒可酌情使用碳酸氢钠。

4. 减轻脑水肿　避免输液过量，每日液体总量不超过60～80 ml/kg。颅内压增高时，首选呋塞米，严重者可用20%甘露醇，必要时可选用白蛋白。

【常见护理诊断】

1. 潜在并发症：颅内压增高。

2. 有废用综合征的危险　与缺氧、缺血导致的后遗症有关。

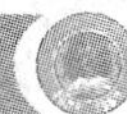

3. 不能维持自主呼吸　与呼吸中枢损害有关。

【护理措施】

1. 一般护理　根据病情选用喂养方式，必要时采用鼻饲喂养或静脉营养，以保证热量供给。

2. 病情观察　监测患儿意识状态、肌张力、呼吸、心率、囟门等情况，注意有无呼吸衰竭、循环障碍及惊厥，一旦发现及时报告医生并做好抢救准备。

3. 诊疗护理　根据诊疗计划实施治疗：给予苯巴比妥钠，负荷剂量20 mg/kg，12 h后给予维持量，每日3～5 mg/kg；在扩容、纠酸的基础上，使用多巴胺或多巴酚丁胺，剂量为每分钟2.5～15 μg/kg，从小剂量开始，根据病情逐渐增加剂量；减轻脑水肿应用呋塞米，每次0.5～1 mg/kg，颅高压明显时应用20%甘露醇，每次0.25～0.5 g/kg，4～6 h一次，连用3～5天。

4. 对症护理　及时清除呼吸道分泌物，选择适当给氧方法。

5. 心理护理　向家长耐心细致地解答病情以取得理解，恢复期指导家长掌握康复干预措施，如给予患儿功能训练和感知刺激等。

【健康指导】

1. 疾病知识指导　向家长介绍导致本病的病因、目前患儿病情状况、为患儿拟订的诊疗计划及采取的护理措施，以取得家长的配合及支持。告知家长重度缺血缺氧患儿留有神经系统后遗症的可能性大，应提早做好心理准备。

2. 卫生保健知识指导　坚持定期随访，指导家长早期给予患儿动作训练和感知刺激，以促进脑功能的恢复。

第六节　新生儿颅内出血

新生儿颅内出血（intracranial hemorrhage of the newborn）主要由缺氧或产伤引起，是新生儿期最严重的脑损伤。临床表现以中枢神经系统兴奋或抑制状态为特征。早产儿发病率较高，病死率高，预后较差。

【病因及发病机制】　新生儿尤其是早产儿，生后1周内凝血功能不成熟，且血管壁薄，故易出血。缺氧和（或）产伤是本病的主要病因。

1. 缺氧　产前、产程中及产后各种引起缺氧、缺血的因素都可导致颅内出血，以早产儿多见。缺氧和酸中毒可使毛细血管通透性增高、破裂出血，引起室管膜下生发层基质出血、脑实质点状出血以及蛛网膜下腔出血。

2. 产伤　因胎头过大、头盆不称、急产、臀位产、高位产钳和吸引器助产等使胎儿头部受损伤造成颅内出血。医疗或护理操作时对头部按压过重也可造成颅内出血。

3. 其他　窒息、酸中毒、高渗液体快速输入、机械通气不当等可导致毛细血管破裂引起颅内出血。

【临床表现】　症状和体征主要与出血部位和出血量有关，轻者可无症状，大量出血者可在短期内死亡。常见症状和体征有：①神志改变：激惹、嗜睡、昏迷，兴奋与抑制交替出现。②呼吸改变：如呼吸增快、减慢、不规则或暂停等。③颅内压增高症：前囟隆起、脑性尖叫、血压增高、惊厥、角弓反张。④眼征：双目凝视、斜视、眼球上转困难、眼球震颤、瞳孔不对称、对光反射消失。⑤肌张力改变：早期增高，以后减低。⑥原始反射减弱或消失。⑦其他：不明原因的苍白、贫血及黄疸等。

不同类型的颅内出血特点：

1. 脑室周围及脑室内出血 多见于早产儿，胎龄越小，发病率越高，是引起早产儿死亡的常见原因之一。常于24～72 h出现症状，表现为呼吸暂停、嗜睡、肌张力低下、拥抱反射消失等。

2. 蛛网膜下腔出血 常见于早产儿，与缺氧、酸中毒、产伤有关。典型者于生后第2天发生惊厥，发作间隙情况良好。极少数病例因大量出血常于短期内死亡，存活者可并发脑积水。腰穿可见血性脑脊液。

3. 硬脑膜下出血 是产伤性颅内出血最常见的类型，多见于足月巨大儿。出血量少者可无症状，出血明显者多于生后24 h后出现惊厥、偏瘫、斜视等症状。存活者可并发硬脑膜下积液。

【辅助检查】

1. 影像学检查 头颅B超、CT、MRI检查有助于确定出血的部位、程度、范围。

2. 脑脊液 由于是有创性检查，且并非所有颅内出血的脑脊液都有变化，故很少用于诊断颅内出血。

【治疗要点】

1. 控制止血 可选用维生素 K_1、酚磺乙胺。

2. 降低颅内压 可选用地塞米松、呋塞米。早期慎用甘露醇，以免加重出血。

3. 镇静止惊 选用地西泮、苯巴比妥。

4. 支持疗法 保持患儿安静，保证热量、液体供给，维持正常血压及内环境稳定。

【常见护理诊断】

1. 潜在并发症：颅内压增高。

2. 不能维持自主呼吸 与颅内出血致颅内压升高压迫呼吸中枢有关。

3. 营养失调：低于机体需要量 与摄入量减少和呕吐有关。

4. 焦虑 与家长担心患儿预后有关。

【护理措施】

1. 一般护理 保持患儿安静，避免搬动，所有操作集中进行，尽量减少对患儿的刺激，防止加重颅内出血；保持呼吸道通畅，必要时给氧或采用人工呼吸机；保证热量供给，以满足机体营养需要；严格控制输液速度，维持血压在稳定范围。

2. 病情观察 监测生命体征、意识形态、眼部症状、前囟张力、呼吸情况、肌张力和瞳孔变化等；定期测量头围；注意观察有无惊厥、呼吸暂停等，一旦发生及时报告医生，并做好抢救准备。

3. 诊疗护理 控制惊厥首选苯巴比妥钠，先用负荷量，再改用维持量；对颅内压增高者可用地塞米松每日0.5～1.0 mg/kg，分4次静点，速度不宜太快；呼吸节律不整、瞳孔不等大时可使用甘露醇每次0.25～0.5 g/kg，6～8 h一次；选用维生素 K_1、酚磺乙胺、卡巴克洛等止血，严重患儿可少量多次输新鲜血浆或全血。

4. 对症护理 及时清理呼吸道分泌物，保持呼吸道通畅。避免压迫胸部，影响呼吸。根据缺氧程度给氧，注意用氧的方式和浓度，症状好转应及时停用氧气，以防氧中毒。体温过高时给予物理降温，体温过低时用远红外辐射床、暖箱或热水袋保暖。

5. 心理护理 病情危重时应及时向家长介绍病情和治疗、护理方案，鼓励家长表达内

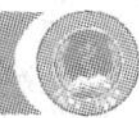

心感受，耐心解答家长的疑问。恢复期应指导康复方法，鼓励坚持治疗和随访。有后遗症时，教会家长对患儿进行功能训练，增强其战胜疾病的信心。

【健康指导】

1. 疾病知识指导　向家长介绍导致本病的病因、目前患儿病情状况及预后、为患儿拟订的诊疗计划及采取的护理措施，以取得家长的配合及支持。告知家长重度颅内出血患儿出现神经系统后遗症的可能性大，应提早做好心理准备。

2. 卫生保健知识指导　加强围生期保健工作，减少异常分娩所致的产伤和窒息。对有后遗症者，指导家长做好智力开发、肢体功能训练等早期康复干预。

第七节　新生儿黄疸

新生儿黄疸（neonatal jaundice）是新生儿时期胆红素在体内积聚而引起皮肤、黏膜、巩膜或其他脏器的黄染，为新生儿常见症状之一。临床分为生理性黄疸与病理性黄疸两大类。病理性黄疸病因复杂，临床症状轻重不一，严重者可发生胆红素脑病导致死亡或严重后遗症。

【新生儿胆红素代谢特点】

1. 胆红素生成较多　新生儿每日生成的胆红素约为8.8mg/kg，是成人的2倍以上，主要是未结合胆红素。其原因为：①胎儿时期处于氧分压偏低的环境，红细胞代偿性增多，而出生后氧分压提高，使过多的红细胞破坏。②新生儿红细胞寿命比成人短20～40天，且血红蛋白的分解速度是成人2倍。③其他来源的胆红素生成较多。

2. 肝功能不成熟　①摄取胆红素的能力差：新生儿生后5天内，肝细胞内缺乏摄取胆红素所必需的Y蛋白和Z蛋白，出生5～10天后这两种蛋白才达成人水平。②结合胆红素的能力差：肝细胞内尿苷二磷酸葡萄糖醛酸转移酶的含量和活力不足，不能将未结合的胆红素有效地转换成结合胆红素，此酶在出生后7天才接近正常。③排泄胆红素能力差：出生时，肝细胞将结合胆红素排泄到肠道的能力低下，可出现暂时性肝内胆汁淤积。

3. 肠-肝循环增加　刚出生的新生儿，肠道正常菌群尚未建立，不能将进入肠道的胆红素还原成粪胆原、尿胆原；而肠内β-葡萄糖醛酸苷酶活性较高，易将肠道内结合胆红素分解为未结合胆红素，重新吸收入血液而达肝，加重肝负担。若胎粪排出延迟，则肠壁吸收胆红素更多。

【临床表现】

（一）生理性黄疸

生理性黄疸是单纯因胆红素代谢特点引起的暂时黄疸。约50%～60%的足月儿和80%以上的早产儿可出现生理性黄疸。其特点为：①一般情况良好。②足月儿2～3天出现黄疸，4～5天达高峰，5～7天消退，但最迟不超过2周；早产儿黄疸多于3～5天出现，5～7天达高峰，7～9天消退，最长可延迟到3～4周。③每日胆红素浓度升高＜85μmol/L（5mg/dl）。④血清胆红素浓度足月儿一般不超过220.6μmol/L（12.9mg/dl），早产儿不超过256.5μmol/L（15mg/dl）。由于国内外有关生理性黄疸血清胆红素正常上限值的研究报道有一定差异，尚未制定统一的诊断标准。

（二）病理性黄疸

常有以下特点：①黄疸出现过早（生后24h内）。②程度重，血清胆红素浓度足月儿＞

220.6 μmol/L（12.9 mg/dl），早产儿超过 256.5 μmol/L（15 mg/dl）。③进展快，每日上升超过 85 μmol/L（>5 mg/dl）。④黄疸持续时间长，足月儿超过 2 周，早产儿超过 4 周。⑤黄疸退而复现。⑥血清结合胆红素超过 34 μmol/L（>2 mg/dl）。对病理性黄疸应积极查找病因，引起病理性黄疸的主要原因有：

1. 感染性因素

（1）新生儿肝炎：多数由病毒感染引起，以巨细胞病毒最常见，其他如乙肝病毒、风疹病毒、疱疹病毒、甲型肝炎病毒等都可引起。一般起病慢，常在生后 1～3 周或更晚出现黄疸，可伴有厌食、呕吐、体重不增等。随黄疸加重，大便可由黄色变为浅黄或灰白色。轻症 4～6 周渐恢复，重症可渐发展为肝硬化。

（2）新生儿败血症：细菌毒素可抑制葡萄糖醛酸转移酶的活力，并使红细胞破坏增加而致黄疸。感染早期以未结合胆红素为主，晚期以结合胆红素为主。黄疸随感染发展而加重，随感染控制而消失。

2. 非感染性因素

（1）胆道闭锁：以肝内胆管闭锁多见。表现为生后 2～3 周出现黄疸并进行性加重。皮肤呈黄绿色，尿色深黄，大便由浅黄色渐转为白色。肝进行性增大，质地硬，3～4 个月后发展为胆汁淤积性肝硬化。主要为结合胆红素增加。应早期手术治疗。

（2）母乳性黄疸：常与生理性黄疸重叠，患儿一般状态良好，可持续 4～12 周。胆红素可高达 342 μmol/L，但停止母乳 24～72 h 胆红素即可明显下降。其原因可能与母乳中 β-葡萄糖醛酸苷酶活性高有关。

（3）新生儿溶血病：是指因母子血型不合，母亲的血型抗体通过胎盘进入胎儿循环，发生同种免疫反应，导致胎儿、新生儿红细胞破坏而引起的溶血。在已发现的人类 26 个血型系统中，以 ABO 最常见，其次为 Rh 血型不合。ABO 血型不合主要发生在母亲为 O 型血，婴儿为 A 型或 B 型血，若母亲为 AB 型或婴儿为 O 型则不会发生溶血，发生在第一胎者约 40%～50%。Rh 血型不合主要发生在 Rh 阴性孕妇和 Rh 阳性的胎儿，一般不会发生在第一胎，但随着胎次增多越来越严重。新生儿溶血病临床表现轻重程度不一，一般 ABO 溶血症较轻，Rh 溶血症较重。常见的临床表现有：①黄疸：Rh 溶血者大多在 24 h 内出现黄疸，ABO 溶血大多在出生后 2～3 天出现，黄疸发展迅速。②贫血：Rh 溶血者贫血出现早且重，ABO 溶血者贫血多不明显。③肝、脾大：严重溶血髓外造血活跃，引起肝、脾大，Rh 溶血病较 ABO 溶血病明显。④胆红素脑病：一般发生于生后 2～7 天，10 天以后少见，早产儿尤易发生。胆红素脑病典型临床表现可分为 4 期：警告期：嗜睡、吸吮力弱、尖声哭叫、肌张力下降，持续约 12～24 h；痉挛期：双眼凝视、惊厥、角弓反张、呕吐、前囟隆起、呼吸不规则，约 1/3～1/2 患儿因呼吸衰竭或 DIC 死亡；恢复期：吃奶及反应好转，抽搐次数减少；后遗症期：多在 2 个月左右，出现手足徐动、耳聋、眼球运动障碍、智力落后等中枢神经系统损害的后遗症。

（4）其他：①遗传性疾病：原因为红细胞 6-磷酸葡萄糖脱氢酶（G-6-PD）缺陷。我国在南方多见，以黄疸重、贫血不太明显、核黄疸发生率较高为特点；其他有红细胞丙酮酸激酶缺陷病、遗传性球形红细胞增多症、半乳糖血症等。②药物性黄疸：如由维生素 K_3、维生素 K_4 或新生霉素等药物引起。

【辅助检查】

1. 血清胆红素测定　有助于病因诊断及早期识别发生胆红素脑病的危险。

 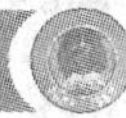

2. 母子血型、红细胞、血红蛋白及网织红细胞检查　证实有无血型不合及溶血存在。

3. 特异性抗体检查　①改良直接抗人球蛋白试验：阳性可确诊。②抗体释放试验：阳性亦为诊断溶血病的可靠依据。③血清游离抗体试验：仅此一项阳性不能确诊。

【治疗要点】

1. 针对不同病因，采取相应治疗措施。

2. 注意保暖，提早喂养，供给足够热量，保持大便通畅。

3. 降低血清胆红素，防止胆红素脑病发生，可采取光照疗法或使用酶诱导剂、血浆或白蛋白、中药等方法。必要时考虑换血疗法。

4. 积极采取综合措施，纠正代谢性酸中毒、防治感染等。

【常见护理诊断】

1. 潜在并发症：胆红素脑病。

2. 知识缺乏　家长缺乏有关新生儿黄疸的病因和护理知识。

【护理措施】

1. 一般护理　发生低体温和低血糖时胆红素与白蛋白的结合受到阻碍。应注意保暖，使体温维持在36～37℃。提早喂养有利于建立肠道菌群，使胎粪排出，减少胆红素的肠-肝循环，减轻黄疸的程度。患儿患黄疸期间常表现食欲差、吸吮无力。应耐心喂养，保证热量供给，必要时静脉点滴10%葡萄糖液，以防止发生低血糖。母乳性黄疸在停止母乳3天后黄疸明显下降。如诊断明确，即可及时恢复母乳喂养，即使黄疸稍加重，也不必停母乳。停母乳期间宜用吸奶器将母乳吸出，以保持乳汁分泌，婴儿暂时改用其他代乳品。

2. 病情观察

（1）观察黄疸出现的时间、颜色、范围及程度等，以协助医生判断病因，并估计血清胆红素浓度，判断其发展情况。当血清胆红素达到85.5～119.7 μmol/L（5～7 mg/dl）时，可出现皮肤黄疸，以面部明显；当血清胆红素达307.8 μmol/L（18 mg/dl）时，躯干可呈橘黄色；当血清胆红素达342 μmol/L（20 mg/dl）以上时，手、足心可转为橘黄色。

（2）监测生命体征、吸吮能力，以及有无呕吐、肌张力改变和肝大小、质地变化等。根据病因、病情及时判断有无核黄疸、肝硬化等。

（3）观察大小便次数、量、性质、颜色深浅的变化。如胎粪延迟排出，应予灌肠，以促进大便及胆红素排出。

3. 诊疗护理　降低血清胆红素浓度，以减少新生儿死亡率和智残儿童的发病率。

（1）光照疗法的护理：参见第五章第七节。

（2）换血过程中的护理：参见第五章第七节。

（3）用药护理：①供给白蛋白：遵医嘱给予血浆5～10 ml/kg或白蛋白1 g/kg，使未结合胆红素与白蛋白结合，以防胆红素脑病的发生。②纠正代谢性酸中毒：应用5%碳酸氢钠提高血pH，以利于未结合胆红素与白蛋白的联结。③肝酶诱导剂：能增加尿苷二磷酸葡萄糖（UDPGT）的生成和肝摄取未结合胆红素的能力。常用苯巴比妥钠每日5 mg/kg，分2～3次口服，共4～5日；也可用尼可刹米每日100 mg/kg，分2～3次口服，共4～5日。④还可应用中药消退黄疸。

4. 对症护理　及时纠正缺氧、酸中毒，预防和控制感染，避免使用引起新生儿溶血或抑制肝酶活性药物，如维生素K_3、磺胺等。

5. 心理护理　了解家长对本病的心理反应及认识程度，通过疾病知识指导，消除家长由于对诊疗护理不了解而产生的焦虑。

【健康指导】

1. 疾病知识指导　向家长介绍导致本病的病因、目前患儿病情状况及预后、为患儿拟订的诊疗计划及采取的护理措施，以取得家长的配合及支持。

2. 用药指导　对新生儿溶血病患儿的家长，应做好产前咨询及孕妇预防性服药，如对Rh阴性的妇女在流产或第一胎分娩Rh阳性胎儿后，72 h内肌内注射抗Rh（D）球蛋白300 μg，以中和进入母血中的Rh抗原，避免母体被致敏。对胆管闭锁的患儿，告知家长，经过早期综合治疗，部分患儿可获缓解，必要时应及早手术。对因败血症而引起黄疸者，应按疗程积极抗感染治疗。

3. 卫生保健知识指导　母乳性黄疸，可继续母乳喂养；若黄疸加重，患儿一般情况差，可考虑暂停母乳喂养，黄疸消退后再恢复母乳喂养。发生胆红素脑病者，应及早给予康复训练指导。

第八节　新生儿败血症

新生儿败血症（neonatal septicemia）是指病原体侵入新生儿血液循环，并在其中生长、繁殖、产生毒素并发生全身炎症反应综合征。常见的病原体为细菌，也可为真菌、病毒或原虫等。本节主要阐述细菌性败血症，其发生率约为1‰～10‰，病死率为13%～50%。

【病因和发病机制】

1. 病原菌　致病菌随不同地区和年代而异。我国以葡萄球菌最多见，其次为大肠埃希菌。近年来机会致病菌（表皮葡萄球菌、铜绿假单胞菌、克雷伯杆菌、肠杆菌、不动杆菌、变形杆菌、沙雷菌、微球菌、D组链球菌）、厌氧菌（类杆菌群、产气荚膜梭菌）和耐药菌株感染有增加趋势，空肠弯曲菌、幽门螺杆菌等亦成为败血症新的致病菌。

2. 感染途径

（1）产前感染：孕母有菌血症，细菌可以通过胎盘感染胎儿。过多的有创产科操作，若消毒不严也可致胎儿感染。

（2）产时感染：胎膜早破、产程延长时，细菌上行污染羊水，胎儿吸入、吞入产道中污染的分泌物使胎儿感染。

（3）产后感染：较常见，尤其是金黄色葡萄球菌。细菌通过皮肤、黏膜、脐部或呼吸道、消化道侵入血液；还可通过医疗器械消毒不严造成医源性感染。环境、用具、家庭成员及医护人员均可通过飞沫、皮肤接触等感染新生儿。

3. 免疫功能低下

（1）非特异性免疫：①屏障功能差：皮肤角质层薄，黏膜柔嫩，易破损而失去保护作用；脐残端为开放伤口；胃液少、酸度低、杀菌力弱，肠黏膜通透性大。这些均有利于细菌及毒素侵入血液循环。②淋巴结缺乏吞噬细菌的过滤作用，不能将细菌局限于淋巴结。③经典和旁路途径的补体激活能力差，对某些病原体的调理作用减低。④中性粒细胞储备量少，黏附性及趋化性明显低于成人。

（2）特异性免疫：①母体内IgG虽可通过胎盘，但胎龄越小，IgG水平越低。②IgM和IgA不能通过胎盘，新生儿体内含量很低，故对革兰阴性菌缺乏抵抗力。③新生儿血中T、B淋巴细胞和自然杀伤细胞的免疫应答力弱，直接吞噬及杀伤病原体的功能明显低下。

【临床表现】 临床症状常不典型，主要为严重的全身中毒症状，并可累及多个系统。早期表现为食欲不佳、哭声弱、体温不稳定等，继而迅速发展为精神委靡、嗜睡、不吃、不哭、不动、面色发灰，体壮儿常伴发热，体弱儿、早产儿则体温不升。可有如下特殊表现：①黄疸：表现为生理性黄疸消退延迟或退而复现，有时可为败血症的唯一表现。②出血倾向：皮肤黏膜瘀点、瘀斑、紫癜，呕血、便血、肺出血，严重者可发生DIC。③休克征象：面色苍白，皮肤花纹样，血压下降，尿少或无尿。④肝、脾大：出现较晚，一般为轻至中度肿大。⑤易并发中毒性肠麻痹、脑膜炎、化脓性关节炎等。

【辅助检查】

1. 外周血象 血白细胞总数$<5\times10^9/L$或$>20\times10^9/L$，中性粒细胞增多，出现中毒颗粒或空泡，血小板计数$<100\times10^9/L$有诊断价值。

2. 细菌培养 在使用抗生素前做血培养，可提高阳性率。亦可取脑脊液、尿液、脐带残端分泌物等做细菌培养协助诊断。

3. 急相蛋白 C反应蛋白在急性感染早期可增加，在感染6～8 h内即上升，8～60 h达高峰，感染控制后可迅速下降。

【治疗要点】

1. 抗生素的应用 早期、联合运用有效抗生素，并应足量、足疗程和静脉给药。葡萄球菌感染时，应选用耐酶青霉素或万古霉素；革兰阴性杆菌感染宜选用氨苄西林、第三代头孢菌素。若病原不明应联合应用以上两类药物。宜静脉给药，以保证抗生素有效进入体内，一般疗程为10～14天。

2. 及时处理局部病灶 如脐炎、脓疱疮等。

3. 对症治疗和支持疗法 注意保暖、供氧、纠正酸中毒及电解质紊乱；保证能量及水的供给。补充营养和液体，结合病情给予静脉内高营养，早产儿可静注免疫球蛋白。

【常见护理诊断】

1. 体温过高或过低 与全身感染有关。

2. 皮肤、黏膜完整性受损 与脐部等局部化脓性感染有关。

3. 营养失调：低于机体需要量 与摄入量不足和全身感染中毒有关。

4. 潜在并发症：出血、休克、化脓性脑膜炎等。

【护理措施】

1. 一般护理 细心喂养，不能进食者可采取鼻饲喂养或静脉营养。对感染患儿与非感染患儿应采取隔离管理；工作人员在护理患儿前后应加强手的清洁消毒；患儿所用器械、用具、衣物、床褥均应高压消毒处理，避免发生医源性感染。

2. 病情观察 注意观察患儿生命体征、神志、皮肤颜色、前囟、哭声、呕吐情况等；有无惊厥、出血倾向、休克等表现，一旦发现应及时通知医生，配合抢救处理。

3. 诊疗护理

(1) 在静脉给药前应做血培养和药敏试验，以明确病原和针对性地给药。为提高血培养阳性率，可在不同部位取双份血标本。采集标本的操作过程中需严格遵守无菌原则，避免杂菌污染，采血后立即送实验室培养。

(2) 护士应熟悉所用抗生素的药理作用、剂量、用法、副作用及配伍禁忌。败血症疗程较长，应注意保护血管，有计划地变换穿刺部位。

(3) 积极处理局部感染灶。脐部感染时，应每日1～2次清创换药，可用3%过氧化氢清洗后再涂以2%碘酊。皮肤有小脓疱时，用75%酒精消毒后用无菌针头将脓疱刺破，以利于脓液流出。有口腔炎症和其他皮肤破损时均应及时处理，防止感染蔓延扩散。

4. 对症护理　败血症患儿体温波动较大时，应每1～2 h监测体温1次。新生儿不宜用退热药，体温高者可采用降低环境温度、松开包被、温水浴等降温方法，体温即可下降；体温不升时，应用热水袋或暖箱使患儿恢复正常体温。

5. 心理护理　做好家长的心理护理，减轻家长的恐惧及焦虑。

【健康指导】

1. 疾病知识指导　向家长介绍导致本病的病因、目前患儿病情状况及预后、为患儿拟订的诊疗计划及采取的护理措施，以取得家长的配合及支持。

2. 用药指导　告知家长抗生素的使用方法及副作用的观察，避免滥用抗生素。

3. 卫生保健知识指导　教会家长脐部护理、保持皮肤清洁卫生、体温测量及新生儿物理降温等护理方法。

第九节　新生儿寒冷损伤综合征

新生儿寒冷损伤综合征（neonatal cold injury syndrome）是由多种原因引起的以低体温、皮肤和皮下脂肪变硬及水肿为临床特征的一组综合征，严重者可发生多器官功能的损伤。多发生在寒冷季节，亦称新生儿硬肿症（neonatal scleredema）。

【病因及发病机制】

1. 寒冷和保温不足　新生儿，尤其是早产儿，易发生低体温和皮肤硬肿的原因较多：①新生儿体温中枢发育不成熟，体温易随环境温度波动。②新生儿体表面积较大，且血流丰富，易于散热。③新生儿缺乏寒战反应，寒冷时主要靠棕色脂肪代偿产热，但其代偿能力有限，早产儿由于棕色脂肪储存少，代偿产热能力更差。在感染、窒息时棕色脂肪的产热过程受到抑制。④新生儿皮下脂肪中的饱和脂肪酸含量多、熔点高，当受寒、体温降低时易凝固。

2. 疾病影响　严重感染、缺氧、心力衰竭和休克等使能源物质消耗增加、热量摄入不足，加之缺氧又使能源物质的氧化产能发生障碍，故产热能力不足，即使在正常散热的条件下，也可出现低体温和皮肤硬肿。

3. 多脏器损害　低体温及皮肤硬肿可使局部血液循环淤滞，引起缺氧和代谢性酸中毒，导致皮肤毛细血管壁通透性增加，出现水肿。如低体温持续存在和皮肤硬肿面积扩大，缺氧和代谢性酸中毒进一步加重，可引起多器官功能损害。

【临床表现】　多发生于寒冷季节，主要在生后1周内，以早产儿多见。夏季发病者多由严重感染或窒息导致。临床以低体温和皮肤硬肿为主要特点。

1. 一般表现　反应低下，吮乳弱或拒乳，哭声低弱或不哭，活动减少，也可出现呼吸暂停等。

2. 低体温　患儿体核温度（肛门内5 cm处温度）常降至35℃以下，重者低于30℃，可出现四肢或全身冰凉，常伴有心率减慢。

3. 皮肤硬肿　皮肤紧贴皮下组织而不易捏起，不能移动，按之如橡皮样，呈暗红色或青紫色，伴水肿者有指压凹陷。硬肿发生的顺序为：小腿→大腿外侧→整个下肢→臀部→面颊→上肢→全身，常呈对称性分布。

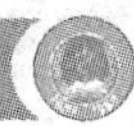

4. 多器官功能损害　重者可出现休克、心力衰竭、DIC、急性肾衰竭和肺出血等多器官功能损害。

5. 病情分度　常根据体温、硬肿范围及器官功能受损程度分为轻、中、重三度（表 6-2）。

表 6-2　新生儿硬肿症诊断分度评分标准

程度	体温（℃）		硬肿范围（%）	器官功能改变
	肛温	腋-肛温差		
轻度	≥35	正值	<20	无或轻度功能减低
中度	<35	0 或正值	20～50	功能损害明显
重度	<30	负值	>50	休克、DIC、急性肾衰竭

【辅助检查】根据病情需要，检查血常规、血气分析、血糖、电解质、凝血时间、凝血酶原时间、尿素氮、肌酐等，必要时拍胸片。

【治疗要点】

1. 复温　是治疗低体温患儿的关键。

2. 支持疗法　酌情选择经口喂养或静脉营养，以利体温恢复，但应严格控制输液量及速度。

3. 纠正多器官功能紊乱　及时处理微循环障碍、肺出血、肾衰竭及 DIC。

4. 控制感染　有感染者及病情严重者应选用抗生素。

【常见护理诊断】

1. 体温过低　与寒冷、早产、窒息、感染有关。

2. 营养失调：低于机体需要量　与喂养不当、吸吮困难、摄入不足有关。

3. 组织灌注量改变　与皮下脂肪凝固、微循环障碍有关。

4. 有感染的危险　与患儿机体抵抗力降低有关。

5. 潜在并发症：肺出血、DIC。

6. 知识缺乏　与家长缺乏有关新生儿的正确保暖有关。

【护理措施】

1. 一般护理

（1）合理喂养：细心喂养，能吸吮的患儿可经口喂养，吸吮无力者可采用滴管、鼻饲或静脉营养，以保证热量和液体的供应，促进疾病的康复。开始每日热量 210 kJ（50 kcal）/kg，水分 50 ml/kg；随着体温的上升逐渐增至每日 419～502 kJ（100～120 kcal）/kg，水分为 100～120 ml/kg。严格控制输液速度，最好应用输液泵，以免发生心力衰竭和肺出血。

（2）预防感染：做好消毒隔离，严守无菌操作规程；注意暖箱、气管插管和呼吸机等的清洁消毒；防止局部长期受压，注意保持皮肤、脐部卫生。防止发生感染而加重病情进展。

2. 病情观察　对患儿应进行持续全面评估，严密监测和记录生命体征、暖箱温度、硬肿范围、尿量以及摄入的热量和液体量等。如发现患儿呼吸突然加快，面色青紫，肺部湿啰音迅速增多，泡沫样鲜血自鼻、口流出，考虑并发肺出血，应及时报告医生，并作好气管插管等急救准备。

3. 诊疗护理　感染是硬肿症的诱因之一，应根据感染性质适当选用抗生素。有微循环障碍者应及时扩容、纠酸，如血压降低伴心率减慢者首选多巴胺，以每分钟 5～10 μg/kg 静脉滴注。有 DIC 高凝状态时，立即用肝素，首剂 0.5～1 mg/kg，并酌情输新鲜全血或血浆，每次 20～25 ml。有出血倾向的患儿，可给维生素 K_1、酚磺乙胺等。出现肾功能不全时，可给呋塞米，每次 1～2 mg/kg，并严格限制液体入量。

4. 对症护理 正确复温是治疗硬肿症的重要措施，原则是循序渐进，逐步复温。

(1) 肛温＞30℃，腋-肛温差为正值、产热良好的轻中度患儿，用暖箱复温，将患儿置入预热至 30℃的暖箱内，根据患儿体温恢复情况，调节箱温 30～34℃，每小时测体温 1 次，使患儿在 6～12 h 内恢复正常体温。当肛温升至 35～36℃后，暖箱温度调至该患儿的适中温度。条件较差的医疗单位可采用提高室温、热水袋、热炕、电热毯或母亲怀抱等方法取暖。

(2) 肛温在 30℃以下者或腋-肛温差为负值、产热衰竭的重度硬肿患儿，将其置入比体温高 1～2℃的暖箱中，每小时提高箱温 0.5～1℃，箱温不超过 34℃，使患儿在 12～24 h 恢复正常体温。还可辅以恒温水浴疗法，水温 39～40℃，脐带用消毒纱布和橡皮膏包扎固定。每次 15 min，每日 1～2 次，浴后擦干放入暖箱。用自控式开放式抢救台快速复温时，床面温度从 30℃开始，随体温升高逐步提高床温，最高 33℃；为防止空气对流的影响，可在暖床和婴儿上方覆盖无色透明的塑料薄膜。为防止塑料薄膜烫伤患儿，勿将其直接接触患儿。体温正常后将患儿置入已预热的适中温度暖箱内。

5. 心理护理 指做好家长的心理护理，减轻家长的恐惧及焦虑。

【健康指导】

1. 疾病知识指导 向家长介绍导致本病的病因、目前患儿病情状况及预后、为患儿拟订的诊疗计划及采取的护理措施，以取得家长的配合及支持。

2. 卫生保健知识指导 向家长介绍新生儿硬肿症的预防措施，指导正确的保暖方法。鼓励母乳喂养，尽早合理喂养，保证机体足够的热量供应。

第十节 新生儿产伤性疾病

新生儿产伤（birth injury）是指分娩过程中因机械因素对胎儿或新生儿造成的损伤。近年来随着产前检查的广泛开展及产科技术的提高，产伤发生率已明显下降。但在基层医院，产伤仍是引起新生儿死亡及远期致残的原因之一。下面介绍几种常见产伤。

一、头颅血肿

头颅血肿（cephalohematoma）是由于产伤导致颅骨骨膜下血管破裂，血液积聚在骨膜下所致。常由胎位不正、头盆不称、胎头吸引术或产钳助产等引起。血肿在出生时不明显，以后慢慢增大，且吸收较慢，小血肿吸收约需 2 周，大血肿吸收需 1～2 个月甚至更长。吸收缓慢者，在血肿周边出现机化和钙盐沉着，并渐包裹形成骨囊肿，内含陈旧血液，外观如头上生角，触之较硬。对明显影响外观者可施行手术治疗，凿去钙化的血肿壁及去除陈旧血性物。为避免出现骨囊肿，对于 2 周左右仍不吸收的大血肿，可在严格无菌操作下穿刺抽吸和加压包扎，同时加用抗菌药物预防感染，肌内注射维生素 K_1，以促进凝血。

应注意与产瘤鉴别：产瘤（caput succedaneum）又称先锋头，见于头位产婴儿，是由于分娩时先露部头皮血液循环受压、血管渗透性改变及淋巴回流受阻引起的皮下水肿。最常

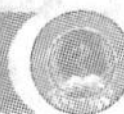

见的部位为顶部，出生时即可发现，肿块边界不清，可超过骨缝，压之柔软，有凹陷感。生后2～3天即消失，无须特殊治疗。

二、锁骨骨折

锁骨骨折（fracture of clavicle）为产伤性骨折中最常见的一种。因分娩过程中肩部娩出困难或臀位产时用力过猛所致。骨折多发生在锁骨中部，分为完全性骨折和不完全性骨折（即青枝骨折）两种。大部分患儿无明显症状，观察不仔细极易漏诊。如仔细观察可发现患儿患侧上肢活动减少或被动活动时哭闹，患侧拥抱反射消失，锁骨局部有肿胀、畸形及压痛。X线检查可明确诊断。随着小儿生长发育，错位及畸形可自行消失；也可在患侧腋下置一棉垫，打8字形绷带固定患侧上肢于胸前，2周后即愈合。

三、臂丛神经麻痹

臂丛神经麻痹（brachial plexus palsy）是新生儿周围神经损伤中最常见的一种。由于难产、臀位、肩娩出困难等因素导致臂丛神经过度牵拉受损。按受损部位不同可分为：①Duchenne-Erb麻痹：又称上臂型，损伤限于第5、6颈神经，是最常见的类型，约占90%。患侧上臂下垂、内收，不能外展及外转；前臂内收、伸直，不能旋后或弯曲；腕、指关节屈曲。②全臂丛神经损伤：颈5至胸1所有神经根受累，较少见，约占10%。整条手臂瘫痪，前臂、腕、手的伸展动作丧失或减弱；腕部屈肌及手肌无力，握持反射弱；如第1胸椎根的交感神经纤维受损，可引起Horner综合征，表现为瞳孔缩小、睑裂变狭窄等。磁共振可确定病变部位，肌电图检查及神经传导试验也有助于诊断。生后第1周开始做按摩及被动运动，大部分病例可于治疗后2～3个月内获得改善和治愈。预后取决于受损程度，若损伤为神经功能性麻痹，数周内可完全恢复，如为神经撕裂则留有永久麻痹。

小结

新生儿尤其是围生儿是发病率和病死率最高的时期，为此一般把围生儿死亡率作为衡量一个国家妇幼卫生保健工作水平的重要指标之一。为了加强和开展围生医学和新生儿疾病的防治工作，必须由产科和儿科医生合作，建立母子统一管理的围生医学系统，不断发展围生期监护工作，以期获得优质后代。受分娩的影响，新生儿易发生窒息、缺氧缺血性脑病、颅内出血等疾病，这些疾病是儿童致残的重要原因之一。由于各系统发育不成熟，在外界致病因素的影响下，新生儿易出现败血症、病理性黄疸、硬肿症等。在新生儿疾病早期往往缺乏典型临床表现，而病情进展快，因此加强监护和及时治疗都特别重要。

思考题

1. 名词解释　围生期、早产儿、极低出生体重儿。
2. 简答题

（1）列举新生儿常见的几种特殊生理状态。

（2）简述新生儿窒息的护理措施。

(3) 简述生理性黄疸与病理性黄疸的鉴别要点。
(4) 如何预防败血症患儿发生医源性感染?
(5) 阐述新生儿硬肿症的复温方法。

(新疆医科大学第二附属医院 吐尼沙·卡迪尔)

第七章　营养障碍性疾病患儿的护理

学习目标

1. 掌握蛋白质-能量营养不良、维生素D缺乏性佝偻病、维生素D缺乏性手足搐搦症的病因、发病机制、临床表现及护理措施。

2. 熟悉蛋白质-能量营养不良、维生素D缺乏性佝偻病、维生素D缺乏性手足搐搦症的治疗要点及辅助检查方法。

3. 了解小儿单纯性肥胖症及锌缺乏症的病因、临床表现及护理要点。

第一节　蛋白质-能量营养不良

蛋白质-能量营养不良（protein-energy malnutrition，PEM）是指因缺乏热量和（或）蛋白质引起的一种慢性营养缺乏症，多见于3岁以下的婴幼儿。临床上以体重明显减轻、皮下脂肪减少和皮下水肿为特征，常伴有各个器官不同程度的功能紊乱。在发展中国家，每年有600万5岁以下儿童死于营养不良。临床上分为三种类型：以热量供应不足为主的消瘦型（marasmus），又称婴儿萎缩症（athrepsia）；以蛋白质供应不足为主的水肿型（puffiness），又称恶性营养不良病；介于两者之间的消瘦-水肿型。

【病因及发病机制】

1. 长期摄入不足　喂养不当是导致婴儿营养不良的主要原因，如长期母乳不足而未及时添加其他乳品；突然断奶而未及时添加辅食；人工喂养调配不当（牛奶调配过稀）；长期以淀粉类食物如米粉、麦面为主食。较大小儿的营养不良多为婴儿期营养不良的继续，或因为不良的饮食习惯如偏食、挑食、吃零食过多等引起。

2. 疾病影响　疾病常为诱发因素，如先天性消化道畸形（唇裂、腭裂、幽门梗阻）或迁延性腹泻、过敏性肠炎、肠吸收不良综合征等影响食物的摄取、消化和吸收；大量蛋白尿、长期发热、烧伤、甲状腺功能亢进症、恶性肿瘤等使蛋白质丢失或消耗增多。

3. 先天营养基础差　多见于胎儿营养不良引起的低出生体重儿，营养相对缺乏的双胎、多胎及早产儿等。

【病理生理】　轻度营养不良的病理生理变化表现为皮下脂肪减少，糖原储备不足及肌肉轻度萎缩。重度营养不良可致新陈代谢异常及各系统功能低下。

1. 新陈代谢异常　蛋白质摄入不足或消耗使血清总蛋白和白蛋白下降导致低蛋白性水肿；脂肪大量消耗导致血清胆固醇下降、肝脂肪浸润及变性；糖原储存不足或消耗过多导致低血糖；水盐代谢异常时易出现低渗性脱水、代谢性酸中毒、低钾血症、低钙血症。另外约有3/4患儿伴有缺锌。

2. 各系统功能低下　消化系统功能低下，易发生腹泻、呕吐；循环系统功能低下引起心排出量减少、血压偏低和脉搏细弱；中枢神经系统处于抑制状态，表现为表情淡漠、反应迟钝、记忆力减退；免疫功能低下，易并发各种感染。

【临床表现】

1. 症状、体征　营养不良患儿最早出现的症状是体重不增，继之体重下降，皮下脂肪逐渐减少以至消失（图 7-1）。皮下脂肪减少的顺序首先是腹部，其次为躯干、臀部、四肢，最后是面部。病程持久时身高（长）也会低于正常。随着病情进展，各种症状加重：皮肤苍白、干燥无弹性；肌肉萎缩，肌张力低下，运动功能发育迟缓；精神委靡，表情淡漠，或抑制与烦躁交替出现；食欲低下，常发生呕吐、腹泻；心音低钝，血压偏低，四肢发凉；部分患儿血浆白蛋白明显降低而出现水肿（表 7-1）。

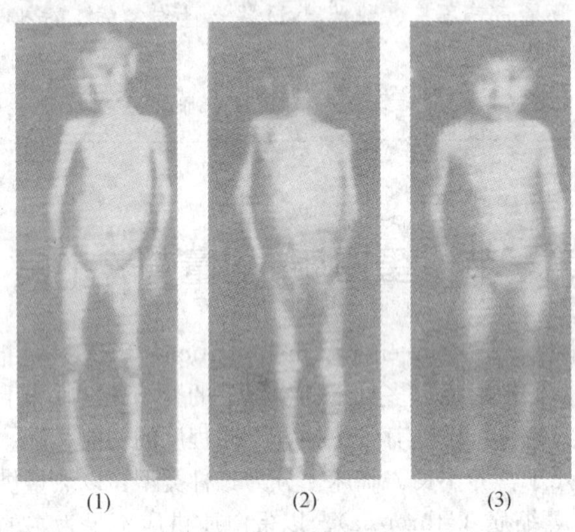

(1)　(2)　(3)

图 7-1　营养不良的儿童

病儿 4 岁，(1) 治疗前体重 8.2kg，(2) 显示臀肌萎缩，(3) 治疗 1 个半月后，体重 11.5kg

表 7-1　婴幼儿不同程度营养不良的临床表现

	营养不良程度		
	Ⅰ度（轻）	Ⅱ度（中）	Ⅲ度（重）
体重低于正常均值	15%～25%	25%～40%	40%以上
腹部皮褶厚度	0.4～0.8cm	<0.4cm	消失
身高（长）	正常	低于正常	明显低于正常
消瘦	不明显	明显	皮包骨样
皮肤	干燥	干燥、苍白	明显苍白，无弹性，可出现瘀点
肌张力	正常	明显低下，肌肉松弛	肌肉萎缩
精神状态	正常	烦躁不安	委靡，反应低下，抑制与烦躁交替

2. 并发症　最常见的并发症为营养性贫血，主要与铁、叶酸、维生素 B_{12}、蛋白质等造血原料缺乏有关；多种维生素和微量元素缺乏，尤以维生素 A 和锌缺乏症较常见；继发各种感染性疾病，如支气管肺炎、中耳炎、尿路感染等，尤其是继发婴儿腹泻，常迁延不愈，可加重营养不良，形成恶性循环；可并发自发性低血糖，如不及时诊治，可致患儿死亡。

3. 分型及分度　根据患儿身高及体重减少情况，将营养不良分为三型。

(1) 体重低下型（underweight）：患儿体重低于同年龄、同性别参照人群值的均数减2个标准差。体重介于均数减2～3个标准差为中度；低于均数减3个标准差为重度。此指标主要反映患儿过去和（或）现在有营养不良，但不能区分急、慢性。

(2) 生长迟缓型（stunting）：患儿身高（长）低于同年龄、同性别参照人群值的均数减2个标准差。身高介于均数减2～3个标准差之间为中度；低于均数减3个标准差为重度。此指标主要反映患儿过去或长期慢性营养不良。

(3) 消瘦型（wasting）：患儿体重低于同性别、同身高（长）参照人群值的均数减2个标准差。体重介于均数减2～3个标准差为中度；低于均数减3个标准差为重度。此项指标主要反映儿童近期、急性营养不良。

【辅助检查】

1. 血清白蛋白浓度降低　为其最突出的表现，但由于其半衰期较长（19～21天），故灵敏度不高。

2. 胰岛素样生长因子1（IGF-1）降低　由于其出现在身高（长）、体重等体格发育指标改变前，而且不受肝功能的影响，被认为是早期诊断蛋白质-能量营养不良灵敏可靠的指标。

3. 多种血清酶活性降低　如淀粉酶、胆碱酯酶、转氨酶等活性降低，治疗后可迅速恢复正常。

4. 其他　血糖、血浆胆固醇水平降低；多种电解质、维生素及微量元素缺乏；生长激素分泌增多。

【治疗要点】　采取综合性治疗措施，包括尽早发现，早期治疗；调整饮食以及补充营养物质，促进消化和改善代谢功能；祛除病因，治疗原发病，控制继发感染等并发症。

【常见护理诊断】

1. 营养失调：低于机体需要量　与能量、蛋白质摄入不足和（或）需要、消耗过多有关。

2. 有感染的危险　与营养素缺乏，机体免疫功能低下有关。

3. 潜在并发症：营养性缺铁性贫血、低血糖、维生素A缺乏。

4. 生长发育改变　与营养物质缺乏，不能满足生长发育需要有关。

5. 知识缺乏　与患儿家长缺乏营养知识及儿童喂养知识有关。

【护理措施】

1. 一般护理

(1) 调整饮食：原则是根据患儿营养不良的程度、消化功能和对食物的耐受力，由少到多、由稀到稠，由单一到多样化，逐步调整营养，直至小儿恢复正常进食，营养改善为止。

①轻度（Ⅰ度）营养不良：因其消化吸收功能尚好，可在原膳食的基础上逐渐增加。从能量每日418～502 kJ（100～120 kcal）/kg，蛋白质每日3 g/kg开始。根据消化吸收情况逐步增至能量每日585 kJ（140 kcal）/kg，蛋白质每日3.5～4.5 g/kg。待体重接近正常后再恢复至正常需要量。

②中、重度（Ⅱ、Ⅲ度）营养不良：患儿消化吸收功能紊乱，对食物耐受力差。能量从每日167～251 kJ（40～60 kcal）/kg逐渐增加至每日500～727 kJ（120～170 kcal）/kg。蛋白质从每日1.5～2.0 g/kg开始，逐步增加至每日3.0～4.5 g/kg。过早给予高蛋白质食物，可引起腹胀和肝大。待患儿体重恢复后，能量供给调整至正常生理需要量。

③食物的选择：选择易消化吸收又含有高热量与高蛋白质的食物。鼓励母乳喂养；无母乳或母乳不足者，可给予稀释牛奶，少量多次喂哺，若消化吸收好，逐渐增加牛奶量及浓度；除乳制品外，可给予豆浆、蛋类、肝泥、肉末、鱼粉等高蛋白食物；给予富含维生素及矿物质的食物。

(2) 预防感染：实行保护性隔离，防止交叉感染。保持皮肤清洁、干燥，防止皮肤破损。做好口腔护理。长期卧床者应勤翻身以免发生褥疮。

(3) 促进生长发育：提供舒适的环境，合理安排生活，及时纠正先天畸形，进行适当的户外活动和体格锻炼，以促进生长发育。

2. 病情观察

(1) 监测生命体征：如神志、体温、脉搏、呼吸、血压等。

(2) 疗效观察：每日记录患儿的进食情况及对食物的耐受情况。每周称体重一次，每月测身高及皮下脂肪的厚度一次。

(3) 并发症：在夜间或清晨时，注意观察患儿有无体温不升、面色灰白、神志不清、脉搏缓慢甚至呼吸暂停等自发性低血糖表现；患儿有无暗调节功能下降、暗适应时间延长、球结膜干燥出现银灰色斑块（Bitot 斑）、皮肤干燥等维生素 A 缺乏表现；腹泻、呕吐的患儿易出现呼吸深快、精神委靡、烦躁、昏睡等酸中毒表现，应注意观察。

3. 诊疗护理　根据医嘱为患儿实施诊疗计划。如给予各种消化酶（胃蛋白酶、胰酶等），以助消化；给予 B 族维生素口服；给予蛋白同化类固醇制剂如苯丙酸诺龙肌内注射，每次 0.5～1.0 mg/kg，每周 1～2 次，连用 2～3 周，以促进机体对蛋白质的合成和增进食欲；对食欲差者可用胰岛素 2～3 单位每日一次皮下注射，注射前先服葡萄糖 20～30 g，每 1～2 周为一个疗程，可降低血糖，增加饥饿感，提高食欲；给予锌制剂，每日口服元素锌 0.5～1.0 mg/kg，可提高味觉敏感度、增加食欲。

4. 对症护理　发现并发症及时报告，并做好抢救准备。一旦发现患儿有自发性低血糖，应立即静脉注射 25%～50% 葡萄糖溶液进行抢救；对维生素 A 缺乏引起的眼干燥症者，可用生理盐水湿润角膜及涂抗生素眼膏，同时口服或注射维生素 A 制剂；并发细菌感染时，积极查明病灶并予抗生素治疗。并发腹泻严重脱水时采用静脉补液，注意减慢输液速度。

5. 心理护理　评估患儿家庭经济状况及父母角色是否称职，了解父母对疾病性质、发展、预后以及防治的认识程度。重度营养不良患儿有明显消瘦、生长发育落后，易导致各种并发症，家长是否因此有焦虑、恐惧心理。分析导致家长心理问题产生的原因。通过向患儿及家长介绍本病的治疗过程和预后，减少患儿和家长的焦虑和恐惧心理。

【健康指导】

1. 疾病知识指导　向家长介绍导致患儿营养不良的病因、目前患儿病情状况、为患儿拟订的诊疗计划及采取的护理措施，以取得家长的配合及支持。

2. 用药指导　向家长介绍促进消化、改善食欲的方法及常用药物。

3. 卫生保健知识指导　介绍科学育儿的知识，指导母乳喂养、混合喂养和人工喂养的具体执行方法，纠正小儿的不良饮食习惯；合理安排生活作息制度，坚持户外活动，保证充足睡眠，为促进生长发育提供舒适的环境。做好婴幼儿生长发育监测，若生长曲线图的走向不随年龄的增长而增长，应及时找出原因并予以矫治。按时进行预防接种，对患有消化道先天畸形的患儿应及时手术治疗。

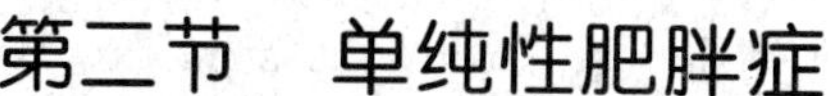

第二节　单纯性肥胖症

肥胖症（obesity）是由于长期能量摄入超过人体的消耗，使体内脂肪蓄积过多，体重超过一定范围的营养障碍性疾病。体重超过同性别、同身高参照人群均值的20%即可称为肥胖。肥胖分单纯性肥胖和继发性肥胖，前者占肥胖症的95%～97%。小儿单纯性肥胖症是21世纪严重的健康问题和社会问题，在我国小儿单纯性肥胖症亦呈逐步增多趋势，目前约占5%～8%。肥胖可发生于任何年龄，最常见于婴儿期、5～6岁和青春期三个年龄阶段。肥胖不仅影响小儿的健康，还成为成人肥胖症、冠心病、高血压、糖尿病、胆石症、痛风等疾病以及猝死的诱因，应引起社会和家庭的重视。

【病因】　单纯性肥胖是由遗传因素和环境因素共同作用的结果。

1. 遗传因素　肥胖具有高度遗传性，目前认为肥胖与多基因遗传有关。肥胖双亲的后代发生肥胖者的概率高达70%～80%；双亲之一肥胖者，后代肥胖发生率约为40%～50%；双亲正常的后代肥胖发生率仅为10%～14%。

2. 环境因素　其中家庭生活方式（家庭聚集性）和个人行为模式是主要的危险因素。

（1）家庭生活方式：主要与家庭的饮食习惯有关，如喜食肥肉及油炸食物或甜食的习惯。

（2）个人行为模式：肥胖儿童大多不喜爱运动或因患病需要减少活动，因体力活动量过少，导致热量消耗减少引起肥胖；进食过快以致多食亦是肥胖儿童的特征之一。

（3）早期营养不良：已有不少流行病学证据表明胎儿期和儿童早期营养不良增加了青少年期和成年期发生肥胖的机会。

（4）其他：包括如因调节饱食及饥饿感的中枢失去平衡而致多食；精神创伤（如亲属病故、学习成绩落后等）以及家庭溺爱造成心理异常的小儿也可因进食过多而出现肥胖。

【病理生理】

1. 脂肪细胞变化　肥胖的主要病理改变是脂肪细胞的体积增大和（或）数目增多。尤其是在出生前3个月、出生后第1年和11～13岁，在此三个阶段引起的肥胖均为脂肪细胞数目增多性肥胖，治疗较困难且易复发；而不在此三个阶段引起的肥胖主要为脂肪细胞体积增大性肥胖，治疗较易奏效。

2. 代谢及内分泌改变　①机体对环境温度变化的反应不敏感，有低体温倾向。②血脂水平增高，易并发动脉硬化、冠心病、高血压、胆石症等疾病。③嘌呤代谢异常，血尿酸水平增高，易发生痛风症。④内分泌改变，如血清生长激素减少、男性雄激素水平下降、女性雌激素水平增高等。

【临床表现】

1. 症状　肥胖儿童运动时常有疲劳感，易疲乏，用力时出现气短或腿痛。严重肥胖者可因脂肪过度堆积限制胸廓扩展及膈肌运动，导致肺通气不良，引起低氧血症、红细胞增多、发绀，严重时可有心脏扩大、心力衰竭甚至死亡，称肥胖-换氧不良综合征（或Pickwickian syndrome）。

2. 体征　患儿体态肥胖，但皮下脂肪增多分布均匀；重度肥胖者可因胸、腹、臀、大腿脂肪过多导致皮肤出现白色条纹或紫色条纹；常有假性乳房增大；男性肥胖患儿由于大腿内侧、会阴部脂肪过多，阴茎可隐匿在脂肪组织中而被误诊为阴茎发育不良；少数肥胖患儿因体重过重，走路时双下肢负荷过度而出现扁平足以及膝外翻。

3. 诊断标准 体重指数或体质指数（body mass index，BMI）超过参照人群值的界值点。BMI值在P_{85}～P_{95}为超重，超过P_{95}为肥胖。根据患儿体重增长情况，将儿童肥胖症分为4度：体重超过同性别、同身高（长）正常小儿体重均值20%～29%者为轻度肥胖；超过30%～39%者为中度肥胖；超过40%～59%者为重度肥胖；超过60%以上者为极度肥胖。

【辅助检查】 血清三酰甘油、胆固醇可增高，严重肥胖患儿β脂蛋白也增高；常有高胰岛素血症；血生长激素水平减低，生长激素刺激试验的峰值也较正常儿童为低。

【治疗要点】 采取控制饮食、加强运动、消除心理障碍、配合药物治疗的综合措施。饮食疗法和运动疗法是两项最主要的措施，其目的是减少高热量食物的摄入和增加机体对热量的消耗，使体内过剩的脂肪不断减少，体重逐步下降。药物或外科手术治疗均不宜用于小儿。

【常见护理诊断】

1. 营养失调：高于机体需要量 与摄入高能量食物过多和（或）运动过少有关。

2. 社交障碍 与肥胖造成心理障碍或行动不便有关。

3. 自我形象紊乱 与肥胖引起自身形体改变有关。

4. 知识缺乏 与患儿及家长对合理营养的认识不足有关。

【护理措施】

1. 一般护理

（1）调整饮食：限制患儿每日热量的摄入，但必须满足小儿的基本营养及生长发育需要。选择低脂肪、低碳水化合物和高蛋白质食谱。对每日摄入的热量严格进行计算和控制：一般建议在控制期对5岁以下的肥胖儿每日热量的摄入应为2500～3350 kJ（600～800 kcal），5岁以上为3350～5020 kJ（800～1200 kcal）。鼓励患儿多选择体积大而热量低的蔬菜类食品，如萝卜、青菜、黄瓜、番茄等，同时注意补充维生素及矿物质。培养良好的饮食习惯，提倡少量多餐，杜绝过饱，不吃夜宵和零食。

（2）合理运动：在限制饮食的同时，通过增加运动量，促使热量消耗，以减轻体重。选择患儿喜欢且有效而又容易坚持的运动项目，如晨间跑步、散步、踢球、游泳等，每日坚持1～2 h。运动量应该根据患儿耐受力而定，以运动后轻松愉快、不感到疲劳为原则。如运动后出现疲惫不堪、心慌气促以及食欲大增，提示活动量过度。

2. 病情观察 观察患儿肥胖程度，是否伴有代谢及内分泌改变；采取调整饮食、运动疗法及改变生活方式等综合治疗后，定期测量体重以观察疗效。

3. 诊疗护理 在家长、患儿及学校的共同参与下，制订切实可行的诊疗计划。禁止采用禁食、饥饿或半饥饿疗法及使用“减肥药物”或“减肥食品”等进行短期、快速“减肥”。

4. 心理护理 患儿因体态肥胖，怕别人讥笑而不愿与其他小儿交往，常出现自卑、胆怯、孤独等心理障碍。应引导肥胖儿童正确认识自身体态改变，消除因肥胖带来的自卑心理，鼓励患儿参与正常的社交活动，帮助其对自身形象建立信心。避免家长对患儿的进食习惯经常指责而引起患儿精神紧张。鼓励患儿自觉坚持控制饮食和运动锻炼。

【健康指导】

1. 疾病知识指导 向家长及患儿介绍导致单纯性肥胖症的病因以及为患儿拟订诊疗计划，以取得家长及患儿的理解及支持。

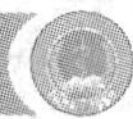

2. 用药指导　告知家长避免滥用"减肥药物"或"减肥食品"等进行短期、快速"减肥"。

3. 卫生保健知识指导　向家长讲述科学喂养的知识，培养儿童良好的饮食习惯，避免营养过剩；通过宣传"肥胖不是健康"的观点，使家长摒弃"越胖越健康"的陈旧观念；创造条件和机会增加患儿的活动量。对患儿实施生长发育监测，定期门诊观察。

第三节　维生素D缺乏症

一、维生素D缺乏性佝偻病

维生素D缺乏性佝偻病（rickets of vitamin D deficiency）简称佝偻病，是由于维生素D缺乏导致钙、磷代谢失常，从而使正在生长中的长骨干骺端软骨板和骨组织不能正常钙化，造成以骨骼病变为特征的一种慢性营养性疾病。多见于2岁以下的婴幼儿，我国北方地区发病率高于南方。本病为我国儿科重点防治的"四病"之一。随着卫生保健水平和人民生活水平的提高，其发病率已逐年降低且多数患儿病情较轻。

【维生素D的来源、转化及生理功能】

1. 维生素D的来源　有两条途径：①内源性途径：由日光中的紫外线直接照射人体皮肤内的7-脱氢胆固醇，经光化学作用转变为胆固化醇（维生素D_3），为人类维生素D的主要来源。②外源性途径：通过食物或药物制剂获得。动物食物所含为维生素D_3；植物食物（植物油、酵母）中含丰富的麦角固醇，经紫外线照射后变为可被人体吸收的麦角骨化醇（维生素D_2）。

2. 维生素D的转化　维生素D_2和维生素D_3对人的作用相同，但均无生物活性。需经过肝25-羟化酶和肾1-羟化酶作用转变成1，25-二羟维生素D［1，25-$(OH)_2D$］才具有很强的生物活性。

3. 维生素D的生理功能　1，25-$(OH)_2D$的主要生理功能是：①促进小肠对钙、磷的吸收。②促进肾小管对钙、磷的重吸收。③加速旧骨溶解，以增加细胞外液钙、磷浓度，并促进钙盐的沉积，形成新的骨骼。

【病因及发病机制】

1. 病因

(1) 日光照射不足：紫外线不能通过普通玻璃窗。如小儿缺少户外活动，或居住在高层建筑群区、多烟雾尘埃区，紫外线被阻挡，或寒冷季节长、日照时间短，均可使内源性维生素D生成不足。

(2) 维生素D摄入不足：母乳及牛乳等天然食物中维生素D的含量少，不能满足小儿生长发育需要。但母乳中钙、磷比例适宜，钙的吸收率较高，相对于牛奶喂养，母乳喂养的婴儿不易患佝偻病。

(3) 先天储备不足及生长过速：婴儿生长迅速，维生素D需要量增加。母孕期维生素D缺乏或早产、双胎致胎儿储备不足、出生后生长速度快，若维生素D供给不足，易发生佝偻病。青春期生长加速，如日照少，可出现晚发性佝偻病。

(4) 疾病与药物的影响：胃肠道或肝、胆疾病影响维生素D及钙、磷的吸收和利用；肝、肾严重损害可影响维生素D的羟化；长期服用抗惊厥药物可加速维生素D的分解；服用糖皮质激素可对抗维生素D对钙转运的调节。这些因素均可导致小儿发生佝偻病。

2. 发病机制 维生素D缺乏时，血钙降低，刺激甲状旁腺素分泌增加，加速旧骨溶解，维持血钙正常或接近正常水平。但因甲状旁腺素抑制肾小管对磷的重吸收而使尿磷排出增加，导致血磷降低，钙磷乘积降低（<40），使骨样组织钙化受阻，成骨细胞代偿性增生，局部骨样组织堆积，同时使血中碱性磷酸酶增多。甲状旁腺素还加速了旧骨溶解，使骨质软化，在外力的作用下易发生各种畸形。从而导致骨骼病变及血液生化改变（图 7-2）。

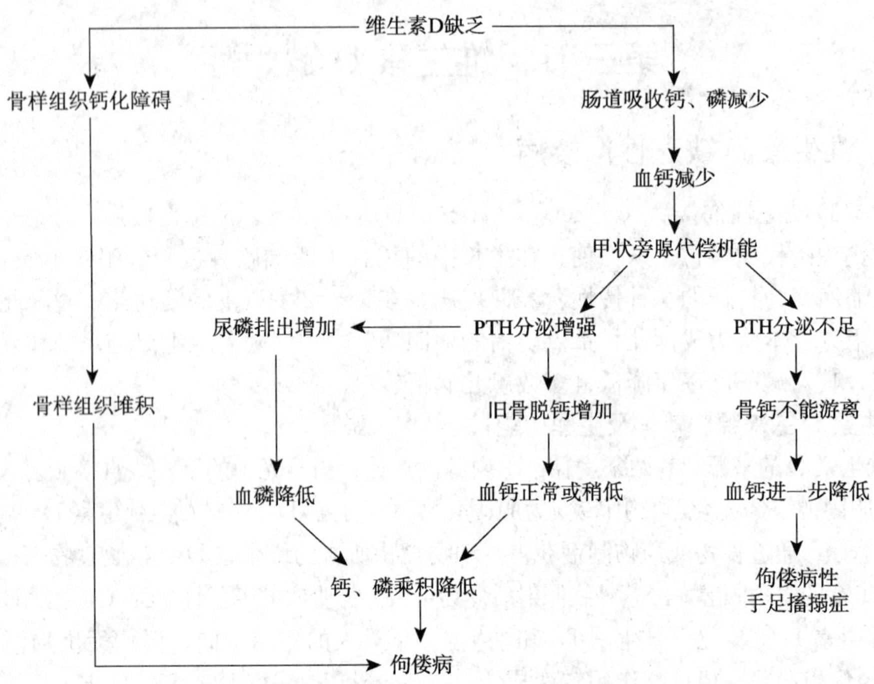

图 7-2 维生素 D 缺乏性佝偻病和佝偻病性手足搐搦症的发病机制

【临床表现】 多见于3个月至2岁的小儿，主要表现为生长中的骨骼改变、肌肉松弛和非特异性神经精神症状。临床上将其分为初期、激期、恢复期和后遗症期。

1. 初期（活动早期） 主要表现为非特异性神经精神症状，如易激惹、烦躁、睡眠不安、夜间啼哭。常伴有与室温、季节无关的多汗，尤其头部多汗而刺激头皮，致婴儿常摇头擦枕，出现枕秃。此期常无明显骨骼改变，未经适当治疗，可发展为激期。

2. 激期（活动期） 除有神经精神症状外，主要表现为骨骼改变（生长速度最快的部位影响最大）和运动功能及智力发育迟缓。

（1）骨骼改变

①头部：3～6个月婴儿可见颅骨软化，重者可出现乒乓球样的感觉，即用手指轻压枕骨或顶骨后部可感觉颅骨内陷，手放松时又复原；7～8个月患儿可有方颅，即双侧额骨和顶骨骨样组织增生呈对称性隆起，严重时呈鞍状或十字状颅形；前囟增宽及闭合延迟，重者可延迟至2～3岁闭合；出牙延迟、牙釉质发育不良。

②胸部：肋骨与肋软骨交界处呈钝圆形隆起，上下排列如串珠状，称为佝偻病串珠，以第7～10肋最明显（图 7-3）；膈肌附着部位的肋骨长期受膈肌牵拉而内陷，形成一条沿肋骨走向的横沟，称为郝氏沟（Hamson groove）（图 7-4）；第7、8、9肋骨与胸骨相连处软化内陷，致胸骨柄前突，形成鸡胸（图 7-5）；胸骨剑突部向内凹陷，可形成漏斗胸（图7-6）。

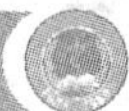

胸廓畸形多见于1岁左右小儿，因影响呼吸功能易并发呼吸道感染。

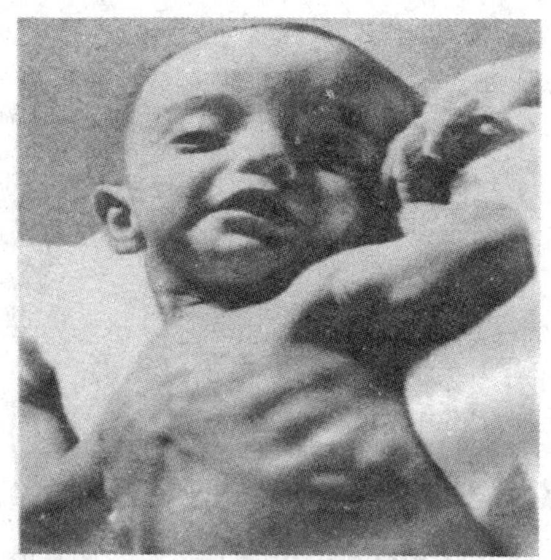
图 7-3 佝偻病串珠

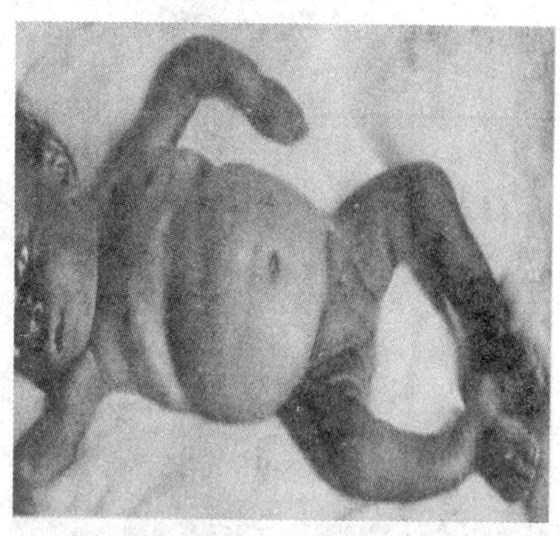
图 7-4 郝氏沟

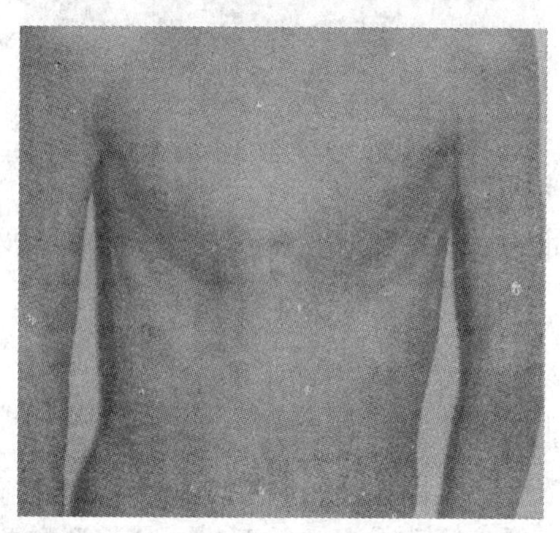
图 7-5 鸡胸

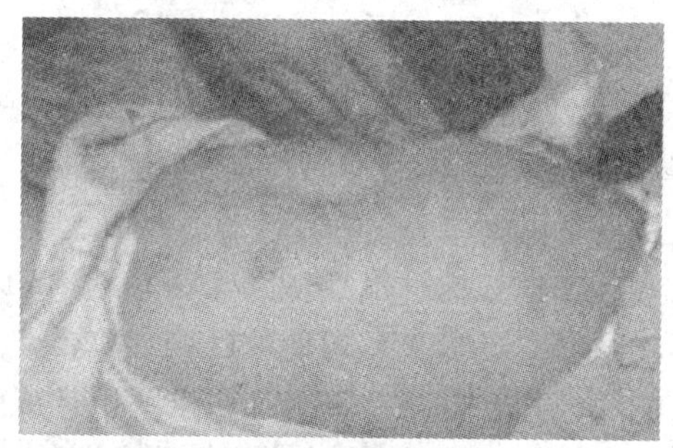
图 7-6 漏斗胸

③四肢：多见于6个月以上小儿。在腕、踝部肥厚的骨骺形成圆钝形环状隆起，称佝偻病手镯或脚镯；小儿开始行走后，由于骨质软化，因负重可出现下肢弯曲，形成严重膝内翻（“O”形腿）（图7-7）或膝外翻（“X”型腿）（图7-8）畸形。

④其他：患儿久坐可引起脊柱后凸或侧弯畸形。严重患儿发生骨盆畸形，形成扁平骨盆。

（2）运动功能：重症患儿，运动功能如坐、立、行等发育落后。患儿肌张力低下，肌肉韧带松弛，头颈软弱无力，腹部膨隆如蛙腹。

（3）神经精神发育迟缓：重症患儿条件反射形成缓慢，表情淡漠，语言发育落后。免疫功能低下，易伴发感染。

3. 恢复期　经适当治疗后临床症状逐渐减轻或接近消失，患儿精神活泼，肌张力恢复。血清钙、磷浓度及钙磷乘积恢复正常。碱性磷酸酶约4～6周恢复正常。X线检查骨骼异常明显改善。

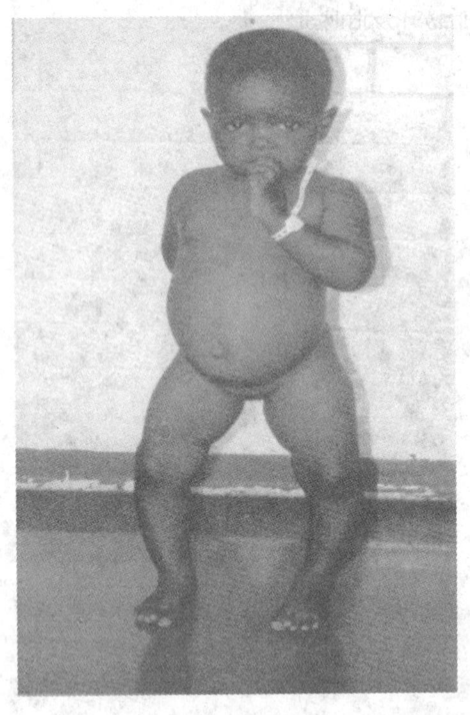

图 7-7 “O”形腿

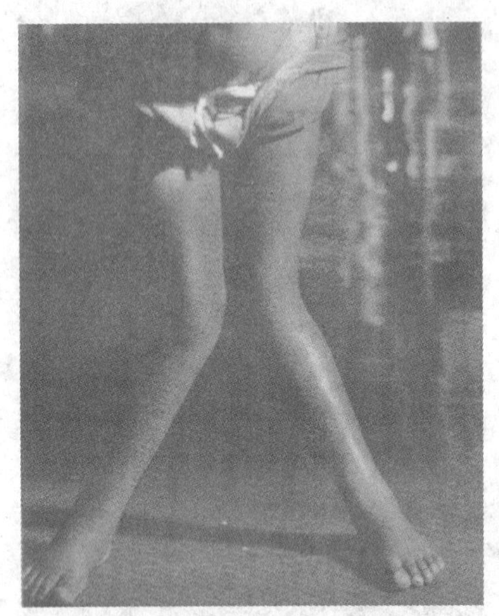

图 7-8 “X”形腿

4. 后遗症期 多见于 3 岁以后小儿，临床症状消失，血生化及骨骼 X 线检查正常，仅遗留不同程度的骨骼畸形。

【辅助检查】

1. 维生素 D 检查 25-(OH) D_3（正常 10～80 μg/L）和 1,25-$(OH)_2D_3$（正常 0.03～0.06 μg/L）水平在初期就已明显降低，是可靠的早期诊断指标。

2. 生化检查 初期血钙浓度正常或稍低，血磷浓度降低，钙磷乘积稍低（30～40），碱性磷酸酶正常或增高；激期血清钙降低，血磷明显降低，钙磷乘积常低于 30，碱性磷酸酶增高；恢复期及后遗症期生化指标逐步好转至正常。

3. X 线检查 初期 X 线检查可正常或仅见长骨临时钙化带稍模糊；激期骨骺端临时钙化带消失，呈毛刷样、杯口状改变，骨骺端软骨带明显增宽，骨密度减低，可有骨干弯曲或青枝骨折。

【治疗要点】 治疗原则：控制活动期，防止骨骼畸形；合理补充维生素 D 制剂及钙剂；加强体格锻炼，矫正畸形。

1. 维生素 D 制剂 以口服为主，一般剂量为每日 2000～4000 IU，1 个月后改预防量，每日 400 IU；当重症佝偻病有并发症或无法口服者可采用突击疗法，一次肌内注射维生素 D_2 20 万～30 万 IU，2～3 个月后改口服预防量。

2. 钙剂 维生素 D 治疗期间应同时补充钙剂。

3. 矫治畸形 对骨骼畸形者可采用主动或被动运动矫正，严重骨骼畸形者需外科手术矫治。

【常见护理诊断】

1. 营养失调：低于机体需要量 与日光照射少、维生素 D 摄入不足有关。

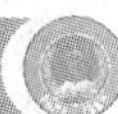

2. 潜在并发症：骨骼畸形，维生素D过量引起中毒。

3. 有（呼吸系统）感染的危险　与胸廓畸形影响肺的扩张及免疫功能低下有关。

4. 知识缺乏　与患儿家长缺乏佝偻病的预防及护理知识有关。

【护理措施】

1. 一般护理

(1) 饮食：提倡母乳喂养，或喂哺维生素D强化牛奶或奶粉，按时添加辅食，给予富含维生素D及矿物质的食物如肝、蛋、蘑菇等。

(2) 户外活动：指导家长带小儿定期户外活动，接受阳光照射。夏季气温太高，应避免太阳直射，可在阴凉处活动，尽量多暴露皮肤。活动时间由短到长，从数分钟增加至1h以上。冬季室内活动时应开窗，使紫外线能够透过。

(3) 预防感染：保持室内空气清新，温、湿度适宜，阳光充足，避免交叉感染。

2. 病情观察　观察患儿有无骨骼畸形及维生素D过量的中毒表现。

3. 诊疗护理　按医嘱给予维生素D制剂，注意避免维生素D中毒。对于行外科手术矫治者，指导家长正确使用矫形器具。

4. 对症护理

(1) 预防骨骼畸形和骨折：为患儿选用柔软、宽松的衣服。避免过早或过久的坐、立、行、走，以免骨骼畸形。严重佝偻病患儿肋骨、长骨易发生骨折，护理操作时应避免重压和强力牵拉。

(2) 加强体格锻炼：对已有骨骼畸形者可采取主动和被动运动的方法矫正。如遗留胸廓畸形，可做俯卧位抬头展胸运动；下肢畸形可施行肌肉按摩，“O”形腿按摩外侧肌，“X”形腿按摩内侧肌，以增加肌张力，矫正畸形。

5. 心理护理　3岁以下患儿心理问题不明显。3岁以上重症患儿常留有骨骼畸形，随年龄的增长，对自身形象和运动能力的认识以及与同龄儿产生的差异，容易引起自卑等不良心理活动，从而影响心理健康及社会交往。通过心理上的安慰、支持、疏导及环境调整等方式可缓解患儿心理压力。

【健康指导】

1. 疾病知识指导　给孕妇及患儿父母讲述有关佝偻病的预防、护理知识。

2. 用药指导　新生儿出生2周后每日给予维生素D 400～800 IU，直至2周岁。不能坚持口服者，也可肌内注射维生素D_3 10万～20万IU。

3. 卫生保健知识指导　鼓励孕妇多进行户外活动，选择富含维生素D、钙、磷和蛋白质的食物；宣传母乳喂养，尽早开始户外活动；以示范和指导练习的方式教授户外活动、日光浴、服用维生素D及按摩肌肉矫正畸形的方法。

二、维生素D缺乏性手足搐搦症

维生素D缺乏性手足搐搦症（tetany of vitamin D deficiency）又称佝偻病性低钙惊厥。多见于6个月以内的小婴儿。因维生素D缺乏而甲状旁腺不能代偿性分泌增加，使血钙降低导致神经肌肉兴奋性增高，出现惊厥、喉痉挛或手足抽搐等症状。

【病因及发病机制】　血清钙离子降低是引起惊厥、喉痉挛、手足抽搐的直接原因。正常血清钙浓度为2.25～2.75 mmol/L（9～11 mg/dl），依靠维生素D、甲状旁腺素和降钙素三者进行调节而保持相对稳定。血清钙主要以三种形式存在：离子型、与蛋白质结合型及复合型，其中离子型钙是钙的唯一生理活性形式。离子型钙在血中浓度受下列因素影响：①血pH：pH增高则离子钙降低。②血浆蛋白浓度：血浆蛋白增加则离子钙减少。③血磷浓度：血磷增加时抑制25-（OH）D转化为1，25-$(OH)_2D$，使离子钙下降。当血总钙浓度＜1.75～1.88 mmol/L（7～7.5 mg/dl）或血清离子钙浓度＜1 mmol/L（4 mg/dl）时，即可导致神经肌肉兴奋性增高，出现症状。

维生素D缺乏时，机体出现甲状旁腺功能减退的原因尚不清楚。下列因素可诱发手足搐搦症：①春季开始，接触日光增多，或开始使用维生素D治疗时，大量钙沉着于骨而致血钙暂时下降，可诱发本病。②人工喂养儿食用含磷过高的奶制品，导致高血磷、低血钙症状。③当合并发热、感染、饥饿时，组织细胞分解并释放磷，使血磷增加，可出现低钙抽搐。

【临床表现】

1. 显性症状　除有佝偻病症状外，可突然发生下列典型症状。

（1）惊厥：最为常见，多见于婴儿。患儿突发两眼上翻、面肌颤动、四肢抽搐、神志不清。发作后入睡，醒后活泼如常。每次发作时间持续数秒至数分钟不等，发作次数可数日1次或一日数次。一般不发热。轻症者仅有两眼上翻和面肌抽动，神志清。

（2）手足抽搐：为本病特殊症状，可见于较大婴儿、幼儿。表现为手腕屈曲，手指僵直，拇指内收贴紧掌心；踝关节僵直，足趾弯曲向下。发作停止后活动自如。

（3）喉痉挛：婴儿多见。表现为喉部肌肉、声门突发痉挛，出现呼吸困难，吸气时喉鸣，可窒息致死。为严重的手足搐搦症患儿进行肌内注射时偶可诱发喉痉挛。

2. 隐性体征　只有体征而无上述症状时，可称为隐性手足搐搦症。

（1）面神经征（Chvostek's sign）：以手指尖或叩诊锤轻击患儿颧弓与口角间的面颊部（面神经传出处），引起眼睑和口角抽动者为阳性，新生儿可呈假阳性。

（2）陶瑟征（Trousseau's sign）：用血压计袖带包裹上臂，使血压维持在收缩压与舒张压之间，5 min之内出现该手搐搦为阳性。

（3）腓反射（peroneal reflex）：以叩诊锤叩击膝下外侧腓骨头之上（腓神经处），引起足向外侧收缩者为阳性。

【辅助检查】 血钙降低（低于1.75～1.88 mmol/L），血磷正常或偏高。

【治疗要点】 迅速控制惊厥、解除喉痉挛、补充钙剂，惊厥停止后给予维生素D治疗。

1. 急救处理　立即吸氧，保持呼吸道通畅；控制惊厥与喉痉挛，可用10%水合氯醛，每次40～50 mg/kg（或0.4～0.5 ml/kg），保留灌肠；或地西泮（安定），每次0.1～0.3 mg/kg（最大剂量10 mg），肌内或静脉注射；或肌内注射苯巴比妥钠，每次5～7 mg/kg。

2. 钙剂治疗　常用10%葡萄糖酸钙5～10 ml，加10%～25%葡萄糖液稀释1～3倍后静脉注射或滴注，必要时每日可重复2～3次。惊厥、喉痉挛发作控制后可口服10%氯化钙5～10 ml，每日3次，连服3～5天后改服10%葡萄糖酸钙。

3. 维生素D治疗　症状控制后按维生素D缺乏性佝偻病补充维生素D，使钙、磷代谢恢复正常。

【常见护理诊断】

1. 有窒息的危险　与惊厥、喉痉挛发作有关。

2. 有受伤的危险　与惊厥、手足抽搐或静脉注射钙剂有关。

3. 营养失调：低于机体需要量　与维生素D缺乏有关。

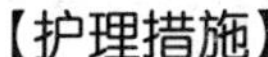

【护理措施】

1. 一般护理

(1) 饮食：提倡母乳喂养，按时添加辅食，给予富含维生素D及矿物质的食物如肝、蛋、蘑菇等。有惊厥、喉痉挛或手足抽搐时暂时禁食。

(2) 户外活动：指导家长带小儿定期户外活动，接受阳光照射。

2. 病情观察　密切观察惊厥、喉痉挛的发作情况。

3. 诊疗护理　按医嘱立即用镇静剂控制惊厥和喉痉挛。静脉注射地西泮时，控制速度1～2 mg/min；使用镇静药时注意观察有无呼吸抑制。静脉注射钙剂时间不得少于10 min，若注射过快，可引起血钙骤升，发生呕吐甚至心搏骤停；同时必须选用较大血管及避免药液外渗，以免造成局部坏死；一旦药液渗出，局部可热敷或用0.25%普鲁卡因封闭。

4. 对症护理

(1) 防止窒息的急救护理：惊厥、喉痉挛发作时，首先就地抢救。解开患儿衣领，将患儿的头转向侧位，以免吸入分泌物或呕吐物造成窒息，保持呼吸道通畅，并给予吸氧。喉痉挛者需立即将舌头拉出口外，对已出牙的小儿，应在上、下门齿间放置牙垫，避免舌被咬伤。备好气管插管用具，必要时行气管插管或气管切开。保持室内安静，减少刺激，密切观察患儿的呼吸及神志。

(2) 防止受伤的护理：创造安全的环境，如床旁加护栏、选用软质材料制作的玩具等，患儿抽搐时不可对肢体加以约束，以防止患儿受伤。

5. 心理护理　惊厥及喉痉挛发作可危及生命，评估患儿及家长是否因此存在恐惧及焦虑等心理问题。通过疾病知识介绍、关心体贴患儿、给予家长心理上的安慰等方式缓解家长的心理压力。

【健康指导】

1. 疾病知识指导　向家长介绍维生素D缺乏性手足搐搦症的病因、预防及护理知识。

2. 用药指导　告知家长正确使用维生素D及选用钙剂的方法。

3. 卫生保健知识指导　指导家长合理喂养，坚持每天有一定时间的户外活动；告诉家长惊厥、喉痉挛发作时的处理方法：使患儿平卧，松开衣领，颈部伸直，头后仰，以保持呼吸道通畅，同时呼叫医护人员。

附　维生素D中毒的防治

长期服用大剂量维生素D，或短期反复多次注射大剂量维生素D，或对维生素D敏感者可致中毒。发病机制主要是由于过量维生素D引起持续高钙血症，继而钙盐沉积于各器官组织，影响其功能。

【临床表现】　维生素D中毒的症状较多，但均为非特异症状，早期表现为厌食、烦躁不安、哭闹、呕吐、腹泻或顽固性便秘，以后可有惊厥、血压升高、头痛、心律失常、多饮、多尿、夜尿增多、脱水、酸中毒，甚至急、慢性肾衰竭。长期慢性中毒可引起组织器官的钙化，影响体格和智力发育，甚至导致死亡。

实验室检查血清钙增高，大于3 mmol/L（12 mg/dl），碱性磷酸酶降低。X线可见长骨干骺端临时钙化带致密、增宽>1 mm。

【治疗要点】

1. 立即停用维生素D制剂及含有维生素D的强化食品，限制钙的摄入。

2. 降低血钙治疗，可用呋塞米（速尿）静脉注射，每次0.5～1mg/kg，以加速钙排泄。口服泼尼松或氢氧化铝、依地酸二钠以减少肠黏膜对钙的吸收。亦可试用降钙素皮下或肌内注射。

3. 注意保持水、电解质平衡。

【预防】

1. 严格掌握维生素D的用量，按医嘱用药。向家长宣传维生素D过量的危害性，并使其了解维生素D中毒的症状。

2. 不轻易应用突击疗法，口服维生素D疗效不满意时，应先检查血清钙、磷、碱性磷酸酶，再决定是否应用突击疗法。重复突击治疗时必须复查血钙等生化指标。

第四节 锌缺乏症

锌为人体不可缺少的微量元素之一。作为多种酶的组成成分，锌广泛地参与各种代谢活动。儿童缺锌的主要表现为食欲减退、生长发育迟缓、免疫功能低下。青春期缺锌还可表现为性成熟障碍。

【病因】

1. 摄入不足 动物性食物含锌较丰富，且易于吸收；植物性食物含锌少，并且粮食在精制的过程中丢失了大量的锌。如长期以精粮、素食为主者容易缺锌。

2. 需要量增加 恶性肿瘤、营养不良恢复期对锌的需要量增多。

3. 吸收障碍 各种原因所致腹泻皆可减少锌的吸收，尤以慢性腹泻如脂肪泻、肠道吸收不良综合征等可使锌吸收障碍。食物中的成分及比例不恰当，如纤维素及钙过多亦可影响锌的吸收。

4. 丢失过多 大面积烧伤及组织损伤、慢性失血、多汗、糖尿病、肾病及长期服用青霉胺等可使锌过多丢失。

【临床表现】

1. 厌食 为缺锌的主诉之一。缺锌时患儿味蕾功能减退，味觉发生异常，常有食欲减退甚至厌食、异食癖等。

2. 生长发育落后 缺锌妨碍核酸及蛋白质的合成，并使脑垂体生长激素分泌减低，引起发育停滞、骨骼发育障碍、第二性征发育不全，致使患儿身材矮小。缺锌还可影响小儿智能发育，有认知行为改变如精神委靡、认知能力不良、精神发育迟缓等。

3. 其他 锌缺乏时，胸腺、脾萎缩，免疫功能降低，易发生各种感染，尤其是呼吸道感染。此外，患儿伤口愈合延迟，常出现口腔溃疡、毛发易脱落、暗适应力降低。

【辅助检查】

1. 空腹血清锌 低于11.47μmol/L（75μg/dl）有临床意义。取血后应立即分离血浆并测定，避免溶血及血标本被污染而影响结果。

2. 餐后血清锌浓度反应试验（post meal zinc concentration reaction，PZCR） PZCR大于15%，则为锌缺乏。

3. 头发锌测定 为慢性缺锌的参考指标。一般认为发锌低于70μg/g（70ppm）可作为

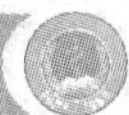

缺锌的佐证。

【治疗要点】 治疗原发病，祛除病因；给予含锌量较多的食物；口服锌制剂，每日口服锌剂（按元素锌计）0.5～1.0 mg/kg（相当于葡萄糖酸锌 3.5～7 mg/kg），连服 2～3 个月。

【常见护理诊断】

1. 营养失调：低于机体需要量　与锌摄入不足、需要量增加、吸收障碍、丢失增多有关。

2. 生长发育改变　与锌缺乏影响核酸及蛋白质合成、生长激素分泌减少有关。

3. 有感染的危险　与锌缺乏致免疫功能低下有关。

4. 知识缺乏　与患儿家长缺乏营养知识及儿童喂养知识有关。

【护理措施】

1. 一般护理

（1）改善营养、促进生长发育：人初乳中含锌量较高，应尽量让新生儿吃到初乳。随年龄增长按时添加辅食，供给含锌量较多的食物如肝、鱼、瘦肉等，培养小儿不偏食、不挑食的饮食习惯。

（2）避免感染：保持室内空气清新，注意口腔护理，防止交叉感染。

2. 病情观察　注意观察患儿营养状况、有无生长发育落后及感染征象等。

3. 诊疗护理　指导家长给患儿按医嘱正确服用锌剂，避免大量误服而致锌中毒。为了有利于锌的吸收，口服锌剂最好在餐前 1～2 h。

4. 心理护理　评估家长有无因小儿食欲减退、长期厌食、生长发育缓慢而产生的焦虑情绪，通过疾病知识介绍及心理上的安慰、支持、疏导等方式缓解其心理压力。

【健康指导】

1. 疾病知识指导　向家长介绍锌缺乏症的原因、预防及护理知识。

2. 用药指导　告知家长正确选用及使用锌剂的方法。

3. 卫生保健知识指导　鼓励母乳喂养，无母乳的人工喂养儿最好给予一些强化了适量锌的婴儿配方奶或奶粉，但要注意其锌含量，避免长期锌入量过多导致中毒。

小结

导致蛋白质-能量营养不良的主要原因是喂养不当，该病最早的表现为体重不增，继而体重下降，皮下脂肪减少，重症患者可致各系统功能低下。治疗及护理该患儿的要点是调整饮食以及补充营养物质，促进消化和改善代谢功能。维生素 D 缺乏的主要原因是维生素 D 摄入不足，如果同时伴有甲状旁腺激素分泌不足即可出现维生素 D 缺乏性手足搐搦症，否则表现为维生素 D 缺乏性佝偻病。维生素 D 缺乏性佝偻病分为初期、激期、恢复期及后遗症期。初期主要表现为非特异性的神经精神症状；激期主要表现为骨骼改变。其治疗及护理要点是合理补充维生素 D。维生素 D 缺乏性手足搐搦症最常见的表现为惊厥，最危险的症状为喉痉挛。其治疗及护理要点是迅速控制惊厥、喉痉挛，防止窒息及损伤。

思考题

1. 名词解释 蛋白质-能量营养不良、小儿单纯性肥胖症、肥胖-换氧不良综合征、佝偻病串珠、佝偻病性枕秃、维生素D缺乏性手足搐搦症。

2. 简答题

(1) 简述婴幼儿蛋白质-能量营养不良的分度及其临床表现。

(2) 列举蛋白质-能量营养不良的饮食护理措施。

(3) 阐述维生素D缺乏性佝偻病初期及激期的临床表现。

(4) 如何指导维生素D缺乏性佝偻病的患儿及其家长正确服用维生素D。

(5) 维生素D缺乏性手足搐搦症患儿惊厥、喉痉挛发作时急救处理措施有哪些?

(怀化医学高等专科学校 易礼兰)

第八章　消化系统疾病患儿的护理

学习目标

1. 掌握口炎、腹泻病的临床表现及护理措施。
2. 熟悉小儿消化系统解剖生理特点；口炎、腹泻病的病因及治疗要点。
3. 了解腹泻病的发病机制及辅助检查方法。

第一节　小儿消化系统解剖生理特点

一、消化道

1. 口腔　是消化道的起端，具有吸吮、吞咽、咀嚼、消化、感觉和言语等功能。足月新生儿出生时已具有较好的吸吮和吞咽功能，早产儿吸吮和吞咽功能较差。新生儿及婴幼儿口腔黏膜薄嫩，血管丰富，唾液腺发育不够完善，唾液分泌少，口腔黏膜干燥，因此易受损伤和发生局部感染。3～4个月时唾液分泌开始增加，5～6个月时明显增多，但婴儿口腔容量小，且不能及时吞咽所分泌的全部唾液，因此常出现生理性流涎。

2. 食管和胃　新生儿和婴儿食管呈漏斗状，腺体缺乏，弹力组织及肌层尚不发达，食管下段括约肌发育不成熟，控制能力差，常发生胃食管反流，一般在8～10个月时症状消失。婴儿胃呈水平位；幽门括约肌发育较好而贲门括约肌发育不成熟；婴儿吮奶时常同时吸入空气；加上婴儿胃容量较小（新生儿30～60 ml，1～3个月90～150 ml，1岁时250～300 ml），故易发生溢奶。胃排空时间因食物种类不同而异：水为1.5～2 h，母乳2～3 h，牛乳3～4 h。早产儿胃排空慢，易发生胃潴留。

3. 肠　婴儿肠道相对较长，一般为身长的5～7倍。分泌面及吸收面较大，黏膜血管丰富，有利于消化吸收。但婴幼儿尤其是未成熟儿由于肠壁薄，通透性高，肠黏膜屏障作用差，肠内毒素、过敏原及不完全分解产物可经肠黏膜吸收进入人体，引起全身性感染或变态反应性疾病。另外，小儿因肠黏膜肌层发育差，肠系膜柔软而长，升结肠与后壁固定差，肠活动度大，易发生肠套叠和肠扭转。

二、消化腺

1. 肝　年龄越小，肝相对越大，正常婴幼儿肝可在肋缘下1～2 cm处扪及，柔软、无压痛，6～7岁后则不能触及。婴儿肝细胞和肝功能不成熟，解毒能力差，在感染、缺氧、中毒等情况下易发生肝大和变性。小儿肝血管丰富，肝细胞再生能力强，不易发生肝硬化。婴儿期胆汁分泌较少，对脂肪的消化、吸收功能较差。

2. 胰腺　出生时胰液分泌量少，胰淀粉酶活性很低，因此不宜过早喂淀粉类食物。3～4个月时胰腺发育较快，胰液分泌增多，酶的活性增强。酶类出现的顺序为：胰蛋白酶最先，而后是糜蛋白酶、脂肪酶，最后是淀粉酶。婴幼儿时期胰液及其消化酶的分泌易受天气和疾病的影响而受抑制，容易发生消化不良。

三、肠道细菌

胎儿肠道无细菌，生后数小时细菌即侵入肠道，主要分布在结肠和直肠。肠道菌群的种类与食物成分有关：单纯母乳喂养儿以双歧杆菌为主；人工喂养和混合喂养儿肠内的大肠埃希菌、嗜酸杆菌、双歧杆菌及肠球菌所占比例几乎相等。正常肠道菌群对侵入肠道的致病菌有一定的拮抗作用，婴幼儿肠道正常菌群脆弱，易受许多内外界因素影响而导致菌群失调，引起消化功能紊乱。

四、健康小儿粪便

1. 人乳喂养儿粪便　为黄色或金黄色，多为均匀糊状，偶有细小乳凝块，不臭，呈酸性（pH 4.7～5.1），每日 2～4 次，一般在添加辅食后次数减少。

2. 人工喂养儿粪便　为淡黄色，较干稠，呈碱性或中性（pH 6～8），含乳凝块较多、较大，量多、较臭，每日 1～2 次，易发生便秘。

3. 混合喂养儿粪便　与人工喂养者相似，但质地较软、颜色较黄。添加谷类、蛋、肉、蔬菜等辅食后，粪便性状逐渐接近成人，每日 1 次。

第二节　口　炎

口炎（stomatitis）是指各种感染及刺激因素引起的口腔黏膜的炎症，若病变仅局限于舌、齿龈、口角亦可称为舌炎、齿龈炎或口角炎等。多由病毒、真菌等感染引起，也可由物理、化学刺激和口腔卫生不良等引起。本病多见于婴幼儿，可单独发生，亦可继发于急性感染、腹泻、营养不良、维生素 B 或维生素 C 缺乏等全身性疾病。临床以病毒及真菌感染引起的口炎多见。

【病因】

1. 鹅口疮（thrush，oral candidiasis）　又名雪口病，由白假丝酵母菌感染引起。多见于新生儿、营养不良、腹泻、长期应用广谱抗生素或激素的患儿。新生儿多由产道感染或因哺乳时奶头不洁及使用污染的奶具感染。

2. 疱疹性口炎（herpetic stomatitis）　由单纯疱疹病毒Ⅰ型感染引起，全年均可发病，多见于 1～3 岁小儿。传染性强，在卫生条件差的家庭和集体托幼机构感染容易传播。

3. 溃疡性口炎（ulcerative stomatitis）　主要由链球菌、金黄色葡萄球菌、肺炎链球菌、铜绿假单胞菌或大肠埃希菌等感染引起。以婴幼儿多见，常发生于急性感染、长期腹泻等机体抵抗力降低时。

【临床表现】

1. 鹅口疮　本病特征是在口腔黏膜上出现白色乳凝块样小点或小片状物，略高于黏膜表面，最常见于颊黏膜，其次是舌、牙龈、上腭。病变可逐渐融合成大片，不易擦去，周围无炎症反应，强行剥离后，局部黏膜潮红、粗糙，可有溢血。患处不痛、不流涎，一般无全身症状，不影响吃奶。重症者整个口腔均被白色斑膜覆盖，甚至可蔓延到咽、喉、食管、肠道、气管、肺等，出现拒食、呕吐、吞咽困难、声音嘶哑或呼吸困难而危及生命。

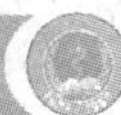

2. 疱疹性口炎 可突然起病，发热可达38～40℃，1～2天后齿龈、唇内、舌和颊黏膜等口腔黏膜上出现单个或成簇的小疱疹，周围有红晕，疱疹迅速破裂后形成溃疡，上面覆盖黄白色纤维素性渗出物。多个小溃疡可融合成不规则的大溃疡，有时累及上腭及咽部。口唇可红肿裂开，近口角及唇周皮肤可有疱疹。局部疼痛，患儿可表现为流涎、拒食、烦躁、颌下淋巴结肿大及压痛。体温多在3～5天后恢复正常，病程约1～2周，颌下淋巴结肿大可持续2～3周。本病须与疱疹性咽峡炎鉴别，后者由柯萨奇病毒引起，多发生于夏秋季，疱疹主要分布在咽部和软腭，有时可见于舌，但不累及齿龈和颊黏膜。

3. 溃疡性口炎 口腔各部位均可发生，常见于舌、唇内及颊黏膜处，可蔓延到唇及咽喉部。开始时口腔黏膜充血水肿，随后形成大小不等的糜烂或溃疡，上有纤维素性炎性渗出物形成的假膜，常呈灰白色或黄色，边界清楚，易拭去，露出溢血的创面，但不久又被假膜覆盖。患处疼痛，出现流涎、拒食、局部淋巴结肿大，常有发热，可达39～40℃。轻者一周左右体温恢复正常，溃疡逐渐痊愈，严重者因进食少可出现脱水和酸中毒。

【辅助检查】

1. 血常规 细菌感染时白细胞和中性粒细胞总数增多；病毒感染时白细胞和中性粒细胞正常或减少。

2. 病原学检查 溃疡性口炎取渗出物涂片染色可见大量细菌。取鹅口疮白膜少许放于玻片上并加10%氢氧化钠1滴，在显微镜下可见真菌的菌丝和孢子。

【治疗要点】

1. 重视口腔卫生 多饮水，保持口腔清洁。

2. 局部用药 鹅口疮患儿用2%碳酸氢钠溶液清洗口腔后，局部涂抹10万～20万U/ml制霉菌素鱼肝油混悬溶液，每日2～3次。疱疹性口炎患儿局部可涂碘苷，亦可用锡类散、冰硼散等中药。溃疡性口炎患儿用3%过氧化氢溶液清洗溃疡面后，可涂2.5%～5%金霉素鱼肝油。

3. 全身用药 溃疡性口炎可给予敏感的抗生素口服或静脉滴注；鹅口疮可口服肠道微生态制剂，纠正肠道菌群失调，抑制真菌生长。

4. 对症处理 发热时可用退热剂，继发细菌感染时使用抗生素。

【常见护理诊断】

1. 口腔黏膜改变 与口腔黏膜感染有关。

2. 疼痛 与口腔黏膜糜烂、溃疡有关。

3. 体温过高 与感染有关。

4. 营养失调：低于机体需要量 与疼痛引起拒食有关。

【护理措施】

1. 一般护理 以高热量、高蛋白、含丰富维生素的温凉流质或半流质饮食为宜，避免摄入刺激性食物和酸性饮料。对不能进食者，应给予肠道外营养，以确保能量与水分的供给。

2. 病情观察 注意监测体温变化，高热患者应防止高热惊厥的发生；同时注意观察口腔黏膜的改变及患儿进食情况。

3. 诊疗护理 为了确保局部用药达到目的，涂药前应先将纱布或干棉球放在颊黏膜腮腺管口处或舌系带两侧，以隔断唾液；然后用干棉球将病变部黏膜表面吸干净后再涂药，每1～2h一次；涂药后嘱患儿闭口10min，再取出隔离唾液的纱布或棉球，并嘱患儿不可立即漱口、饮水或进食。

4. 对症护理

(1) 口腔护理：根据病原体选用相应溶液清洗溃疡面，每 1～2 h 一次，较大儿童可用含漱剂。鼓励患儿多饮水，进食后漱口，以保持口腔黏膜湿润和清洁以防继发感染。对流涎者，及时清除流出物，保持皮肤干燥、清洁，避免引起皮肤湿疹及糜烂而继发感染。

(2) 发热护理：体温超过 38.5℃时，给予松解衣服，置冷水袋、冰袋等物理降温，必要时给予药物降温。

(3) 疼痛护理：患处疼痛多由进食时食物刺激导致，对因口腔黏膜糜烂、溃疡引起疼痛影响进食者，于进食前局部涂 2%利多卡因。

5. 心理护理 了解家长对疾病的心理反应及认识程度，通过疾病知识指导，消除家长因患儿高热、局部疼痛、拒食而产生的焦虑、紧张、恐惧等心理问题，通过心理上的安慰、支持、疏导等方式缓解其心理压力。

【健康指导】

1. 疾病知识指导 向家长介绍口炎的发生原因、预防要点及护理要点，以取得家长的配合及支持。

2. 用药指导 避免长期滥用广谱抗生素，以免导致菌群失调诱发鹅口疮。指导口腔局部正确涂药操作方法及要点，强调“轻、快、准”。

3. 卫生保健知识指导 从小培养儿童良好的卫生习惯，纠正吮指、不刷牙等不良习惯。宣传均衡营养对提高机体抵抗力的重要性，避免偏食、挑食。患儿的食具要及时消毒，鹅口疮患儿使用过的奶瓶、水瓶及奶嘴应放于 5%碳酸氢钠溶液浸泡 30 min 后洗净再煮沸消毒。患急性感染、腹泻等疾病时适当补充维生素 C 和 B 族维生素。

第三节 小儿腹泻

小儿腹泻（infantile diarrhea），或称腹泻病（diarrheal diseases），是一组由多种病原、多种因素引起的，以大便次数增多和大便性状改变为特点的临床综合征。小儿腹泻是我国儿童保健重点防治的“四病”之一，其发生率仅次于呼吸道感染。发病年龄以 6 个月至 2 岁为主，1 岁以内约占半数，是造成小儿营养不良、生长发育障碍的主要原因之一。近 30 年来本病发病率和病死率明显下降，但仍是婴幼儿时期的常见病和主要死亡原因。

分类：①按病程分类：急性腹泻病（<2 周）、迁延性腹泻病（2 周至 2 个月）、慢性腹泻病（>2 个月）。②按病情分类：轻型腹泻病（无脱水，无中毒症状）、中型腹泻病（轻至中度脱水或有轻度中毒症状）、重型腹泻病（重度脱水或有明显中毒症状）。③按病因分类：感染性腹泻病（霍乱、痢疾、其他普通感染）、非感染性腹泻病（饮食性、过敏性、症状性、其他）。

【病因及发病机制】

（一）病因

1. 易感因素 婴幼儿易患腹泻，主要与下列因素有关。

(1) 消化系统发育不成熟：胃酸和消化酶分泌不足，消化酶活性低，对食物变化耐受力差。

(2) 生长发育快：对营养物质的需求相对较多，消化道负担较重，容易发生功能紊乱。

(3) 机体防御功能差：婴儿血清免疫球蛋白、胃肠道 SIgA 水平及胃内酸度均较低，对

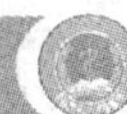

感染的防御能力差。

(4) 肠道菌群失调：正常肠道菌群对入侵的致病微生物有拮抗作用，新生儿出生后尚未建立正常肠道菌群，或因使用抗生素而使肠道菌群失调，则易患肠道感染。

(5) 人工喂养：由于不能从母乳中获得SIgA、巨噬细胞和粒细胞等免疫因子，加上食物、食具易被污染等因素，人工喂养儿肠道感染发生率明显高于母乳喂养儿。

2. 感染因素

(1) 肠道内感染：可由病毒、细菌、真菌、寄生虫等引起，以前两者多见。①病毒：80%婴幼儿腹泻由病毒感染引起，以轮状病毒最为常见，其次为埃可病毒、柯萨奇病毒、腺病毒、冠状病毒等。②细菌（不包括法定传染病）：以致腹泻大肠埃希菌为主，包括致病性大肠埃希菌、产毒性大肠埃希菌、侵袭性大肠埃希菌、出血性大肠埃希菌和黏附-集聚性大肠埃希菌。其他有空肠弯曲菌、耶尔森菌、沙门菌、变形杆菌、金黄色葡萄球菌等。③真菌：以白假丝酵母菌多见，其次是曲菌和毛霉菌等。④寄生虫：蓝氏贾第鞭毛虫、阿米巴原虫和隐孢子虫等感染均可引起腹泻。

(2) 肠道外感染：因发热和病原体毒素作用使消化功能紊乱而产生腹泻症状，多见于上呼吸道感染、肺炎、泌尿道感染、皮肤感染或急性传染病时。有时肠道外感染的病原体可同时感染肠道。

3. 非感染因素

(1) 饮食因素：如喂养不定时、食物的量和质不适宜、食物种类改变太快、过早给予淀粉或脂肪类食品等均可引起腹泻。

(2) 气候因素：天气突然变冷，腹部受凉导致肠蠕动增加；天气过热，消化液分泌减少，或天热口渴吃奶过多，均易诱发消化功能紊乱而致腹泻。

(3) 过敏因素：因对牛奶、豆制代乳品及某些食物成分过敏或不耐受而引起腹泻。

(二) 发病机制

导致腹泻发生的机制包括：肠腔内存在大量不能吸收的具有渗透活性的物质——“渗透性”腹泻；肠腔内电解质分泌过多——“分泌性”腹泻；炎症所致的液体大量渗出——“渗出性”腹泻；以及肠道运动功能异常——“肠道功能异常性”腹泻等。临床上大多数腹泻不是由某种单一机制引起的，而是多种机制共同作用的结果。

1. 感染性腹泻　病原微生物通过污染的水、食物进入消化道，或通过污染的日用品、手、玩具或带菌者传播。病原微生物能否引起肠道感染，取决于宿主防御功能的强弱、病原体数量的多少及微生物的毒力。

(1) 病毒性肠炎：病毒侵入肠道后，在小肠绒毛顶端的柱状上皮细胞内复制，使小肠绒毛细胞受损，导致小肠黏膜回收水、电解质能力下降，肠液在肠腔内大量积聚而引起腹泻；同时，发生病变的肠黏膜细胞分泌双糖酶不足且活性降低，使食物中的糖类消化不全而积滞在肠腔内，并被细菌分解成小分子的短链有机酸，使肠液的渗透压增高而加重腹泻。

(2) 细菌性肠炎：病原体不同，发病机制亦不同。①肠毒素性肠炎：产生肠毒素的细菌侵入肠道后，在肠腔内繁殖，通过其释放的肠毒素，抑制肠上皮细胞吸收Na^+和水，同时促进肠腺分泌Cl^-，使小肠液总量增多，超过结肠吸收的限度而产生分泌性腹泻，排出大量水样便，导致患儿脱水和电解质紊乱。②侵袭性肠炎：侵袭性细菌侵入肠道后，直接侵入小肠或结肠肠壁，引起肠黏膜充血、水肿，炎性细胞浸润引起渗出和溃疡等病变，患儿排出含有大量白细胞和红细胞的细菌性痢疾样粪便。各种侵袭性细菌感染可引起渗出性腹泻，病原体直接侵入小肠或结肠肠壁，引起肠黏膜充血、水肿，炎性细胞浸润引起渗出和溃疡等病变，患儿排出含有大量白细胞和红细胞的菌痢样粪便。结肠不能充分吸收来自小肠的液体，加上某些致病菌产生的肠毒素，也可出现水样便。

2. 非感染性腹泻　主要由饮食不当引起。当摄入食物的量和质突然改变，超过消化道的承受能力，食物不能被充分消化吸收而积滞于小肠上部，使肠腔内局部酸度减低，肠道下部的细菌上移和繁殖，使食物发酵和腐败而产生短链有机酸，导致肠腔内渗透压增高，并协同腐败性毒性产物刺激肠壁致肠蠕动增加，引起腹泻。

【临床表现】

(一) 急性腹泻

1. 轻型腹泻　多由饮食因素或肠道外感染引起。起病可急可缓，以胃肠道症状为主，主要表现为食欲不振，偶有呕吐或溢乳；大便次数增多，一般每天在十次以内，每次大便量不多，稀薄或带水，呈黄色或黄绿色，有酸味，常见白色或黄白色奶瓣和泡沫，大便镜检可见大量脂肪球；患儿精神尚好，体温大多正常；无明显脱水及全身中毒症状。多在数日内痊愈。

2. 重型腹泻　多由肠道内感染所致，常急性起病，也可由轻症逐渐加重转变而来。除有较重的胃肠道症状外，还有全身中毒症状及明显的脱水、电解质紊乱。

(1) 胃肠道症状：食欲低下，常伴有呕吐，严重者可吐咖啡样液体；大便次数明显增多，每天十余次至数十次，多为黄绿色水样便或蛋花汤样便，量多，可有少量黏液。大便镜检可见脂肪球及少量白细胞。

(2) 全身中毒症状：如发热、烦躁不安、精神委靡或嗜睡，甚至昏迷、惊厥。

(3) 水、电解质和酸碱平衡紊乱症状：①有脱水、代谢性酸中毒、低钾等（参见第五章第六节）。②低钙、低镁、低磷血症：由于进食少、吸收不良和腹泻、呕吐丢失钙、镁、磷，患儿多有钙、镁、磷缺乏，尤其是腹泻较久、营养不良或有活动性佝偻病的患儿更多见。但在脱水和酸中毒时，由于血液浓缩，离子钙的浓度相对较高，患儿可不表现出相应的症状。当脱水和酸中毒被纠正时，大多可有钙、磷缺乏，少数有镁缺乏。低钙血症表现为手足抽搐或惊厥；低镁血症表现为输液后出现易激惹、手足震颤、惊厥，用钙剂治疗无效，加用硫酸镁治疗后症状控制；重症低血磷时主要表现为嗜睡、精神错乱或昏迷，肌肉、心肌收缩无力等。

(二) 迁延性腹泻和慢性腹泻

迁延性腹泻和慢性腹泻多与营养不良、急性腹泻治疗未彻底或治疗不当有关。表现为腹泻迁延不愈，病情反复，大便次数和性质不稳定，严重时可出现水、电解质紊乱。

(三) 几种常见的急性感染性肠炎

1. 轮状病毒肠炎　是秋、冬季小儿腹泻最常见的病原，以秋季流行为主，故又称秋季腹泻。多见于6～24个月的婴幼儿，大于4岁少见。起病急，常伴有发热和上呼吸道感染症状，一般无明显中毒症状。病初即出现呕吐，随后出现腹泻，大便次数每日几次至几十次，量多、水分多，呈黄色或淡黄色水样或蛋花汤样，无腥臭味。常并发脱水、酸中毒及电解质紊乱。本病为自限性疾病，数日后呕吐渐停，腹泻减轻，自然病程约3～8天。近年报道，轮状病毒可侵犯多个脏器，如中枢神经系统、心肌等。

2. 大肠埃希菌肠炎　多发生在5～8月气温较高季节。致病性大肠埃希菌肠炎和产毒性大肠埃希菌肠炎大便呈蛋花汤样或水样，混有黏液，常伴呕吐，严重者可伴发热、脱水、电

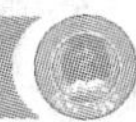

解质紊乱和酸中毒；侵袭性大肠埃希菌肠炎可排出痢疾样黏液脓血便，常伴恶心、呕吐、腹痛和里急后重，可出现严重的全身中毒症状甚至休克；出血性大肠埃希菌肠炎开始为黄色水样便，后转为血水便，有特殊臭味，常伴腹痛，大便镜检有大量红细胞，一般无白细胞；黏附-集聚性大肠埃希菌肠炎多见于婴幼儿，常伴发热，大便为黄色稀水样。

3. 空肠弯曲菌肠炎　多发生在夏季，可散发或暴发流行，6个月至2岁婴幼儿多见，为人畜共患性疾病，主要经口传染。发病急，以侵袭性感染为主，症状与细菌性痢疾相似，表现为恶心、呕吐、腹痛、黏冻样或脓血便，有腥臭味，大便镜检有大量白细胞及数量不等的红细胞。腹痛剧烈或便血者易被误诊为阑尾炎或肠套叠。

4. 耶尔森菌小肠结肠炎　多发生在冬春季节，可散发或暴发流行。常见于婴幼儿，以口-粪途径传播为主。主要表现为腹泻，大便呈水样、黏液样或脓血样，镜检有多形核粒细胞，常伴有发热、头痛、呕吐、腹痛、里急后重及水、电解质紊乱，临床表现与细菌性痢疾难以区别。当合并肠系膜淋巴结炎及末端回肠炎时，可出现严重腹痛，易误诊为阑尾炎。

5. 鼠伤寒沙门菌小肠结肠炎　夏季发病率高，多见于2岁以下的婴幼儿，尤其是新生儿和1岁以内的婴儿，多经口感染，常引起暴发流行。起病较急，病情轻重不一，有发热、恶心、呕吐、腹痛、腹胀；大便每天数次至数十次，呈稀糊状，带有黏液甚至脓血，性质多样易变，有特殊臭味；镜检有红细胞、白细胞和脓细胞。

6. 抗生素诱发性肠炎　多继发于使用大量抗生素后，病程和症状常与菌群失调的程度有关。营养不良、免疫功能低下、长期应用糖皮质激素者更易发生。

(1) 金黄色葡萄球菌肠炎：腹泻为主要症状，大便为暗绿色，量多、带黏液，少数为血便。常伴发热、腹痛和呕吐，可有脱水、电解质紊乱和酸中毒，可出现严重的全身中毒症状甚至休克。大便镜检有大量脓细胞和成簇的G^+球菌。

(2) 伪膜性肠炎：由难辨梭状芽胞杆菌引起，几乎各种抗生素均可诱发此病。表现为腹泻，轻症者大便每日几次，停用抗生素后很快痊愈；重症者腹泻频繁，呈黄绿色水样便，可有伪膜排出（为坏死毒素致肠黏膜坏死所形成的伪膜），黏膜下出血可引起大便带血。可出现脱水、电解质紊乱、酸中毒和全身中毒症状。大便厌氧菌培养或组织培养法检测细胞毒素可协助确诊。

(3) 真菌性肠炎：多为白假丝酵母菌感染所致，两岁以下小儿多见。大便呈黄色稀便，泡沫较多、带黏液，有时可见豆腐渣样细块（菌落）；大便镜检有真菌子孢子和菌丝，真菌培养阳性。

(四) 生理性腹泻

多见于6个月以内婴儿。患儿外观虚胖，常有湿疹，生后不久即出现腹泻，除大便次数增多外，无其他症状，食欲好，生长发育正常。添加辅食后，大便即逐渐转为正常。近年发现此类腹泻可能为乳糖不耐受的一种特殊类型。

【辅助检查】

1. 血常规　白细胞总数及中性粒细胞增多提示细菌感染，嗜酸性粒细胞增多考虑寄生虫感染或过敏性病变。

2. 大便检查　大便无或偶见少量白细胞者常为侵袭性细菌以外的病因引起，大便有较多的白细胞者常由各种侵袭性细菌感染引起，大便培养可检出致病菌；大便镜检发现真菌子孢子及菌丝有助于真菌性肠炎的诊断；疑为病毒性肠炎可做相关病毒学检查。

3. 血液生化检查　血钠测定可了解脱水性质；血钾测定可反映体内缺钾的程度；血气

分析可了解体内酸碱平衡紊乱的程度和性质；重症患儿可检测血钙、镁、尿素氮。

【治疗要点】 治疗原则：调整饮食，纠正水、电解质和酸碱平衡紊乱，合理用药，控制感染，加强护理，预防并发症的发生。

1. 调整饮食 强调继续进食，根据患儿病理生理状况、消化吸收功能和饮食习惯调整饮食，以满足生理需要，补充疾病消耗，促进疾病恢复。

2. 纠正水、电解质紊乱和酸碱平衡紊乱

（1）口服补液：口服补液盐（ORS）可用于腹泻时预防脱水及纠正轻、中度脱水。一般轻度脱水给予 50～80 ml/kg，中度脱水给予 80～100 ml/kg，于 8～12 h 内将累积损失量补足。脱水纠正后，将 ORS 加等量水稀释，按病情需要随时口服。在口服补液过程中，如患儿呕吐频繁或腹泻、脱水加重，应改用静脉补液。

（2）静脉补液：适用于中度以上脱水和吐泻严重或腹胀的患儿。

第 1 天补液：①定量：根据脱水程度确定，补液总量包括累积损失量、继续损失量及生理需要量三部分。补液量一般为轻度脱水 90～120 ml/kg、中度脱水 120～150 ml/kg、重度脱水 150～180 ml/kg。②定溶液性质：根据脱水性质确定，累积损失量：低渗性脱水补 2/3 张含钠液，等渗性脱水补 1/2 张含钠液，高渗性脱水补 1/5～1/3 张含钠液。继续损失量：一般常用 1/3～1/2 张含钠液。生理需要量：可用 1/5～1/4 张含钠液。③定补液速度：遵循先快后慢原则。对重度脱水、有明显周围循环障碍者应先快速扩容，以改善血液循环和肾功能，一般用 2∶1 等张含钠液按 20 ml/kg（总量不超过 300 ml），于 30～60 min 快速静脉输入。累积损失量（扣除扩容液量）一般于 8～12 h 内完成，输入速度每小时 8～10 ml/kg。补充继续损失量和生理需要量时速度宜减慢，于 12～16 h 内均匀滴入，滴注速度约每小时5 ml/kg。

第 2 天及以后补液：主要是补充继续损失量和生理需要量，一般可改为口服补液。若腹泻仍频繁或口服量不足者，仍需静脉输液，补液量根据吐泻和进食情况估算。

（3）纠正酸中毒：因输入的混合溶液中已含有一部分碱性溶液，输液后如循环和肾功能改善，则酸中毒可随即纠正；重度酸中毒可根据临床症状结合血气测定结果，另加碱性液（如碳酸氢钠）纠正。

（4）纠正低钾、低钙、低镁：见尿补钾；出现低钙症状时可用 10％葡萄糖酸钙 5～10 ml 加葡萄糖稀释后缓慢静脉注射；低镁者用 25％硫酸镁按每次 0.1 ml/kg 深部肌内注射，每 6 h 一次，每日 3～4 次，症状缓解后停用。

3. 药物治疗

（1）控制感染：病毒性肠炎以饮食疗法和支持疗法为主，一般不需应用抗生素。细菌感染者，针对病原选用抗生素。大肠埃希菌、空肠弯曲菌、鼠伤寒沙门菌、耶尔森菌感染可选用庆大霉素、卡那霉素、呋喃唑酮、氨苄西林、红霉素、头孢霉素、复方磺胺甲基异噁唑等。抗生素诱发性肠炎需停用原来的抗生素，改用万古霉素、新青霉素、抗真菌治疗等。

（2）微生态疗法：有助于恢复肠道正常菌群的生态平衡，抵御病原菌的侵袭。常用双歧杆菌、乳酸杆菌等。

（3）肠黏膜保护剂：能吸附病原体，与肠道黏膜糖蛋白相互作用可增强其屏障功能，阻止病原体的侵袭，如十六角蒙脱石（思密达）。

（4）对症治疗：一般不使用止泻剂，以免加重中毒症状；腹胀明显者可进行肛管排气，如仍无改善，可酌情使用新斯的明；呕吐严重者可肌内注射氯丙嗪或针刺足三里等。

4. 预防并发症 因迁延性、慢性腹泻常伴有营养不良和其他并发症，病情复杂，必须

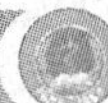

采取综合治疗措施，如去病因、合理饮食、配合中医辨证论治等。

【常见护理诊断】

1. 腹泻　与喂养不当、感染导致胃肠道功能紊乱有关。

2. 体液不足　与腹泻、呕吐导致体液丢失过多和摄入量不足有关。

3. 体温过高　与感染有关。

4. 有皮肤完整性受损的危险　与大便次数增多刺激臀部皮肤有关。

5. 潜在并发症：水、电解质及酸碱平衡紊乱。

6. 知识缺乏　与家长缺乏喂养知识及相关的护理知识有关。

【护理措施】

1. 一般护理

(1) 饮食护理：除严重呕吐者暂禁食4～6h（不禁水）外，均应继续进食。母乳喂养者继续哺乳，暂停辅食；人工喂养者可喂以等量米汤或稀释的牛奶或其他代乳品，腹泻次数减少后，由米汤、粥、面条等逐步过渡到正常饮食。病毒性肠炎多有双糖酶缺乏，应暂停乳类喂养，不宜用蔗糖，可用豆制代乳品或发酵奶，以减轻腹泻，缩短病程。腹泻停止后，逐渐恢复营养丰富的饮食，并每日加餐1次，共2周，以赶上正常生长。对少数严重病例口服营养物质不能耐受者，应加强支持疗法，必要时给予全静脉营养。

(2) 防止交叉感染：严格执行消毒隔离，按肠道传染病做好床边隔离，护理患儿前后要认真洗手，患儿用过的尿布、便盆应分类消毒，以免交叉感染。

2. 病情观察

(1) 监测生命体征：如神志、体温、脉搏、呼吸、血压等。

(2) 观察脱水纠正情况：注意观察患儿面色、精神状态、皮肤弹性、前囟和眼窝凹陷、尿量等，有无口渴，经输液治疗后脱水征象是否得到改善。

(3) 观察电解质及酸碱平衡紊乱纠正情况：注意患儿精神状况，呼吸有无深长，口唇是否呈樱桃红，有无心音低钝或心律失常，注意有无腹胀、肠鸣音及肌张力的改变，腱反射是否减弱或消失等。如有情况变化，及时报告医生并配合医生进行相应处理。

(4) 观察大便情况：观察并记录大便次数、颜色、气味、性状、量，及时送检，采集标本时注意应采集黏液脓血部分，作好动态比较，为输液方案和调整治疗提供可靠依据。

(5) 观察全身中毒症状：观察有无发热、寒战、烦躁不安、精神委靡、反应低下等感染中毒症状。

(6) 记录液体出入量：24h液体入量包括静脉输液量、口服液体量及食物中含水量；液体出量包括尿量、呕吐量、大便丢失的水分和不显性失水。

3. 诊疗护理　根据诊疗计划为患儿实施辅助检查及药物治疗，并注意观察药效及不良反应。使用氨苄西林、头孢霉素等抗生素前应做皮肤过敏试验，并注意有无迟发型过敏反应如皮疹等；婴幼儿慎用氨基糖苷类及其他副作用较为明显的抗生素；指导家长注意在服用微生态制剂时应与抗生素使用时间间隔至少2h以上。

4. 对症护理

(1) 体液不足的护理：根据医嘱并遵循“补液原则”及时分期、分批输入液体，纠正水、电解质紊乱及酸碱失衡。

(2) 发热护理：密切观察体温变化，体温过高时，给予松解衣服，置冷水袋、冰袋等物理降温，必要时给予药物降温。

(3) 臀部皮肤完整性的护理：选用吸水性强、柔软的布类或纸质尿布，避免使用不透气塑料布或橡皮布；尿布湿了应及时更换，每次便后用温水清洗臀部并蘸干；局部皮肤发红处涂以5%鞣酸软膏或40%氧化锌油并按摩片刻，以促进局部血液循环；也可采用暴露法，臀下仅垫尿布，不加包扎，使臀部皮肤暴露于空气中或阳光下；局部皮肤溃疡可用灯泡照射，每次20～30 min，每日3次，照射后局部可涂油膏。女婴因尿道口接近肛门，应注意会阴部的清洁，避免发生上行性尿路感染。

5. 心理护理　评估家长对本病的了解程度，通过疾病知识指导，消除家长由于对疾病不了解引起的焦虑。急性重型腹泻患儿可有明显水、电解质平衡紊乱及全身中毒症状；迁延性腹泻及慢性腹泻患儿病情反复，腹泻迁延不愈，可影响患儿生长发育，家长及患儿易产生紧张、恐惧心理。分析导致其心理问题产生的原因，通过心理上的安慰、支持、疏导及环境调整等方式缓解心理压力。

【健康指导】

1. 疾病知识指导　向家长介绍导致患儿腹泻的病因、目前患儿病情状况、为患儿拟订的诊疗计划及采取的护理措施，以取得家长的配合及支持。

2. 用药指导　告知家长避免长期滥用广谱抗生素，以免导致肠道菌群失调。指导家长配制和使用ORS溶液：①米汤加盐溶液配制方法：米汤500 ml＋细盐1.75 g。②糖盐水配制方法：白开水500 ml＋蔗糖10 g＋细盐1.75 g，随时口服。

3. 卫生保健知识指导　宣传母乳喂养的优点，指导合理喂养，避免在夏季断奶；合理添加辅食，防止过食、偏食及饮食结构突然变动；养成良好的卫生习惯，注意乳品的保存，奶具、食具、玩具、便器应定期清洗和消毒；教育儿童饭前便后洗手，勤剪指甲；气候变化时防止受凉或过热，夏天多喝水；注意保持患儿臀部清洁干燥，以免发生糜烂。

小结

由于小儿消化系统及免疫系统发育不成熟，易导致口炎、腹泻病等疾病的发生。鹅口疮、疱疹性口炎、溃疡性口炎的病原体分别是白假丝酵母菌、单纯疱疹病毒及各种化脓性细菌。三者均可导致口腔黏膜改变，鹅口疮患儿一般无发热及局部疼痛，疱疹性口炎及溃疡性口炎患儿常伴发热及局部疼痛。口炎的治疗及护理要点是根据病原体选用相应溶液清洗溃疡面后正确涂药。小儿腹泻是我国儿童保健重点防治的"四病"之一，多见于6个月至2岁的婴幼儿。导致腹泻的原因有感染性和非感染性两类，其中肠道内感染以病毒如轮状病毒及细菌如大肠埃希菌多见。轻型腹泻多由饮食因素或肠道外感染引起；重型腹泻多由肠道内感染所致，轻型腹泻与重型腹泻的主要区别点是有无电解质紊乱。腹泻病的治疗及护理要点是调整饮食，纠正水、电解质和酸碱平衡紊乱，合理用药，控制感染，加强监护，预防并发症的发生。

思考题

1. 名词解释　生理性流涎、鹅口疮、生理性腹泻。

2. 简答题

(1) 婴儿易发生溢奶的原因是什么?

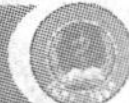

（2）母乳喂养儿及人工喂养儿粪便有哪些不同点？

（3）简述鹅口疮、疱疹性口炎、溃疡性口炎的鉴别要点。

（4）如何为口炎患儿正确涂药？

（5）简述轻型腹泻及重型腹泻的鉴别要点。

（6）列举腹泻患儿的饮食护理措施。

（怀化医学高等专科学校　陈涤民）

第九章　呼吸系统疾病患儿的护理

学习目标

1. 掌握急性上呼吸道感染、急性支气管炎、小儿肺炎、支气管哮喘的临床表现、治疗要点、护理诊断及护理措施。

2. 熟悉小儿呼吸系统解剖生理特点及与临床的关系；特殊类型上呼吸道感染的临床特点及鉴别要点；支气管哮喘的分类及鉴别要点。

3. 了解支气管肺炎的发病机制。

第一节　小儿呼吸系统解剖生理特点

呼吸系统以环状软骨为界分为上、下呼吸道两部分。上呼吸道包括鼻、咽、咽鼓管、会厌和喉；下呼吸道包括气管、支气管、毛细支气管、呼吸性细支气管、肺泡管及肺泡。小儿呼吸系统的解剖生理和免疫特点与成人有一定的差异，而这些差异也和小儿易患呼吸系统感染性疾病密切相关。

一、解剖特点

（一）上呼吸道

1. 鼻　年龄越小鼻腔相对越狭窄，加之小儿鼻黏膜下毛细血管丰富，一旦受到物理、化学、病原微生物等各种因素的刺激，容易因黏膜充血水肿而发生鼻塞。

2. 鼻旁窦　鼻旁窦发育较晚，且鼻窦口大，有利于分泌物引流，故小婴儿较少发生副鼻窦炎。

3. 鼻泪管　鼻泪管较短，开口处的瓣膜发育不良，上呼吸道感染时病原体可经鼻泪管逆行而并发眼结合膜炎。

4. 扁桃体　咽扁桃体出生后 6 个月开始发育，腭扁桃体则迟至 1 岁左右开始发育，发育高峰期在 4～10 岁，因此婴幼儿期较少发生扁桃体炎，4～10 岁的年长儿则为扁桃体炎的高发人群。

5. 咽鼓管　咽鼓管的特点为宽、短、直，呈水平位，鼻咽部炎症易扩散至中耳，导致中耳炎。

6. 喉　小儿喉部狭窄，支撑喉腔的软骨发育不良，喉黏膜下血管丰富，一旦受到感染及其他因素刺激，极易发生充血水肿，而致声音嘶哑，严重者可致喉部梗阻。

（二）下呼吸道

1. 呼吸道　婴幼儿气管及支气管管腔相对狭小，软骨发育不良，且缺乏弹力组织支持，加之黏膜下血管丰富，纤毛运动差，清除力弱，易发生感染和通气功能障碍。

2. 肺　婴幼儿肺弹力纤维发育差，血管丰富，间质发育旺盛，肺泡数量较少且面积小，

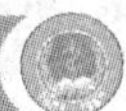

使肺含血量相对较多而含气量少，故易于感染，引起间质性炎症、肺不张或肺气肿等。

3. 胸廓　婴幼儿胸廓短，肋骨较水平，加之呼吸肌发育不良，胸廓活动范围小，导致肺不能充分舒张，在病理情况下易发生通气和换气功能障碍，导致缺氧及二氧化碳潴留。

二、生理特点

（一）呼吸频率与节律

1. 呼吸频率　小儿新陈代谢率高，呼吸效率低（气体弥散量小，气道阻力大、胸廓舒张度小等原因），因此只有增加呼吸频率来满足机体对氧的需求，且年龄越小呼吸频率越快。

表 9-1　各年龄小儿呼吸和脉搏频率（次/分）

年龄	呼吸	脉搏	呼吸脉搏
新生儿	40～45	120～140	1∶3
1 岁以下	30～40	110～130	1∶3～4
2～3 岁	25～30	100～120	1∶3～4
4～7 岁	20～25	80～100	1∶4
8～14 岁	18～20	70～90	1∶4

2. 呼吸节律　婴幼儿因呼吸中枢发育不完善，易出现呼吸节律不齐，以新生儿最为明显，早产儿可出现生理性呼吸暂停。

（二）呼吸类型

婴幼儿因呼吸肌发育不全，胸廓活动幅度小，以腹式呼吸为主。随着年龄增长，胸式呼吸增强，逐渐成为胸腹式呼吸。

（三）呼吸功能

小儿各项呼吸功能的储备能力较低，患呼吸道疾病时较易发生呼吸功能不全。

1. 肺活量　指 1 次深呼吸后的最大呼气量，小儿平均为 50～70 ml/kg。年长儿平静呼吸时的潮气量为肺活量的 12.5%，而婴幼儿约为 30%，说明婴幼儿的呼吸储备量小。

2. 潮气量　指安静呼吸时每次呼吸进出呼吸道的气体量。年龄越小，肺容量越小，潮气量也越小。

3. 每分通气量　指潮气量与每分钟呼吸频率的乘积。按体表面积计算，小儿的每分通气量接近于成人。

4. 气体弥散量　二氧化碳的排出主要靠弥散作用。小儿肺泡毛细血管的总面积和总容量均较成人低，故气体总弥散量也明显低于成人，但若以单位肺容量计算则与成人相近。

5. 气道阻力　因呼吸道管腔狭窄，小儿气道阻力较高，随年龄增长气道阻力逐渐下降。

（四）血气分析

血气分析检查可有效地了解患儿的呼吸功能及体内酸碱平衡状况，为临床诊断和治疗提供可靠依据，是小儿呼吸系统疾病常用的检查方法之一。不同年龄段小儿的血气分析正常值不同，表 9-2 提供的数值可作为参考。

表 9-2 小儿动脉血气分析正常值

项目	新生儿	出生后 28 天至 2 岁	2 岁以上
pH	7.30～7.45	7.35～7.45	7.35～7.45
PaO_2（kPa）	8～12	10.60～13.30	10.60～13.30
$PaCO_2$（kPa）	4.00～4.67	4.00～4.67	4.67～6.00
SaO_2	90～96.5	95～97	95.5～97.7
SB（mmol/L）	20～22	20～22	22～24
BE（mmol/L）	－6～＋2	－6～＋2	－4～＋2

三、免疫特点

小儿呼吸道的非特异性和特异性免疫功能差，尤其是新生儿及婴幼儿咳嗽反射、气道平滑肌收缩功能及纤毛运动功能均较差，不能有效地清除吸入的异物颗粒。婴幼儿还缺乏保护呼吸道黏膜免受感染的分泌型 IgA（sIgA），其他的免疫球蛋白 IgA、IgG 等含量也偏低，再加上肺泡巨噬细胞功能不足，乳铁蛋白、溶菌酶、干扰素、补体等的数量和活性不足，故婴幼儿时期更易患呼吸道感染。

第二节 急性上呼吸道感染

急性上呼吸道感染（acute upper respiratory infection，AURI），简称上感，是小儿时期最常见的疾病之一，占儿科门诊病人的第一位。一般统称为上呼吸道感染。如病变部位明确，也可诊断为“急性鼻炎”、“急性扁桃体炎”、“急性咽炎”、“急性喉炎”等。

【病因】 各种病原体都可导致急性上呼吸道感染，其中以病毒最为常见，占 90%以上，主要为呼吸道合胞病毒、流感病毒、副流感病毒、腺病毒、鼻病毒、柯萨奇病毒等。因小儿免疫功能差，在病毒感染的基础上易继发或合并细菌感染。

【临床表现】

1. 一般类型上感　发病前 1～3 天多有受凉等诱因，因患儿年龄及感染的病原体不同，临床症状也轻重不一。重症上呼吸道感染有明显的全身中毒症状，表现为高热、畏寒、头痛、食欲减退、乏力。婴幼儿伴有呕吐、腹泻、腹痛、烦躁等，体温可达 39℃以上，易发生高热惊厥。轻症上呼吸道感染多见于年长儿，以鼻塞、流涕、打喷嚏、咳嗽等上呼吸道局部症状为主，全身症状较轻。体格检查可见咽部充血、扁桃体肿大，可伴颌下淋巴结肿大、触痛。总病程约 3～5 天。

重症急性上呼吸道感染应注意与流行性感冒及呼吸道急性传染病早期症状鉴别。部分患儿腹痛明显（与炎症刺激致肠蠕动过快及肠系膜淋巴结炎等有关），应注意与急性阑尾炎等急腹症鉴别。

2. 两种特殊类型上感

(1) 疱疹性咽峡炎（herpangina）：病原体为柯萨奇 A 组病毒，好发于夏、秋季。表现为急起高热，精神及食欲差，伴咽痛、流涎、呕吐等，因咽部疼痛，患儿常哭闹不安，拒食。早期往往无咳嗽、流涕、鼻塞等典型上呼吸道感染症状。体格检查可见咽部明显充血，咽腭弓、悬雍垂、软腭等处可见2～4 mm大小疱疹，周围绕以红晕，疱疹破溃后形成浅表溃疡，表面呈黄白色（彩图9-1，见书后彩页）。病程在1周左右。

本病应注意与疱疹性口腔炎及手足口病相鉴别：

①疱疹性口腔炎：由单纯疱疹病毒感染所致。临床症状与疱疹性咽峡炎非常相似，但口腔黏膜的病变以齿龈为主（故又称为疱疹性齿龈炎），可累及唇及舌黏膜，疱疹破溃后形成的浅表溃疡主要分布在口腔前半部分，一般不会累及软腭及咽峡部。

②手足口病（hand，foot and mouth disease，HFMD）：由肠道病毒感染引起，以柯萨奇A组病毒16型（Cox A16）及肠病毒71型（EV71）最为常见。近年来手足口病的发病率不断攀升，严重危害儿童生命健康，应引起高度重视，我国已从2008年5月2日起将手足口病纳入丙类传染病管理。手足口病的全身中毒症状轻重不一，可在托儿所、幼儿园等集体机构及社区家庭中流行。手足口病与疱疹性咽峡炎的鉴别要点在其疱疹主要分布在皮肤、黏膜的移行处，除口腔黏膜外，手心、足心及外生殖器、肛门周围皮肤也可有疱疹存在（彩图9-2，见书后彩页）。

（2）咽结合膜热：病原体为腺病毒3、7型，好发于春、夏季。主要通过呼吸道传播，亦可经直接接触（如游泳池水污染、与病人共用毛巾等）感染。在集体儿童机构中可造成流行。临床表现以发热、咽痛、眼结膜充血为特征。体温常高达39℃以上，持续3～5天，可伴有恶心、呕吐、腹泻等胃肠道症状。眼结膜病变以一侧为主或两侧病变程度不同，分泌物较少。体格检查可见咽部明显充血，一侧或两侧眼结膜充血水肿，可见滤泡，颈部、耳后淋巴结肿大（彩图9-3，见书后彩页）。病程1～2周。

3. 并发症　炎症向周围组织蔓延及向下发展，可并发中耳炎、结膜炎、泪囊炎、咽后壁脓肿、颈淋巴结炎、气管炎、支气管炎、肺炎等；如为A群乙型溶血性链球菌感染，部分年长儿可引起急性肾小球肾炎、风湿热等。

【辅助检查】　白细胞总数大多正常，重症者白细胞总数及中性粒细胞数可下降，淋巴细胞数增加。继发细菌感染时，白细胞总数及中性粒细胞数增加。必要时可做相应的病原学检查。

【治疗要点】　以一般治疗及对症治疗为主，注意预防并发症。可给予利巴韦林（病毒唑）及中草药等抗病毒药物治疗。有继发细菌感染或发生并发症者，可选用抗生素。如确为链球菌感染，可用青霉素，疗程10～14天。体温过高者及时给予物理或药物降温以避免发生高热惊厥。

【常见护理诊断】

1. 体温过高　与病原体感染有关。

2. 疼痛　与发热及局部炎症有关。

3. 潜在并发症：高热惊厥、中耳炎、副鼻窦炎、肺炎、肾炎、风湿热等。

【护理措施】

1. 一般护理　保持室内空气新鲜清洁，温度适宜，湿度50%～60%。督促患儿多休息，多饮水，给予清淡富含维生素易消化饮食。

2. 病情观察　注意监测体温变化，对高热患者应注意其神志、肌张力、颜面部及口唇颜色的改变，防止发生高热惊厥；同时应注意患儿有无与病情严重程度不成比例的剧烈哭闹、烦躁不安、抓耳、碰头等表现，如有应考虑合并中耳炎。

3. 对症护理

（1）发热的护理：轻度发热者一般不需特殊处理。体温超过38.5℃时，要及时松解衣物，给予温水浴、酒精擦浴等物理降温或药物降温。

（2）口腔护理：有口腔及咽喉部炎症者应给予口腔护理（参见第八章第二节）。

（3）疼痛护理：咽喉部疼痛者应给予刺激性小的流质、半流质饮食，疼痛剧烈影响进食者，可于进食前 10～15 min 局部涂 2%利多卡因。有明显腹痛者可给予腹部按摩、热敷等处理，疼痛剧烈者应做进一步检查，以排除急腹症。

4. 心理护理　了解家长及患儿对疾病的认知程度，并通过相关知识的宣教，消除家长及患儿的恐惧和焦虑，缓解心理压力。

【健康指导】

1. 疾病知识指导　向家长宣传介绍有关上呼吸道感染的知识，如发病原因、预防要点及护理要点，以取得家长的配合及支持。要重视手足口病的防治，一旦发现小儿有类似急性上呼吸道感染表现，同时在手、足、口以及肛门、外生殖器周围有可疑疱疹时，应及时就医，以免贻误治疗和造成疾病传播。

2. 用药指导　急性上呼吸道感染绝大多数是病毒感染所致，故不要滥用抗生素。无高热惊厥史且体温在 38.5℃以下者，慎用药物降温，避免因大量出汗导致体液丢失过多而致虚脱。有高热惊厥史，或体温>38.5℃的患儿在物理降温的同时应给予药物降温。

3. 卫生保健知识指导　注意居室空气的流通，在呼吸道疾病高发季节尽量不要带小儿去人员密集的公共场所。平时应注重体格锻炼以增强体质。有贫血、佝偻病、营养不良等疾病者应积极治疗，以提高小儿的自身免疫能力。

第三节　急性支气管炎

急性支气管炎（acute bronchitis）是由各种病原体感染所致的支气管黏膜炎症，多继发于急性上呼吸道感染，也可为肺炎的早期表现，因常合并气管炎症亦称为急性气管支气管炎（acute tracheobronchitis）。临床突出表现为咳嗽，可伴（或不伴）呼吸道分泌物增多。

【病因】 凡能引起上呼吸道感染的病原体都可致急性支气管炎。其中以病毒和细菌为主，亦可为混合性感染。有免疫功能失调、营养不良、佝偻病、副鼻窦炎等疾病患儿及特异性体质患儿，易反复发生支气管炎。

【临床表现】

1. 症状　患儿大多先有上呼吸道感染症状。年长儿以咳嗽为主要表现，初期多为干咳，数小时或数天后可伴有咳痰，活动后或晨起及夜间入睡时因体位变动可致咳嗽、咳痰加剧。婴幼儿及体质较弱者全身症状明显，常有不同程度的发热，精神及食欲不佳，并可有呕吐、腹泻等消化道症状。部分患儿伴有喘息。如咳喘反复发作且以喘息为主要表现者可称为喘息性支气管炎，又称哮喘性支气管炎，应与支气管哮喘鉴别（见本章第五节）。

2. 体征　一般无气促和发绀。双肺听诊呼吸音增粗，可闻及散在、不固定的（因体位变动及咳嗽、咳痰后出现或消失）干啰音及中、粗湿啰音。

【辅助检查】

1. 实验室检查　病毒性感染白细胞总数多正常，细菌性感染则白细胞总数及中性粒细胞数增高。

2. X 线检查　病情较重或病程较长者可见双肺清晰度下降，肺纹理增多、增粗、紊乱。

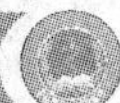

【治疗要点】

1. 控制感染　有条件者应根据病原学检查结果给予相应的抗感染治疗。婴幼儿、体质虚弱及发热较重者，合并细菌性感染可能性大，抗生素的应用指征可放宽。痰量较多而颜色发黄者，多为细菌感染，应选用有效抗生素治疗。

2. 对症治疗　遵医嘱给予口服祛痰止咳药物，痰液黏稠不易咳出者也可行超声雾化吸入。有明显喘息者可服用氨茶碱等解痉平喘药物。

【常见护理诊断】

1. 舒适的改变（频繁咳嗽、胸痛等）与气管支气管炎症有关。

2. 体温过高　与感染有关。

3. 清理呼吸道无效　与痰液黏稠不易咳出或咳嗽无力有关。

【护理措施】

1. 一般护理　经常开窗通风，使室内空气保持新鲜。病情较重或有发热的患儿应注意休息。鼓励患儿多喝水，必要时可经静脉补液。饮食以易消化、营养丰富食物为宜，发热患儿给予流质或半流质食物。

2. 病情观察　观察体温变化、呼吸道分泌物的量及性质。如在治疗过程中患儿发热、咳嗽、气喘等症状没有减轻，反而加重时，应考虑并发肺炎。

3. 对症护理

（1）发热的护理：参见本章第二节。

（2）保持呼吸道通畅：指导并鼓励患儿有效咳嗽；若痰液黏稠、不易咳出时可适当提高室内湿度（湿度维持在60%左右），并鼓励患儿多喝水；也可采用超声雾化或蒸气吸入等方法使痰液稀释利于排出；对于咳嗽无力的患儿，应经常更换体位、给予拍背，以利于痰液咳出。

（3）喘息的护理：伴喘息的患儿平卧时应适当垫高颈肩部，并遵医嘱给予解痉平喘药物，重者给予氧气吸入。

【健康指导】

1. 疾病知识指导　小儿出现发热、鼻塞、流涕等急性上呼吸道感染症状时应及时就医，避免感染向下呼吸道蔓延。

2. 用药指导　咳嗽伴咳痰者可选用有稀释痰液作用的祛痰止咳类药物；干咳无痰，并严重影响学习休息者，可在医护人员指导下适当应用镇咳类药物。

3. 卫生保健知识指导　加强营养，适当开展户外活动，增强机体对气温变化的适应能力。在呼吸道疾病流行期间，尽量不要带小儿到公共场所，以免交叉感染。积极防治营养不良、佝偻病、贫血和各种传染病，按时预防接种，增强机体免疫力。

第四节　肺　炎

肺炎（pneumonia）指各种不同病原体及其他因素（如吸入异物、变态反应等）所引起的肺部炎症。小儿肺炎是我国卫生部提出要重点防治的儿童“四病”之一。随着我国经济和医疗卫生条件的改善，小儿肺炎特别是重症肺炎的发病率及死亡率有了较大幅度的下降。但肺炎目前仍是儿科常见病和多发病，占全部住院患儿的第一位。

【分类】肺炎尚无统一的分类方法，目前常用的分类方法有：

1. 病因分类 感染因素引起的病毒性肺炎、细菌性肺炎、支原体肺炎、衣原体肺炎和真菌性肺炎等。非感染性因素引起的吸入性肺炎、坠积性肺炎等。

2. 病理分类 可分为大叶性肺炎、支气管肺炎、间质性肺炎和毛细支气管炎等。

3. 病程分类 可分为急性肺炎（病程在1个月之内）、迁延性肺炎（病程在1～3个月）和慢性肺炎（病程超过3个月）。

4. 病情分类 可分为轻症肺炎和重症肺炎。

5. 其他 还可按临床表现是否典型分为典型肺炎（classical pneumonia）和非典型肺炎（atyptical pneumonia），如2003年发生的严重急性呼吸综合征（severe acute respiratory syndrome，SARS）就是一种非典型肺炎。目前还从病原学和抗生素合理使用角度，将院外及入院48 h内发生的肺炎称为社区获得性肺炎，入院48 h后感染的肺炎称为院内获得性肺炎。

在临床上若是病原体明确应按病因分类，否则按病理分类。小儿肺炎以支气管肺炎（又名小叶性肺炎）为主，约占小儿肺炎总数的80%以上，多见于3岁以下婴幼儿。临床特点为发热、气促、呼吸困难和肺部固定中、细性湿啰音。低出生体重以及合并营养不良、维生素D缺乏性佝偻病、先天性心脏病时病情严重，容易迁延不愈，病死率较高。

【病因及发病机制】

（一）病因

1. 感染因素 引起上呼吸道感染的各种病原体均可导致肺炎，其中以病毒和细菌最为常见，在发达国家以病毒为主，发展中国家则以细菌为主（以肺炎链球菌占首位），在我国细菌性和病毒性肺炎的发病率接近，近年来肺炎支原体肺炎、衣原体肺炎和流感嗜血杆菌肺炎等发病率有增加的趋势。

2. 非感染因素 包括吸入性肺炎和过敏性肺炎。

（二）发病机制

1. 呼吸系统病变 病原体常由上呼吸道入侵，少数经血行入肺。病原体入肺后，首先引起支气管黏膜炎性水肿，导致管腔狭窄，影响肺的通气功能；继而肺泡壁也因炎症充血水肿而增厚，增加了气体弥散的难度，同时因肺泡壁的炎性渗出物，填充了部分肺泡腔，使气体交换的面积减少，从而影响了肺的换气功能，导致低氧血症及二氧化碳潴留。机体为代偿缺氧，呼吸频率和呼吸深度增加，临床出现呼吸与心率增快、鼻翼扇动和三凹征等表现。重症者可产生呼吸衰竭。

2. 毒血症 由于病原体作用，重症肺炎常伴有毒血症，而引起不同程度的感染中毒症状，如高热、嗜睡、惊厥等。

缺氧和二氧化碳潴留及毒血症不仅影响呼吸功能，同时也可使全身代谢及其他系统如循环系统、消化系统、神经系统等重要器官的功能发生障碍。

【临床表现】

（一）支气管肺炎

支气管肺炎又称小叶性肺炎，是小儿肺炎中最常见的病理类型，好发于婴幼儿。一年四季均可发病，在我国北方地区以冬春季多见，南方则多发于夏秋季节，可呈散发或流行。除居住拥挤、通风不良、空气混浊时易患本病外，患有营养不良、维生素缺乏、先天性心脏病等基础疾病也使肺炎发病率增高，且病情更趋严重。

临床根据呼吸系统症状、全身中毒症状的严重程度及有无其他系统重要器官功能障碍等

 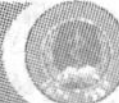

分为轻症肺炎和重症肺炎。

1. 轻症肺炎 以呼吸系统症状为主，一般无其他系统器官功能障碍。

(1) 症状：全身中毒症状相对较轻，患儿多数精神尚好，发热一般为轻到中度，可伴有轻度恶心、呕吐、腹痛、腹泻等消化道症状。初起咳嗽较频，大多为阵发性干咳；极期开始出现呼吸急促，并有少量咳痰，此时大多数患儿咳嗽的次数及剧烈程度反而减轻；进入恢复期后痰量逐渐增加，或伴有喉中痰鸣音。小婴儿及体质虚弱者大多起病迟缓，发热不高或不发热甚至体温不升，咳嗽不明显，常见拒食、呛奶、呕吐、口吐白沫或呼吸困难等表现。

(2) 体征：呼吸往往增快，可伴有鼻翼扇动、点头呼吸、三凹征、唇周及鼻根部发绀等。肺部体征：叩诊多无异常，若病变部位融合形成大病灶时，则可出现肺实变体征；听诊双肺呼吸音增粗，在肺底部及肩胛间区可听到较固定的中、细湿啰音，吸气末最明显。部分喘息较重患儿为使呼吸通畅，头常向后仰，若被动地向前屈颈时，可有抵抗感，应和脑膜刺激征鉴别。新生儿及小婴儿体征不明显，可仅表现为口吐白沫、面色及全身皮肤发绀等。

2. 重症肺炎 除呼吸系统症状及全身中毒症状较重外，伴有循环、神经、消化等系统受累的临床表现。

(1) 循环系统受累：常见心肌炎及心力衰竭。

①心肌炎：病原体及其产生的毒素可作用于心肌，导致心肌炎。临床主要表现为：面色苍白、心动过速、心音低钝等程度不同的急性心功能不全表现；各种类型的心律失常及相应的心电图改变。②心力衰竭：因心肌缺氧及心肌炎，使心肌收缩功能下降；缺氧及二氧化碳潴留还可引起肺小动脉反射性收缩形成肺动脉高压，使肺循环阻力增加。因此重症肺炎往往合并心力衰竭，一般以右心衰竭为主。肺炎合并心力衰竭时的评估依据为：呼吸困难突然加重，呼吸>60 次/分，不能以肺炎和其他并发症解释；心率突然增快，>180 次/分，不能以体温升高和呼吸困难解释；患儿突然出现极度烦躁不安，明显发绀，面色苍白、发灰，指(趾)甲微血管充盈时间延长，经吸氧、镇静等处理不能缓解；心音低钝，奔马律，颈静脉怒张；肝短期内迅速增大；尿少或无尿，颜面和或双下肢水肿。出现前五项即可诊断为肺炎合并心力衰竭。

(2) 神经系统受累：由于病原体毒素作用及缺氧、二氧化碳潴留，使颅内毛细血管扩张，毛细血管壁通透性增加，引起脑间质水肿；脑细胞因缺氧、能量代谢障碍、离子泵功能下降而出现肿胀，两者均可使颅内压增高。临床表现为头痛、呕吐及不同程度的意识障碍如嗜睡、昏睡、谵妄甚至昏迷；新生儿及小婴儿易发生惊厥及呼吸暂停。查体可见前囟门膨隆，肌张力增高、脑膜刺激征、巴宾斯基征甚至偏瘫等中枢神经系统阳性体征。

(3) 消化系统受累：严重缺氧和毒血症可导致中毒性肠麻痹而出现严重腹胀，使呼吸困难加重；合并消化道出血时可有呕吐咖啡色物、便血或大便潜血阳性等表现。

(4) 酸碱平衡紊乱：严重缺氧可致代谢性酸中毒，二氧化碳潴留则可导致呼吸性酸中毒。故重症肺炎常表现为混合性酸中毒。

(5) 并发症：若诊断、治疗不及时或病原菌致病力强，可引起脓胸、脓气胸及肺大泡等并发症，还可发生肺脓肿、化脓性心包炎等。

(二) 几种不同病原体所致肺炎的特点

1. 呼吸道合胞病毒肺炎 (respiratory syncytial virus pneumonia) 多见于 2 岁以内婴幼儿，以 2～6 个月发病率最高。起病较急，全身中毒症状轻重不一，约 2/3 患儿有高热，但非持续性，用一般退热药效果好。临床以呼气性呼吸困难为突出表现，重者可出现缺氧症状，体征以呼气性喘鸣为主，病程中晚期在双肺底部可听到细湿啰音。呼吸道合胞病毒肺炎可分为两种类型：①喘憋性肺炎：全身中毒症状较重，呼吸困难明显，可有发绀等缺氧表现。②毛细支气管炎，临床以喘憋为突出表现，全身中毒症状不严重。近年来利用鼻咽分泌物脱落细胞及血清中 IgM 抗体的间接免疫荧光技术、酶联免疫吸附测定（ELISA）等先进技术能进行合胞病毒感染的快速诊断。X 线检查：以肺间质病变为主，肺纹理增多，可见小点片状阴影，大片状者极为罕见。约 1/3 患儿有不同程度的肺气肿和支气管周围炎。

2. 腺病毒肺炎（adenovirus pneumonia） 在我国以 3 型、7 型及 11 型腺病毒感染为主。本病多见于 6 个月至 2 岁婴幼儿，大多在冬春季节发病。主要病理改变是支气管炎和肺泡间质炎，严重者病灶可互相融合。临床表现为全身中毒症状出现早而重，多为急起稽留高热，约半数以上病例最高体温超过 40℃，持续 1 周左右；患儿面色苍白，精神极差，嗜睡或嗜睡与烦躁不安交替出现；咳嗽剧烈、频繁，可出现喘憋、呼吸困难、口唇和指甲发绀等；常伴双眼结膜充血。肺部体征出现较晚，常在高热 4～5 日后才开始出现少许细湿啰音，随后因病变融合可出现肺实变体征，少数患儿可并发渗出性胸膜炎。轻症患者常在病后 8～11 日时体温骤降，临床症状逐渐好转。重症患儿病程迁延，呼吸衰竭发生率高，常合并多系统多器官功能损害，病死率约 10%。半数以上的重症患儿，即使肺炎好转，仍留有反复咳嗽、气促等肺功能不全后遗症，少数可发展为肺心病。X 线的改变出现较肺部体征早，可见大小不等的片状阴影或融合的大片病灶及局限性肺气肿；病灶吸收较缓慢，需数周至数月。

3. 金黄色葡萄球菌肺炎（staphylococcal pneumonia） 金黄色葡萄球菌肺炎多见于新生儿、婴幼儿及长期疾病或营养不良者。金黄色葡萄球菌能产生多种毒素与酶，使肺部以广泛性出血、坏死、多发性小脓肿为特点。可引起迁徙化脓性病变。临床起病急，进展迅速，全身中毒症状明显，有嗜睡或烦躁不安，严重者可惊厥，多呈弛张性高热（新生儿及小婴儿可为低热甚至无热），呼吸和心率明显加快，并有呻吟、咳嗽、青紫等。肺部体征出现较早，两肺有中、细湿啰音，部分患儿可有猩红热样皮疹及消化道症状如呕吐、腹泻、腹胀等。容易并发脓胸、脓气胸、肺大泡等。实验室检查：①白细胞（15～30）$\times 10^9$/L，部分婴幼儿则可降低至 5×10^9/L 以下，中性粒细胞分类增高，白细胞内可出现中毒颗粒。若白细胞总数降低多提示预后严重。②C 反应蛋白增高。③痰液及胸腔穿刺液金黄色葡萄球菌培养阳性者有诊断意义。胸部 X 线改变的出现和恢复均晚于临床表现，随病变不同可出现小片浸润影、散在性小脓肿、肺大泡或胸腔积液等改变。

4. 肺炎支原体肺炎（mycoplasma pneumoniae pneumonia） 主要发病人群为学龄期儿童，近年来发病率特别是婴幼儿发病者有逐渐上升的趋势。肺部病理改变以间质性肺炎多见。临床表现为起病缓慢，全身中毒症状不重，一般情况较好，体温高低不一，热程约 1～3 周（约 1/3 病例可无发热）。刺激性干咳是肺炎支原体肺炎突出表现，尤以夜间为重，有的可咳少量黏液痰，偶带血丝。肺部体征常不明显（体征不明显与临床症状及 X 线检查结果不符，这也是肺炎支原体肺炎的一大特征）。部分患儿可出现全身多系统受累的临床表现。总病程 1～4 周或更长。实验室检查：白细胞正常或减少，分类有轻度淋巴细胞增多。血清病原抗体效价 MP-IgM＞1∶32；冷凝集试验效价≥1∶32，病程中连续两次 4 倍以上升高有诊断价值。胸部 X 线检查呈非特异性改变，可见多种浸润性阴影，以肺门为中心向外扩散，呈节段性分布，肺野清晰度下降，呈云雾状改变，尤以两肺下叶为著，多数为一侧肺野病变；还可呈支气管肺炎、间质性肺炎、大叶性肺炎改变。

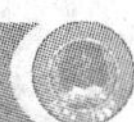

【辅助检查】

1. 血常规检查 病毒性肺炎白细胞总数大多正常或降低；细菌性肺炎白细胞总数及中性粒细胞数常升高，并有核左移，胞浆中可见中毒颗粒。

2. 病原学检查 取鼻咽拭子或气管分泌物做病毒或肺炎支原体的分离鉴定；取气管吸出物、胸腔积液、脓液及血液做细菌培养；用免疫学方法进行细菌抗原检测；冷凝集试验、双份血清抗体的测定及检测血清中特异性抗体等均有助于病原学诊断。

3. 胸部X线检查 支气管肺炎早期可见肺纹理增多、增粗、紊乱。随之出现非特异性小斑片状肺实质浸润阴影，可融合成片。以双肺下野、中内带及心隔角区居多。小斑片病灶可部分融合在一起成为大片状浸润影，甚至可类似节段或大叶性肺炎的形态。若肺野中出现较多的小圆形病灶时，应考虑多发性肺脓肿。由于支气管内分泌物和肺炎的渗出物阻塞，可出现局限性肺不张或肺气肿表现。

【治疗要点】

1. 一般治疗 病情较重患儿要卧床休息。尽量保持安静，必要时可给予镇静剂及吸氧等处理，以减轻缺氧症状。鼓励患儿适当喝水，饮食以清淡易消化营养丰富为宜，发热患儿最好进食流质或半流质食物。

2. 抗感染治疗 根据不同病原体选用敏感药物积极控制感染。重症细菌性肺炎抗生素的应用原则为：早期、联合、足量、足疗程、静脉给药。如为肺炎支原体肺炎则应选用大环内酯类抗生素。一般用药时间应持续至体温正常后5～7天，或临床症状消失后3天；支原体肺炎至少使用2～3周；葡萄球菌肺炎在体温正常后2～3周可停药，总疗程6周。对病毒性感染目前尚无特效药物，可选用利巴韦林（病毒唑）等抗病毒药物。

3. 对症治疗 ①体温过高者应给予物理或药物降温。②若全身中毒症状明显，或有严重喘憋、脑水肿、感染性休克、呼吸衰竭等症状时，可应用糖皮质激素。③咳嗽重及痰液黏稠不易咳出者，可给予祛痰止咳药物或雾化吸入以稀释痰液，使之易于咳出，以保持呼吸道通畅。④喘息较重者可给予支气管扩张剂，但应注意其副作用，最好选择只作用于β_2-肾上腺素能受体的支气管扩张剂，如沙丁胺醇、特布他林等。⑤注意维持呼吸功能，改善低氧血症和高碳酸血症，及时纠正酸碱平衡紊乱。

【常见护理诊断】

1. 气体交换受损 与肺部炎症有关。

2. 清理呼吸道无效 与呼吸道分泌物过多、痰液黏稠、无力排痰有关。

3. 体温过高 与感染有关。

4. 潜在并发症：心力衰竭、中毒性脑病、中毒性肠麻痹。

5. 焦虑及恐惧心理 与病情危重及剧烈咳嗽、缺氧等带来的不适有关。

【护理措施】

1. 一般护理

（1）经常开窗通风，使室内空气保持清洁新鲜，室温最好保持在18～20℃、相对湿度50％～60％。

（2）患儿应卧床休息并尽量保持安静，以降低氧气的消耗，减轻缺氧症状。

（3）保证水和热量的供给，鼓励患儿进食高热量、高蛋白饮食，适当多饮水。蛋白质和热量不足会影响疾病的恢复，摄入足够的水分可保证呼吸道黏膜的湿润与黏膜病变的修复，并可增加纤毛运动能力，防止分泌物干结，以利痰液排出。同时可以保证机体能量代谢及酸碱、水、电解质代谢平衡。重症患儿最好进食流质或半流质食物。食欲差、进食少或不能进食者可经静脉补充水和热量。

2. 病情观察

(1) 密切观察病情变化，做好出入量、体温、脉搏、呼吸、血压等记录。

(2) 密切观察患儿有无循环系统并发症的表现，若出现不明原因的烦躁不安、面色苍白、呼吸困难加重、心率加快（>180次/分）、肝在短时间内急剧增大等表现时考虑并发心力衰竭。应及时报告医师，并立即减慢输液速度，准备好强心、利尿、扩张血管等抢救药物。若患儿出现咳嗽加重、咳吐粉红色泡沫样痰等急性肺水肿的表现时，可给患儿吸入经20%～30%乙醇湿化的氧气，乙醇能降低肺泡泡沫的表面张力，使泡沫破裂消散，以改善气体交换，迅速减轻缺氧症状。每次吸入不宜超过20 min，15～30 min后可重复一次。

(3) 密切观察患儿有无意识、瞳孔、前囟门及肌张力的改变，若出现嗜睡、极度烦躁不安或嗜睡、烦躁不安交替出现、惊厥、昏迷、呼吸不规则、前囟门膨隆、肌张力增高等颅内压增高表现时，应告知值班医师立即组织抢救。

(4) 密切观察腹胀程度、肠鸣音是否减弱或消失，同时注意观察呕吐物及大便的颜色，以便及时发现中毒性肠麻痹和消化道出血。

(5) 若患儿突然哭闹不安，呼吸困难加重，与病情严重程度不成比例时，可能发生气胸或脓气胸。应立即协助医生进行抢救。经有效抗生素治疗病情无好转或好转后病情出现反复者应考虑是否合并脓胸、肺脓肿等。

3. 用药护理

(1) 洋地黄类药物的使用：对心力衰竭患儿应给予洋地黄类药物，选用中长效剂型时应注意用量用法，避免毒副作用。①洋地黄化法：病情较重或不能口服者可选择地高辛静注，首次给洋地黄化总量的1/2，余量分2～3次，每隔4～6 h静脉注射1次，多数患儿可于12～24 h内达到洋地黄化。口服地高辛者，首次给洋地黄化总量的1/3或1/2，余量分为2次、每隔6～8 h给予。②维持量法：通常从首次给药24 h后（或洋地黄化后12 h）开始给予维持量。对轻度慢性心力衰竭患儿，也可用地高辛维持量5～7天，进行缓慢洋地黄化。维持量的疗程视病情而定。

(2) 利尿剂及脱水剂的使用：应用洋地黄类药物后心力衰竭仍未完全控制，或伴有显著水肿、颅内压增高，加用利尿剂或脱水剂治疗时，应注意观察患儿的尿量、神志、皮肤弹性及肌张力改变，避免因脱水导致水、电解质及酸碱平衡紊乱。急性心功能不全或肺水肿患者，出现脱水应选用速效利尿剂如呋塞米，慎用甘露醇等渗透性脱水剂。

(3) 血管扩张剂的使用：可降低小动脉的阻力，扩张静脉系统，减轻心脏前后负荷。使用时应重点观察血压的改变，避免因用量过大导致血压下降。

(4) 镇静剂的使用：极度烦躁不安或惊厥患儿需使用镇静剂时，应注意观察患儿的神志、呼吸及肌张力的改变，及时发现药物不良反应、过量或用量不足等表现，为医生正确用药提供可靠依据。

4. 对症护理

(1) 减轻缺氧症状：①镇静：病室尽量保持安静，进行护理操作时动作应轻柔准确，避免或减轻患儿烦躁、哭闹。必要时可适当应用苯巴比妥钠镇静剂。②吸氧：喘息较重或有发绀者可给予吸氧，流量为3～5 L/h（浓度30%～50%），湿化后经鼻管或面罩吸入；一般患儿采用间歇给氧，缺氧严重者，可连续呼吸道正压吸氧或应用人工呼吸器。

（2）保持呼吸道通畅：①帮助患儿采取合适体位：有脓胸或脓气胸者应鼓励患儿患侧卧位以减轻疼痛及减少咳嗽；床头可抬高 30°～60°，在患儿颈肩部垫小枕头，使颈部略向后仰，并经常变换体位，以利于肺的通气，减少肺淤血，促进呼吸道分泌物排出。②及时清除呼吸道分泌物：指导患儿进行有效的咳嗽。排痰前协助患儿转换体位，可五指并拢，稍向内合掌，由下向上、由外向内地轻拍背部，边拍边鼓励患儿咳嗽，促使肺泡及呼吸道的分泌物借助重力和震动易于排出；采用超声雾化吸入等方法可使痰液变稀，易于咳出；确因痰液黏稠或患儿病情较重咳嗽无力痰液不易排出时应给予吸痰。

（3）高热的护理：体温升高可使机体代谢率加快，耗氧量增加，加重机体缺氧，故应密切监测体温，同时应警惕高热惊厥的发生。体温过高者应采取相应的降温措施（参阅本章第二节）。

（4）并发症的护理：心力衰竭患儿应严格控制输液速度及液体量，以免增加心、肺负担，诱发心、肺功能障碍。有条件的最好使用输液泵。

5. 心理护理　及时与患儿及其家长沟通，解释当前病情和可能发生的并发症，消除焦虑及恐惧心理。并说明目前采取的治疗、护理方案与疾病康复的关系，尽量取得患儿及家长的理解和配合。

【健康指导】

1. 疾病知识指导　小儿患病期间应注意休息，尽量防止哭闹；饮食以清淡易消化为宜，并适量饮水；指导家长通过拍背、变换体位、增加居室内湿度等方法，促使患儿痰液排出，保持呼吸道通畅。

2. 用药指导　让家长了解常用药物的名称、剂量、用法及常见不良反应，并严格按医嘱用药，不得自行增减药物。特别是在呼吸道分泌物较多的情况下，不要使用镇咳类药物。

3. 卫生保健知识指导　平时应注意营养平衡，经常到户外活动，进行体格锻炼，增强体质和呼吸功能。教育患儿不要随地吐痰，咳嗽、打喷嚏时应该用手帕或纸巾捂住口鼻，防止病菌污染空气而传染他人。易患呼吸道感染的患儿，在寒冷季节或气候骤变外出时，应注意保暖，避免着凉。

第五节　支气管哮喘

支气管哮喘（bronchial asthma）简称哮喘，是由多种细胞特别是嗜酸性粒细胞、肥大细胞和 T 淋巴细胞等参与的变态反应性疾病。主要病理改变为气道对多种刺激因子反应性增高而引起的慢性气道炎症。临床主要表现为反复发作的呼气性呼吸困难、哮鸣音或咳嗽等症状。

支气管哮喘可发生在任何年龄，近年来发病率有逐年增高的趋势。据有关文献报道 2000 年我国居民年发生率为 1.2%，以 14 岁以下儿童组发病率最高，为 3.4%（大多在 3 岁内起病）。世界卫生组织于 2000 年将每年的 5 月 3 日定为“世界哮喘日”，并提出了“防治哮喘，让人人正常地呼吸”的宣传口号，以提高人们对哮喘这一全球性健康问题的重视，促进人们积极参与防治工作。

【病因与发病机制】

（一）病因

哮喘的病因还不十分清楚，大多认为是与多基因遗传有关的变态反应性疾病，环境因素对发病也起重要的作用。

1. 遗传因素　哮喘患儿多属过敏性体质，除哮喘外往往有其他过敏性疾病史，如婴幼儿湿疹、荨麻疹、血管神经性水肿等。大多有家族史，其亲属中哮喘的患病率高于群体患病率，且血缘关系越近患病率相对越高，并与病情的严重程度成正相关。

2. 变应原作用　①直接吸入植物花粉、尘螨、化学气体、真菌孢子等。②摄入异种蛋白质如水产品、蛋、奶、肉类及昆虫性食物等。③服用或接触某些药物如普萘洛尔、阿司匹林等。④病毒、细菌、支原体或衣原体等引起的呼吸系统感染。

3. 其他　气候变化、神经、精神因素以及内分泌因素等。

（二）发病机制

本病发病机制较为复杂，系多种致病因素共同作用的结果。其中气道的高反应性是哮喘发作的最基本特征，而气道的慢性变应性炎症则是哮喘的基础病理改变。

【临床表现】

1. 诱因　支气管哮喘的发病往往与各种诱因有关，如气候的突然变化、吸入特异性或刺激性气味、食用或服用特殊食物及药物、情绪激动及剧烈运动等。

2. 症状　支气管哮喘大多在夜间或凌晨突然发病，发作前患儿往往先有鼻部及咽喉部发痒、异物感、打喷嚏、流泪、喉部发紧、胸闷及刺激性干咳等先兆表现，随即在几秒或几分钟内出现具有特征性的伴有哮鸣音的呼气性呼吸困难，患儿因缺氧而烦躁不安，重者呈端坐呼吸。大多数哮喘可自行或经药物治疗在数十分钟至数小时内缓解，哮喘缓解前常咳吐大量白色黏液痰。

3. 体征　哮喘发作时胸廓膨隆，肋骨变平，肋间隙增宽；叩诊双肺呈过清音，肺下界下移，心浊音界变小；听诊双肺满布以呼气相为主的哮鸣音，呼气时间延长，合并感染者则可闻及湿啰音。缓解期多无异常体征，长期反复发作者可呈桶状胸，亦可因长期慢性缺氧影响营养和发育而致体格瘦小。

4. 哮喘持续状态　哮喘发作严重，经正规内科治疗 24 h 不能缓解者，称为哮喘持续状态。临床表现为严重的呼吸困难、发绀、大汗、四肢冷、脉细弱。因长时间的喘息，病人体力消耗严重，加之气道阻塞等因素的存在，查体时肺部哮鸣音反而减轻。最后可因大量失水、电解质紊乱和酸碱平衡失调、肺部感染等进一步加重病情，如不及时抢救，多因呼吸衰竭而死亡。

5. 小儿哮喘的分型　成人哮喘按发病原因可分为感染性（内源性）、吸入性（外源性）和混合性三种类型。小儿哮喘目前尚无统一的分类方法，下述分类法可作为参考。

（1）儿童哮喘（3～12 岁）：诊断依据为：①喘息反复发作（或可追溯与某种变应原或刺激因素有关）。②发作时肺部出现哮鸣音。③解痉平喘药物治疗有显效。

（2）婴幼儿哮喘：凡年龄＜3 岁，哮喘反复发作者，可按记分法进行诊断。①记分方法：喘息反复发作≥3 次，3 分；肺部出现哮鸣音，2 分；喘息症状突然发作，1 分；有其他特异性病史（过敏性疾病史），1 分；一二级亲属中有哮喘病史，1 分。②诊断标准：总分≥5 分者诊断婴幼儿哮喘；哮喘发作 2 次，或总分≤4 分者初步诊断婴幼儿哮喘。

（3）咳嗽变异性哮喘：又称过敏性咳嗽。诊断依据为：①咳嗽持续或反复发作＞1 个月，常伴有夜间或清晨发作性咳嗽，痰少，运动后加重。②临床无明显感染征象，或经长期抗生素治疗无效。③用支气管扩张剂可使咳嗽发作缓解（诊断本症的基本条件）。④有个人或家族过敏史，气道反应性测定、变应原检测等可作为辅助诊断。

 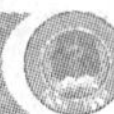

6. 鉴别 应与喘息性支气管炎鉴别。支气管哮喘虽有反复发作的特点，但一般没有慢性咳嗽、咳痰病史，与感染无明确相关性，而以发作性的喘息及肺部哮喘音为主要特征，用支气管解痉药物治疗有效。喘息性支气管炎多有明确的感染史，在咳嗽、咳痰的基础上伴发喘息，肺部听诊除了哮鸣音外，常有湿啰音，用抗感染药物治疗有效。

【辅助检查】

1. 血常规检查 哮喘发作时可有嗜酸性粒细胞增高，但多数不明显，如并发细菌感染时可有白细胞总数及中性粒细胞比例增高。

2. 痰液检查 痰液涂片在显微镜下可见较多嗜酸性粒细胞。如合并呼吸道细菌感染，痰涂片革兰染色、细菌培养及药物敏感试验有助于病原菌诊断及指导治疗。

3. 肺功能检查 哮喘发作时，由于呼气流速受限，表现为肺活量及第一秒用力呼气量（FEV1）减少，残气量和肺总量增加，残气量占肺总量百分比增高。经过治疗后可逐渐恢复。缓解期肺功能多在正常范围。

4. 血气分析 哮喘发作时可因缺氧，导致 PaO_2 和 SaO_2 降低，$PaCO_2$ 则因过度通气而下降，pH 上升，表现为呼吸性碱中毒。重症哮喘者，因气道阻塞严重，$PaCO_2$ 上升，表现为呼吸性酸中毒。如同时有明显缺氧，可合并代谢性酸中毒。

5. 胸部 X 线检查 哮喘发作时可见两肺透亮度增加，呈过度充气状态；如并发呼吸道感染，可见肺纹理增加及炎性浸润影。同时要注意肺不张、气胸或纵隔气肿等并发症的存在。缓解期多无明显异常。

6. 特异性过敏原的检测 可用放射性过敏原吸附试验（RAST）测定特异性 IgE，过敏性哮喘患者血清 IgE 可较正常人高 2～6 倍。缓解期可做皮肤过敏原试验寻找过敏原，但应防止发生过敏反应。

【治疗要点】 支气管哮喘的病因及发病机制虽未完全明了，但只要能坚持长期规范治疗，绝大多数患儿能够得到理想的控制，减少复发乃至不复发，与正常儿童一样生活和学习。

1. 去除病因 如发作与过敏有关应立即使患儿脱离过敏原；因感染诱发者应积极治疗原发感染。

2. 控制发作 使用拟肾上腺素类、茶碱类等支气管扩张剂及糖皮质激素解除支气管痉挛，以达到控制哮喘发作的目的。以吸入治疗为首选治疗方法。

3. 哮喘持续状态时应注意保护各系统重要脏器的功能，维持酸碱代谢及水、电解质代谢平衡。

4. 预防复发 空气中的灰尘和微生物是导致哮喘发病的主要致敏原，因此哮喘患儿的居所一定要保持清洁及空气流通。根据全球防治哮喘倡议（CINA）的用药推荐，糖皮质激素吸入治疗是当前防治哮喘最有效的方法，因此有哮喘反复发作史者应坚持长期规范地吸入治疗，以降低气道的高反应性，减少哮喘的发作。同时应加强锻炼，增强体质，减少感染机会。

【常见护理诊断】

1. 气体交换障碍 与气道梗阻，使气/血比例失调有关。

2. 活动耐力下降 与缺氧有关。

3. 清理呼吸道无效 与呼吸道分泌物增多及水分丢失过多使痰液黏稠不易咳出有关。

4. 潜在并发症：酸碱平衡紊乱、呼吸衰竭等，与气道阻力增加使气体交换功能障碍有关。

5. 睡眠紊乱　与严重喘息、缺氧及焦虑有关。

6. 焦虑与恐惧　与病情严重及哮喘反复发作有关。

【护理措施】

1. 一般护理

(1) 注意休息：长时间的过度呼吸及低氧血症会使患儿感到疲倦，因此要给患儿提供安静、舒适的休息环境，并有计划地安排护理和治疗活动，尽量减少对病人睡眠的干扰。哮喘发作时最好采取半坐卧位或坐位，使肺部尽量扩张，提高呼吸效率。

(2) 保证水分和热量供应：饮食宜清淡，以高热量、富含维生素及易消化的食物为宜，尽量避免摄入海鲜类及辛辣的刺激性食物。患儿在哮喘发作时过度呼吸、大量出汗，可导致体液丢失增加，因此要鼓励患儿多喝水（不要喝碳酸类饮料），以补充体液，并可防止因痰液黏稠不易排出，加重呼吸道梗阻。对不能进食者，可经静脉补充以确保热量与水分的供给。

2. 病情观察

(1) 哮喘发作时，观察患儿有无咳大量白黏痰、呼气性呼吸困难、呼吸加快及哮鸣音，有无大量出汗、疲倦、发绀及呕吐情况，有无胸廓饱满、呈吸气状，叩诊时有无过清音，听诊全肺有无哮鸣音，当呼吸困难加重时有无呼吸音及哮鸣音的减弱或消失、心率加快等。

(2) 密切观察患儿是否有烦躁不安、气喘加剧、心率加快、肝在短时间内急剧增大等情况。警惕心力衰竭等合并症的发生。

(3) 密切观察患儿哮喘发作情况及对药物治疗的反应。若严重哮喘经有效支气管扩张药物治疗后仍持续 24 h（或以上）不缓解者，应警惕发生哮喘持续状态。确认是哮喘持续状态的应立即吸氧，协助患儿保持半卧位，并协助医师做好急救处理。

3. 用药护理

(1) 支气管扩张剂（拟肾上腺素类、茶碱类及抗胆碱类等药物）：可采用直接吸入、口服、皮下注射或静脉滴注等方式给药。其中吸入治疗具有用量少、起效快、副作用小等优点，是首选的药物治疗方法。使用时嘱患儿在按压喷药的同时深吸气，然后闭口屏气 10 秒，可获得较好效果。①常用的拟肾上腺素类药物：有沙丁胺醇（舒喘灵）、特布他林（博利康尼、喘康舒）等。拟肾上腺素类药物的副作用主要是心动过速、血压升高、虚弱、恶心、过敏反应及反常的支气管痉挛。②常用的茶碱类药物：氨茶碱类：常用的为氨茶碱，其副作用主要有胃部不适、恶心、呕吐、头晕、头痛、心悸及心律失常等。由于氨茶碱的有效浓度与中毒浓度很接近，故宜做血药浓度监测，维持在 10～15 μg/ml 水平为最佳血浓度。

(2) 糖皮质激素：是目前治疗哮喘最有效的药物，但长期使用可产生较多的副作用，如二重感染、向心性肥胖等。现多选用经呼吸道直接给药，以减少用量增加疗效。在使用时要帮助患儿或其家长选择合适的剂型及吸入装置，并教会其正确的使用方法。

4. 对症护理

(1) 吸氧：哮喘发作时因通气功能障碍，患儿大多有缺氧现象，故应给予氧气吸入，以减少体内的无氧代谢，预防代谢性酸中毒。氧气吸入浓度以 30%～40%为宜。并动态观测动脉血气分析，作为治疗效果的评价。

(2) 适当控制患儿活动，减少耗氧量：协助患儿的日常生活，使其尽量避免情绪激动。轻症患儿可根据病情缓解程度，逐渐增加活动量。患儿活动前后应注意监测其呼吸和心率情况，如有气促、心率加快者应立即停止活动，并给予吸氧。

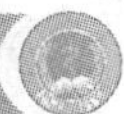

（3）保持呼吸道通畅：发现患儿咳痰困难、咳嗽半途中止及喉头有痰鸣音者，应考虑痰液黏稠不易咳出，重症患儿还要考虑咳嗽无力。出现以上情况时除应给予吸氧等处理外，还应指导病人保持合适体位，以利于痰液排出。对于无效咳嗽者，示范并指导病人采用正确的咳嗽方法（让病人深吸气后屏住呼吸 3～5 s，然后用力将痰咳出）。痰液黏稠者应增加水分的摄入，并按医嘱给予祛痰药物及雾化吸入等以稀释痰液，病室空气也应保持新鲜和足够的湿度。

5. 心理护理　支气管哮喘是一种与心理因素密切相关的疾病。哮喘患儿刚入院时，因病情严重，痛苦不堪，再加上睡眠不佳，往往会有烦躁不安、焦虑等表现；病情缓解后又因担心复发、不能根治而顾虑重重、悲观失望。这些不良情绪都会直接影响哮喘的治疗效果，甚至可诱发哮喘。因此哮喘患儿的心理护理十分重要。应采取不同的方式与患儿及其家长进行交流、沟通，了解其心理状态，并以真诚热情的语言及实际行动（如丰富的哮喘防治知识、熟练的护理操作技术等），增强患儿的信任感，消除患儿及家长焦虑不安的心理，稳定其情绪，使其自觉配合治疗和护理；通过语言暗示、诱导等方法，分散患儿对疾病本身的过分关注，放松心情；同室患儿病情较重需要抢救时，应尽量避开患儿视线，并做好安抚工作，消除其恐惧心理，避免因情绪紧张导致哮喘的发作或加重。

【健康指导】　重视对患者的健康教育，指导患者养成良好的生活习惯。可有效地减少哮喘的发作次数，提高生存质量。

1. 疾病知识指导　利用宣讲和发放哮喘防治手册等方式，宣传有关哮喘的防治知识，让患儿及其家长了解哮喘病的发病机制及诱发因素。使他们认识到哮喘虽是一种可防可治的疾病，但要防止复发、控制发作，除要注意生活环境清洁和改变不良生活习惯外，还必须坚持长期、规范用药。患儿发病期间则要尽量多喝水，避免脱水及因体液丢失导致的痰液黏稠不易咳出。

附：全球哮喘防治倡议（GINA）提出减轻哮喘负担的五步法

（1）认识导致你的哮喘加重的因素。

（2）学会意识到症状恶化的表现。

（3）服用你的医生给予的药物。

（4）知道如何处理哮喘发作。

（5）请你的医生为你制订个人的哮喘管理计划。

2. 用药指导　教会病人及家长正确使用哮喘防治药物。

3. 卫生保健知识指导

（1）重视居住环境的清洁卫生，平时饮食宜清淡、低蛋白、营养丰富、易消化，多食蔬菜、水果。勿食冷、酸、辛辣等刺激性的食物，尤其是对已知的引起哮喘的药物及食物应避免接触。在天气变化较大的季节，应注意及时添减衣物，并尽量减少外出。

（2）患儿在日常生活中应保持心情愉快和放松，尽量不要看和听一些刺激性强的电影、电视剧、故事等，避免因情绪波动而诱发或加重哮喘。

（3）指导患儿适当的休息与活动，在患儿呼吸平稳、无咳嗽和喘息、自我感觉良好的情况下，可参加适当的运动，如游泳、散步、慢跑等，以增强体质，提高机体免疫能力，减少因感染诱发哮喘的概率。同时也可使肺的呼吸功能得到锻炼和加强。尽量避免剧烈活动以免诱发哮喘发作。

小结

因小儿呼吸系统解剖和生理特点，小儿易发生各种呼吸道感染性疾病。急性上呼吸道感染是最常见的儿科疾病，在婴幼儿中重症及并发症较多见。急性支气管炎临床突出表现为刺激性咳嗽，听诊肺部有不固定的干性和（或）湿啰音。小儿肺炎是儿童重点防治的“四病”之一，以支气管肺炎为主，临床表现为：不同程度的发热、咳嗽、咳痰、气促，主要体征为双肺底部相对固定的中、细湿啰音。重症肺炎还可合并循环系统、神经系统、消化系统等重要脏器的功能障碍，及水、电解质和酸碱代谢紊乱。支气管哮喘是一类与过敏体质有关的变态反应性疾病。发病机制为气道对多种刺激因子反应性增高，基本病理改变为慢性气道炎症。临床主要表现为反复发作的呼气性呼吸困难。

呼吸系统疾病的主要护理措施包括：保持居室清洁卫生，空气流通；有发热及呼吸急促的患儿应注意休息；饮食以清淡、易消化及富含维生素为主，保证热量和水分的供给；保持呼吸道通畅，防止或减轻缺氧发生；重症患儿还应注意健康宣教及心理护理。

思考题

1. 名词解释 院内获得性肺炎、哮喘持续状态。
2. 简答题
（1）小儿上呼吸道的解剖特点与临床有什么关系？
（2）小儿高热护理措施有哪些？
（3）喘息性支气管炎的临床特点。
（4）小儿肺炎合并心力衰竭的护理措施。
（5）支气管肺炎的临床特点及主要护理诊断。
（6）小儿支气管哮喘分哪几种类型？
（7）支气管哮喘的心理护理。

（山东万杰医学院 栾建国）

第十章　循环系统疾病患儿的护理

学习目标

1. 掌握小儿心率、血压特点；先天性心脏病的分类；先天性心脏病及病毒性心肌炎的临床表现及护理措施。

2. 熟悉先天性心脏病及病毒性心肌炎的病因、治疗要点。

3. 了解胎儿血液循环特点和出生后的变化；先天性心脏病及病毒性心肌炎的发病机制、辅助检查。

第一节　小儿循环系统解剖生理特点

一、心脏的胚胎发育

胚胎第 2 周开始形成原始心脏，原始心脏是一个纵直管道，在遗传基因的调控下，心管逐渐扭曲生长，从上到下构成静脉窦、共同心房、共同心室、心球和动脉总干。胚胎第 3 周，由于心管和心包膜的发育不平衡，心管扭曲成 S 形，同时因心室的扩展和伸张较快，心室逐渐向腹面突出，使心球、静脉窦和动脉总干位于心脏的前端，心脏流入道和流出孔道并列在一端，四组瓣膜环连在一起，组成纤维支架。胚胎第 4 周心脏开始有循环作用。胚胎第 5～6 周，心房间隔形成，第 7 周心室间隔形成，胚胎第 8 周房室中隔完全形成，即成为具有四腔的心脏。动脉总干以后被分隔开，形成主动脉和肺动脉，主动脉向左后旋转与左心室相连，肺动脉向右前旋转与右心室相连。

心脏发育的关键时期是胚胎第 2～8 周，在此期间如受到某些物理、化学和生物因素的影响，则易导致心血管发育畸形。

二、胎儿血液循环和出生后的改变

1. 胎儿血液循环　血液在胎盘进行营养和气体交换后，含氧量较高的动脉血经脐静脉进入胎儿体内，在肝下缘分流为两支：一支入肝与门静脉汇合，后经肝静脉流入下腔静脉；另一支经静脉导管直接进入下腔静脉，与来自下半身的静脉血混合，流入右心房。来自下腔静脉的血液（以动脉血为主）进入右心房后，大部分经卵圆孔流入左心房，再经左心室流入升主动脉，主要供应心脏、脑和上肢（上半身）；小部分流入右心室。从上腔静脉回流的来自上半身的静脉血进入右心房后，绝大部分流入右心室，再转入肺动脉。由于胎儿无自主呼吸，肺血管阻力高，故肺动脉的血只有少量流入肺，大部分经动脉导管流入降主动脉，与来自升主动脉的血汇合，供应腹腔器官和下肢（下半身），最后血液经脐动脉回至胎盘，再次进行营养和气体交换（图 10-1）。

综上所述，胎儿血液循环有以下特点：①胎儿的营养物质、代谢产物和气体交换是通过

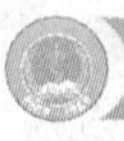

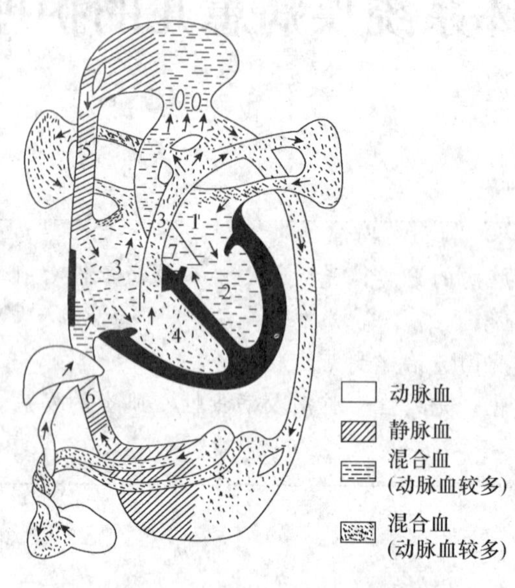

图 10-1 正常胎儿血液循环特点

胎盘和脐血管与母体之间以弥散方式来完成的。②只有体循环，而无有效的肺循环。③除脐静脉是动脉血以外，其他部位都是混合血。其中肝血液含氧量最高，心脏、上肢次之，下半身含氧量最低。④存在静脉导管、卵圆孔和动脉导管等特殊通路。

2. 出生后血液循环的改变

(1) 胎盘血液循环停止：脐带结扎，脐血管被阻断，胎盘血液循环停止，脐血管在血流停止 6～8 周后完全闭锁，形成韧带。

(2) 卵圆孔关闭：随着自主呼吸的建立，肺泡扩张，肺小动脉管壁肌层逐渐退化，管壁变薄并扩张，肺循环压力下降，从右心室流入肺内的血液增多，以致回流到左心房的血量也增多，左心房压力增高，当超过右心房压力时，卵圆孔瓣膜先形成功能上的关闭。出生后 5～7 个月形成解剖上的闭合。

(3) 动脉导管闭合：由于肺循环压力降低，体循环压力增高，使流经动脉导管内的血流逐渐减少，最后停止，约出生后 15 h 动脉导管形成功能性关闭。同时由于动脉血氧含量增高，使动脉导管平滑肌收缩而逐渐闭合，约 80%婴儿生后 3～4 个月、95%婴儿 1 岁时形成解剖上的闭合。

三、正常各年龄小儿心脏、心率、血压的特点

1. 心脏大小　新生儿心脏相对比成人大，其重量为 20～25 g。随着年龄的增长，心脏重量占体重的比值下降，且左、右心室增长不平衡。四个心腔的容积出生时为 20～22 ml，1 岁时达出生时 2 倍，2 岁半时达 3 倍，7 岁半时增至 5 倍，约 100～120 ml，以后增长缓慢，18～20 岁达 240～250 ml。

2. 心脏位置　小儿心脏在胸腔的位置随年龄而改变。新生儿和小于 2 岁婴幼儿的心脏多呈横位，心尖搏动位于左侧第 4 肋间锁骨中线外侧，心尖部主要为右心室。以后心脏逐渐由横位转为斜位，3～7 岁心尖搏动已位于左第 5 肋间锁骨中线处，心尖部主要为左心室。7 岁以后心尖位置逐渐移到锁骨中线以内 0.5～1 cm。

3. 心率　由于小儿新陈代谢旺盛和交感神经兴奋性较高，故心率较快。随年龄增长而逐渐减慢。新生儿平均 120～140 次/分，1 岁以内 110～130 次/分，2～3 岁 100～120 次/分，4～7 岁 80～100 次/分，8～14 岁 70～90 次/分。进食、活动、哭闹和发热可影响小儿心率，因此，应在小儿安静或睡眠时测量心率和脉搏。一般体温每升高 1℃，心率增加 10～15 次/分。凡脉搏显著增快，且在安静或睡眠时不见减慢者，应怀疑有器质性心脏病。

4. 血压　小儿由于心搏出量较少，动脉壁的弹性较好，血管口径相对较大，故血压偏低，随着年龄的增长而逐渐升高。新生儿收缩压平均为 60～70 mmHg (8.0～9.3 kPa)，1 岁为 70～80 mmHg (9.3～10.7 kPa)。2 岁以后收缩压可按公式计算：收缩压 (mmHg) ＝年龄×2＋80 mmHg (年龄×0.26＋10.7 kPa)，舒张压为收缩压的 2/3。收缩压高于此标准 20 mmHg (2.6 kPa) 为高血压，低于此标准 20 mmHg (2.6 kPa) 为低血压。正常情况下，

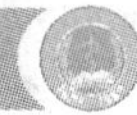

下肢的血压比上肢约高 20 mmHg（2.6 kPa）。

第二节　先天性心脏病

先天性心脏病（congenital heart disease，CHD）简称先心病，是小儿最常见的心脏病，在活产婴儿中发病率为7‰～8‰。先心病的发病情况以室间隔缺损最多见，其次为房间隔缺损、动脉导管未闭、主动脉缩窄和肺动脉狭窄。法洛四联症是存活婴儿中最常见的青紫型先天性心脏病。近半个世纪以来，由于心导管检查、心血管造影和超声心动图等的应用，以及在低温麻醉、体外循环下心脏直视手术和心脏介入手术的发展、术后监护技术的提高，临床上对先天性心脏病的诊断、治疗和预后都有了显著的进步。

【病因及发病机制】 在胎儿心脏发育阶段，任何因素的影响使心脏的某一部分发育停顿或异常，即可造成先天性心脏畸形。心血管畸形的发生主要由遗传和环境因素及其相互作用所致，发病机制较为复杂。遗传因素主要包括染色体易位与畸变、单一基因突变、多基因病变和先天性代谢紊乱。环境因素中相关性较强的主要有：①早期宫内感染，如风疹、流行性感冒、流行性腮腺炎和柯萨奇病毒感染等。②孕妇有与大剂量的放射线接触和服用某些药物史（抗癌药、降糖药、抗癫痫药）。③孕妇有代谢紊乱性疾病，如糖尿病。④孕妇有引起胎儿宫内缺氧的各种慢性疾病。

【分类】 根据左右心腔或大血管间有无直接分流、血流动力学特点和临床有无青紫等分为三大类。

1. 左向右分流型（潜伏青紫型）　正常情况下，由于体循环压力高于肺循环，血液从左向右分流而不出现青紫。当屏气、剧烈哭闹或病理情况下致使肺动脉或右心室压力增高并超过左心压力时，则可使血液自右向左分流而出现暂时性青紫，故此型又称潜伏青紫型。如室间隔缺损、房间隔缺损和动脉导管未闭等。

2. 右向左分流型（青紫型）　为先天性心脏病中最严重的一组。因心脏结构异常，致右心压力增高并超过左心使血液从右向左分流，或大动脉起源异常，使大量静脉血流入体循环，均可出现持续性青紫。如法洛四联症和大动脉错位等。

3. 无分流型（无青紫型）　在心脏左、右两侧或动、静脉之间无异常通路或分流，如主动脉缩窄和肺动脉狭窄等。

【病理生理】

1. 左向右分流型　此组先心病患儿共同的病理生理改变是：具有自左向右的血液分流，致使肺动脉内血流量增大，早期引起动力性肺动脉高压。晚期因肺小动脉肌层及内膜增厚，管腔狭窄导致梗阻性肺动脉高压，当肺动脉压力高于主动脉压力时，产生自右向左分流，出现持久性青紫，即艾森曼格（Eisenmenger）综合征。由于分流量的存在，使肺循环血流量大于体循环血流量。

（1）室间隔缺损：室间隔缺损（ventricular septal defect，VSD）是左、右心室之间有一异常交通（图 10-2），大多单独存在，也可合并其他畸形。约占先天性心脏病发病总数的25%～40%，根据缺损位置不同分为膜周部缺损和肌部缺损。根据缺损大小分为：①小型缺损：缺损直径小于 0.5 cm，常见于肌部。②中型缺损：缺损直径 0.5～1.5 cm。③大型缺损：缺损直径大于1.5 cm，常见于膜部。正常情况下左心室压力高于右心室，存在室间隔缺损时，左心房血液进入左心室后，一部分流入主动脉至体循环，为有效循环，另一部分经缺损处分流入右心室至肺循环，为无效循环。分流量的多少取决于缺损大小、心室间压差及肺小动脉阻力。

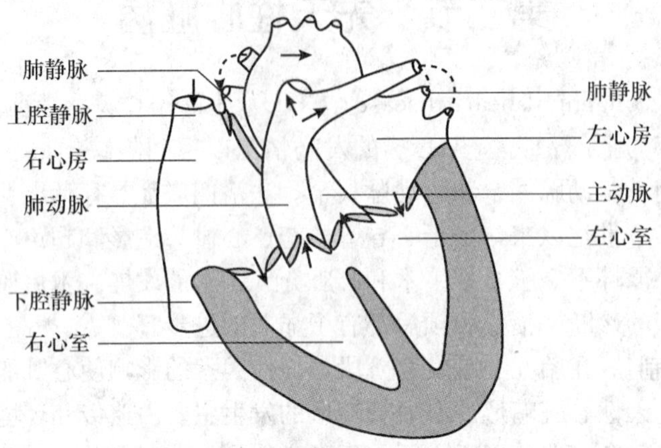

图 10-2 室间隔缺损的病理生理

（2）房间隔缺损：房间隔缺损（atrial septal defect，ASD）是在心房间隔上形成的一种缺损（图 10-3），约占先天性心脏病发病总数的 20%～30%，女性较多见，男女性别比例为 1∶2。根据解剖病变的不同可分为：①原发孔（第一房间孔）型缺损，占 15%。②继发孔（第二房间孔）型缺损，占 75%。③静脉窦型缺损，约 5%。④冠状静脉窦型房缺，约 2%。房间隔缺损可合并其他心血管畸形，较常见的有肺静脉畸形引流入右心房。生后初期左、右心室壁厚度相似，顺应性也相近，分流量不多。随年龄增长，肺血管阻力及右心室压力下降，肺循环血量增加，当左心房压力超过右心房压力时，分流量增大。分流量的大小取决于缺损的大小和两侧心室顺应性。

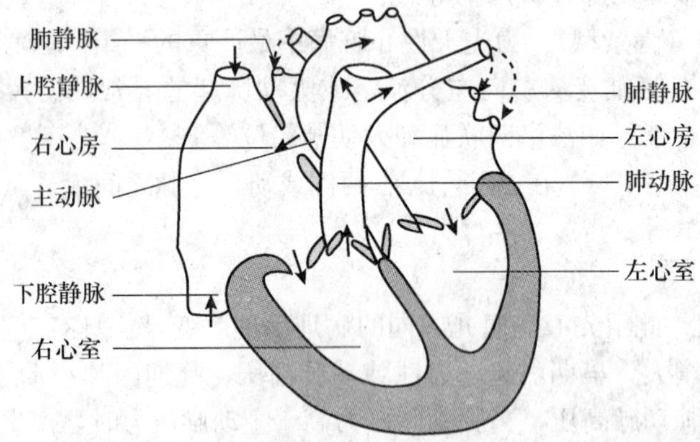

图 10-3 房间隔缺损的病理生理

（3）动脉导管未闭：动脉导管为胎儿肺动脉与主动脉之间的正常通道，出生后应自行关闭。若持续开放，并产生病理生理改变，称动脉导管未闭（patent ductus arteriosus，PDA）（图 10-4）。动脉导管未闭约占先天性心脏病发病总数的 15%～20%，女性较多见。根据未闭的动脉导管大小、长短和形态，一般分为三型：管型、漏斗型及窗型。分流量的大小与导管的粗细及主、肺动脉之间的压差有关。分流量大者，长期高压冲击造成肺动脉管壁增厚，肺动脉压力增高，当超过主动脉时，即产生右向左分流，患儿呈现下半身青紫，左上肢轻度

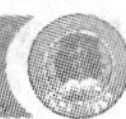

青紫，右上肢正常，称为差异性发绀（differential cyanosis）。

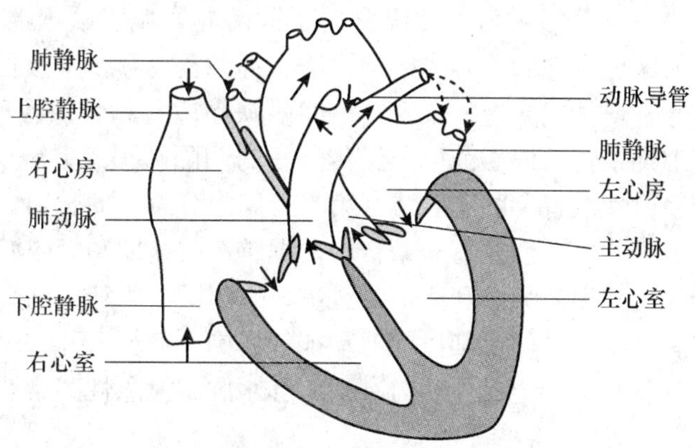

图 10-4 动脉导管未闭的病理生理

2. 右向左分流型 法洛四联症（tetralogy of Fallot）约占先天性心脏病发病总数的10%～15%，是一组复合畸形，包括 4 种病理改变：肺动脉狭窄、室间隔缺损、主动脉骑跨、右心室肥厚，其中以肺动脉狭窄最重要（图 10-5），对患儿的病理生理和临床表现影响最大。

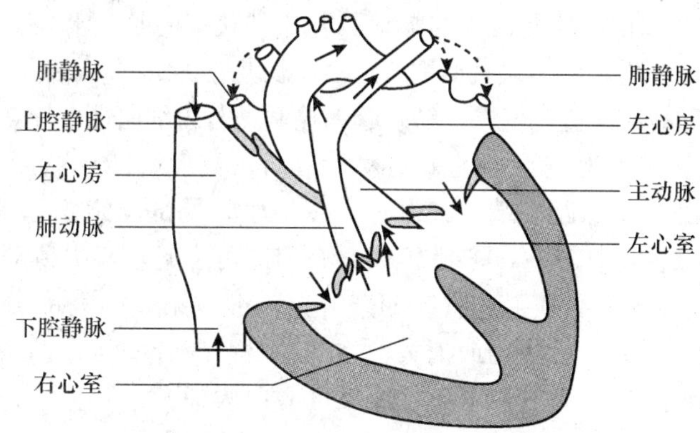

图 10-5 法洛四联症的病理生理

由于肺动脉狭窄，血液进入肺循环受阻，引起右心室代偿性肥厚，右心室压力升高，当右心室压力超过左心室时，血液自右心室流向左心室，同时由于主动脉骑跨于两心室之上，主动脉除接受左心室的血液外，还直接接受一部分来自右心室的静脉血，因而出现青紫。另外由于肺动脉狭窄，肺循环进行气体交换的血流减少，使青紫更为严重。由于长期缺氧，使红细胞代偿性增多，血液黏滞性增加，容易形成血栓。

【临床表现】 临床表现取决于分流量多少、缺损大小及畸形发生部位。

1. 左向右分流型

(1) 症状：①气促、乏力：由于体循环血量减少，患儿活动无耐力，易有活动后气促及感疲乏。②反复呼吸道感染：因肺循环血量增加，易患呼吸道感染，此为患儿就诊的主要原因。③声音嘶哑：部分患儿可出现声音嘶哑，由于扩大的肺动脉压迫喉返神经所致。④青紫：一般情况下无青紫，当哭闹、屏气或肺炎合并心力衰竭，出现右向左分流时可出现青紫；晚期出现梗阻型肺动脉高压时可有持续青紫。

（2）体征：①体格发育落后：营养状况落后于同龄儿，尤以缺损严重、分流量大者明显。②心脏体征：心前区可较饱满，心尖搏动弥散。可触及震颤。叩诊心浊音界扩大。听诊可有肺动脉瓣区第二心音增强或亢进。杂音：室间隔缺损患儿胸骨左缘第3～4肋间可闻及Ⅲ～Ⅳ级粗糙的全收缩期杂音，向心前区广泛传导；房间隔缺损患儿胸骨左缘2～3肋间可闻及Ⅱ～Ⅲ级收缩期喷射性杂音，肺动脉瓣区第二音固定分裂；动脉导管未闭患儿胸骨左缘第2肋间可闻及粗糙响亮的连续性机器样杂音，占据整个收缩期和舒张期，向左上和腋下传导。杂音的响度不能反应缺损的大小和病情的轻重。③周围血管征：动脉导管未闭的患儿因脉压增大可引起枪击音、水冲脉、毛细血管搏动征等周围血管征。

（3）并发症：支气管肺炎、充血性心力衰竭、肺水肿、亚急性感染性心内膜炎。

2. 右向左分流型

（1）症状：①青紫：为主要表现，在生后不久即有青紫，临床症状的严重程度与肺动脉狭窄程度成正比，青紫以唇、球结合膜、指（趾）等毛细血管丰富的部位明显。患儿在吃奶、哭闹、活动后即可出现气急和青紫加重。②蹲踞现象：每于行走或活动时，患儿因气急而主动下蹲片刻再行走。蹲踞时下肢屈曲，使静脉回心血量减少，减轻了心脏负荷；同时因下肢受压，体循环阻力增加，使右向左分流减少，缓解了缺氧状态。③阵发性缺氧发作：多见于婴儿，诱因有吃奶、哭闹、情绪激动、感染等，表现为阵发性呼吸困难，严重者可引起突然昏厥、抽搐，甚至死亡。这是由于在肺动脉漏斗部狭窄的基础上，突然发生该处肌肉痉挛，引起一时性肺动脉梗阻，使脑缺氧加重所致。年长儿常诉头痛、头晕。由于长期缺氧，红细胞增加，血液黏稠度高，使血流变慢，易引起脑栓塞，若为细菌性血栓，则易形成脑脓肿。

（2）体征：①生长发育迟缓：可见患儿发育落后，重者智能亦落后。②杵状指（趾）：由于患儿长期缺氧，致使指（趾）端毛细血管扩张增生，局部软组织和骨组织也增生肥大，随后指（趾）末端膨大如鼓槌状。③心脏体征：心前区可隆起，心尖搏动呈抬举性。胸骨左缘第2～4肋间可闻及Ⅱ～Ⅲ级喷射性收缩期杂音，一般以第3肋间最响，其响度取决于肺动脉狭窄程度。肺动脉瓣第二音减弱或消失，主动脉瓣第二音增强。

（3）并发症：脑血栓、脑脓肿和亚急性感染性心内膜炎。

【辅助检查】

1. 血液检查　法洛四联症患儿周围血红细胞增多，血红蛋白和血细胞比容增高。

2. X线检查　缺损小或狭窄轻者可无明显改变；中、大型缺损者改变明显。

（1）左向右分流型先心病：患儿可有肺动脉段突出、肺门血管影增粗呈肺门“舞蹈”征、肺野充血、主动脉影缩小等共同特点。①室间隔缺损：以左心室增大为主，左心房也常增大，晚期可出现右心室增大。②房间隔缺损：右心房、右心室增大为主，心影略呈梨形。③动脉导管未闭：以左心室和左心房增大为主，晚期可出现右心室增大。

（2）右向左分流型先心病：患儿可有肺门血管影缩小、肺纹理减少、透亮度增加等共同特点。法洛四联症：典型者心影呈靴形，系由右心室肥大使心尖上翘和漏斗部狭窄使心腰凹陷所致。

3. 心电图　小型缺损者可无改变，中、大型缺损者可出现与X线检查相一致的心室、心房肥大，房间隔缺损可有电轴右偏和不完全性右束支传导阻滞。

4. 超声心动图　二维超声心动图可显示室间隔或房间隔回声中断，提示缺损的位置和大小。多普勒彩色血流显像可直接见到血液分流的位置、方向及分流的大小。

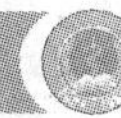

5. 其他　根据需要，可选择心导管检查、心血管造影、磁共振等检查，以明确诊断。

【治疗要点】

1. 内科治疗　防治感染、心力衰竭、血栓形成、缺氧发作等并发症，确保患儿健康成长，使其安全达到适合手术的年龄。

2. 手术治疗

（1）手术适应证：分流量小、无明显临床症状者可不做手术，但应定期随访，根据病情变化再作决定。分流量大、症状明显者应尽早手术治疗，以免发展成梗阻性肺动脉高压后失去手术机会。

（2）手术年龄：一般先天性心脏病最适宜的手术年龄为4～5岁，但如果症状明显或反复出现心力衰竭等并发症者，可不受年龄限制。近年来，随着外科手术的不断发展，手术年龄在不断提前，如某些复杂先天性心脏病手术，国外多主张在新生儿期进行。

（3）手术方法：房、室间隔缺损可做缺损修补术；动脉导管未闭可行单纯结扎或切断缝合术，法洛四联症可行根治术或先姑息手术再做根治术。

3. 介入治疗　近年来，导管介入疗法治疗小儿先天性心脏病已取得了很大进展，该法治疗动脉导管未闭、房间隔缺损、室间隔缺损等不需开胸，安全、恢复快、并发症少，且疗效确切。如采用微型弹簧圈或蘑菇伞堵塞动脉导管已成为首选治疗方法。

【常见护理诊断】

1. 活动无耐力　与先天性心脏病体循环血量减少或血氧饱和度下降有关。

2. 营养失调：低于机体需要量　与喂养困难及体循环血量减少、组织缺氧有关。

3. 生长发育改变　与先天性心脏病体循环血量减少或血氧下降影响生长发育有关。

4. 有感染的危险　与肺血流量增多及心内缺损易致心内膜损伤有关。

5. 潜在并发症：心力衰竭、感染性心内膜炎、脑血栓。

6. 焦虑　与疾病的威胁和对手术担忧有关。

【护理措施】

1. 一般护理

（1）建立合理的生活制度：安排好患儿作息时间，保证身体舒适、环境安静、睡眠充足。各种护理及治疗尽量集中进行，避免患儿剧烈哭闹和情绪激动，以免增加心脏负担。除重症患儿应卧床休息外，其他可根据病情适当安排活动量，以增强心脏储备功能。

（2）供给充足营养：注意营养搭配，供给充足能量、蛋白质和维生素，保证营养需要，以增强体质，提高对手术的耐受。对喂养困难的小儿喂养要耐心，可少量多餐，避免呛咳。心功能不全者有水、钠潴留时，应根据病情采用无盐饮食或低盐饮食。

2. 病情观察

（1）监测生命体征：如神志、体温、脉搏、呼吸、血压等。

（2）缺氧发作：注意防止法洛四联症患儿因活动、哭闹、便秘等引起缺氧发作。

（3）并发症：观察患儿有无心率加快、呼吸困难、端坐呼吸、吐泡沫样痰、水肿、肝大等心力衰竭表现；有无血培养阳性、较长时间发热、原有心脏杂音改变等感染性心内膜炎表现；有无肢体发麻及运动障碍、言语不清、眩晕、视物模糊等脑血栓表现。

3. 诊疗护理　根据诊疗计划为患儿实施辅助检查及药物治疗。

（1）辅助检查：做好相关检查如心导管检查和心血管造影患儿手术前后的护理。

（2）缺氧发作：立即置患儿于膝胸卧位，给予吸氧，并根据医嘱给予药物治疗：普萘洛尔（心得安）每次 0.1 mg/kg，加入葡萄糖 20 ml 内缓慢（5～10 min）静脉推注；重者可皮下注射吗啡，每次 0.1～0.2 mg/kg；并及时纠正酸中毒。经常有缺氧发作者，可口服普萘洛尔预防。

（3）心力衰竭：立即置患儿于半卧位，给予吸氧，遵医嘱给予抗心力衰竭治疗，并按心力衰竭实施护理。

4. 对症护理

（1）防止血栓形成：法洛四联症患儿血液黏稠度高，发热、出汗、吐泻时，体液量减少，加重血液浓缩而易形成血栓，因此要注意供给充足液体，必要时可静脉输液。

（2）预防感染：注意体温变化，并及时加减衣服，避免受凉引起呼吸系统感染。注意保护性隔离，以免交叉感染。做小手术时，如拔牙应给予抗生素预防感染，防止感染性心内膜炎的发生，一旦发生感染应积极治疗。

（3）保持大便通畅：多食含纤维素丰富的食物，防止便秘。患儿超过 2 天无大便时应报告医生给予缓泻剂，避免其下地独自排便而发生意外。

5. 心理护理　评估患儿是否有因正常活动、游戏、学习受到不同程度的限制和影响而出现抑郁、焦虑、自卑、恐惧等心理。了解家长是否因本病的检查和治疗比较复杂、风险较大、预后难以预测、费用高而出现焦虑和恐惧等。分析导致心理问题产生的原因，通过建立良好的护患关系，关心爱护患儿，消除患儿的紧张心理，向家长和患儿解释病情和检查、治疗经过，以取得他们的理解和配合。

【健康指导】

1. 疾病知识指导　向家长介绍导致先天性心脏病的病因、目前患儿病情状况、为患儿拟订的诊疗计划及采取的护理措施，以取得家长的配合及支持。

2. 用药指导　指导家长和患儿合理用药，预防感染和出现并发症。

3. 卫生保健知识指导　加强孕期保健，远离与发病有关的危险因素。同时，可以在妊娠早中期通过胎儿超声心动图及染色体、基因诊断等手段对先天性心脏病进行早期诊断和早期干预。指导家长掌握先天性心脏病的日常护理，建立合理的生活制度，定期复查，调整心功能到最好状态，使患儿能安全到达手术年龄，安度手术关。

附　心导管检查和心血管造影患儿的护理

【术前护理】

1. 术前一天清洁手术区皮肤，如为青春期少年准备做股静脉或股动脉穿刺者，应备皮、剃除阴毛。

2. 做青霉素或头孢菌素皮试，以备术后选用。

3. 准备做心血管造影术者，术前做泛影葡胺碘过敏试验，如患儿过敏应报告医生，改用低渗透压非离子碘造影剂。

4. 术前禁食 6 h，以免术中呕吐引起窒息。对青紫型先天性心脏病患儿，因血液黏滞度高，必要时可静脉补液以防血栓形成。

5. 对年幼儿，体重较轻，又需做左、右心导管检查和造影，估计用血量和失血量总和超过患儿血容量的 10%者，应测血型备血，以供必要时用。

【术后护理】

1. 患儿回病房后，应让其平卧于床上，密切观察伤口有无渗血，如有渗血应请医生重新止血、包扎，并可在敷料外放置砂袋以压迫止血。股静脉穿刺者应卧床12h，股动脉穿刺者需卧床24h以上，以防局部形成血肿。

2. 定时测量心率、心律、血压至少6h，观察穿刺侧足背动脉搏动和肢体温度情况，并注意与对侧进行比较。

3. 按医嘱输液给药，尤其对青紫型先天性心脏病患儿应补足液量，防血液浓缩。

4. 婴幼儿用氯胺酮麻醉者，需完全清醒后才能进食，以免引起呕吐。

第三节　病毒性心肌炎患儿的护理

病毒性心肌炎（viral myocarditis）是病毒侵犯心脏所致的炎性过程，除心肌炎外，部分病例可伴有心包炎和心内膜炎。本病临床表现轻重不一，轻者预后大多良好，重者可发生心力衰竭、心源性休克甚至猝死。部分患者可迁延不愈，心脏肥大，遗留心肌永久性损害。据全国九省市“病毒性心肌炎协作组”调查，其发病率占住院患儿总数的5.97%，占门诊病人总数的0.14%。

【病因及发病机制】 引起心肌炎的病毒种类较多，以柯萨奇B组病毒最多见，其次为埃可病毒、脊髓灰质炎病毒、流感和副流感病毒、腺病毒、单纯疱疹病毒等。其他病毒性感染如麻疹、风疹、水痘、腮腺炎、肝炎等偶可并发心肌炎。值得注意的是新生儿期柯萨奇B组病毒感染可导致群体流行，其死亡率可高达50%以上。本病的发病机制尚不完全清楚，通常认为在病毒感染初期，病毒及其毒素直接侵袭心肌细胞引起急性炎症反应，出现心肌坏死、变性，另外，病毒感染后的变态反应和自身免疫反应可导致严重的慢性持久的心肌病变。

【病理生理】 急性心肌炎病理改变轻重不一。轻者常以局灶性病变为主，而重者则多呈弥漫性病变。局灶性病变的心肌外观正常，而弥漫性者则心肌苍白、松软，心脏呈不同程度的扩大。镜检可见病变部位的心肌纤维变性或断裂，心肌细胞溶解、水肿、坏死。间质有不同程度水肿以及淋巴细胞、单核细胞和少数多核细胞浸润。病变以左室及室间隔最显著，可波及心包、心内膜及传导系统。慢性病例有心脏扩大、心肌间质炎症浸润及心肌纤维化并瘢痕组织形成、心内膜呈弥漫性或局限性增厚、血管内皮肿胀等变化。心包可有浆液渗出，个别发生粘连。病变可波及传导系统，甚至导致终生心律失常。

【临床表现】 病情轻重不一，轻症可无明显自觉症状，仅有心电图改变。重症患者可出现严重的心律失常、充血性心力衰竭、心源性休克，甚至猝死。

1. 症状　典型病例在起病前数日或1～3周有呼吸道或消化道感染，可伴有发热、咳嗽、咽痛、周身不适、腹泻、皮疹等前驱症状，继而出现心脏症状。根据病情可分为轻、中、重三型。轻者症状轻，以乏力为主，有多汗、食欲缺乏、心悸、气短及心前区不适等；中型除上述症状外，多有充血性心力衰竭，患儿拒食，有面色苍白、呕吐、呼吸困难、烦躁不安等；重型少见，呈暴发型，起病急，可因严重心律失常致晕厥发作、心源性休克或猝死。新生儿患病时病情进展快，可表现为高热、反应低下、呼吸困难及嗜睡等，常伴脑膜炎、胰腺炎、肝炎等其他脏器炎症。

2. 体征　轻症常缺乏相应体征，仅有心动过速、期前收缩等。典型病例可有心脏扩大、第一心音低钝、奔马律、阵发性心动过速、异位搏动、心房纤颤、心室颤动等心律失常；伴心包炎者可听到心包摩擦音；一般无器质性杂音，仅在胸前或心尖区闻及Ⅰ～Ⅱ级吹风样收缩期杂音。重症可发展为充血性心力衰竭或血压下降、心源性休克而出现相应体征。

【辅助检查】

1. 心电图　可见严重心律失常：如各种早搏，尤以室性早搏多见，室上性或室性心动过速，心房扑动或颤动，室颤，部分性或完全性窦房、房室或室内传导阻滞。心肌受累明显时可见多导联 ST 段偏移和 T 波低平、双向或倒置、QT 间期延长、QRS 波群低电压；大片心肌坏死时有宽大的 Q 波，类似心肌梗死。心电图常缺乏特异性，必要时需动态观察。

2. X 线检查　心影正常或增大，合并大量心包积液时心影显著增大。心功能不全时两肺呈淤血表现。

3. 血清心肌酶谱测定　病程早期血清肌酸激酶（CK）及其同工酶（CK-MB）、乳酸脱氢酶（LDH）及其同工酶（LDH1）、血清谷草转氨酶（SGOT）均增高。近年来通过随访观察发现心肌肌钙蛋白（cTnI 或 cTnT）的变化对心肌炎诊断的特异性更强。

4. 病毒学诊断　可通过分离病毒和从恢复期血清中检测相应抗体，有助于病原体诊断。

5. 其他　急性期白细胞总数多增高，以中性粒细胞为主；部分病例红细胞沉降率轻度加快；心导管法心内膜心肌活检，可为心肌炎确诊提供病理学依据。

【治疗要点】　本病目前尚无特效治疗，主要是采取减轻心脏负担、改善心肌代谢和心功能、促进心肌修复等综合性治疗措施。

1. 休息　急性期需卧床休息以减轻心脏负担。

2. 抗感染治疗　病初可试用利巴韦林、阿糖胞苷、潘生汀、干扰素及中药如板蓝根、金银花、连翘、贯众、黄芪等以终止或干扰病毒复制，但疗效不肯定。

3. 改善心肌营养　大剂量维生素 C 可改善心肌代谢及促进心肌恢复，对心肌炎有一定疗效，剂量为每日 100～200 mg/kg，以葡萄糖稀释成 10%～25%溶液静脉注射，每日 1 次，1 个月为 1 疗程。能量合剂有加强心肌营养、改善心肌功能的作用，常用三磷腺苷 20 mg、辅酶 A 50 单位、胰岛素 4～6 单位及 10%氯化钾 8 ml 溶于 10%葡萄糖液 250 ml 中静脉滴注，每日或隔日 1 次。

4. 应用糖皮质激素　关于糖皮质激素的应用目前尚有争论，多数认为：病程早期（即发病 18 天内）及轻症病例不必使用；病情严重如心脑综合征、心源性休克、Ⅱ度以上房室传导阻滞、严重心力衰竭等应立即使用。常用泼尼松，每日 1～1.5 mg/kg 口服，共 2～3 周，症状缓解后逐渐减量至停药。对于急症抢救病例可采用静脉滴注，地塞米松每日 0.2～0.4 mg/kg，或氢化可的松每日 15～20 mg/kg。

5. 大剂量丙种球蛋白　通过免疫调节作用减轻心肌损害，剂量每日 2 g/kg，共 2～3 天。

6. 对症治疗

（1）控制心力衰竭：心肌炎对洋地黄制剂比较敏感，容易中毒，故剂量应偏小，一般用有效剂量的 2/3 即可。重症患儿加用利尿剂时，尤应注意电解质平衡，以免引起心律失常。

（2）心源性休克：静脉大剂量滴注糖皮质激素或静脉推注大剂量维生素 C 常可取得较好的效果，如效果不满意可应用调节血管紧张度的药物如多巴胺、异丙肾上腺素和间羟胺等加强心肌收缩、维持血压和改善微循环。

（3）心律失常：一般轻度心律失常如早搏、Ⅰ度房室传导阻滞等，多不用药物纠正；快

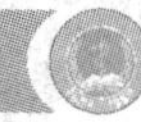

速心律失常者可用抗心律失常药；心率缓慢和Ⅲ度房室传导阻滞或出现阿-斯综合征者需安装人工心脏起搏器。

【常见护理诊断】

1. 活动无耐力　与心肌收缩力下降、组织供氧不足有关。

2. 潜在并发症：心律失常、心力衰竭、心源性休克。

【护理措施】

1. 一般护理

(1) 休息：活动和疲劳可使病情加重，故休息相当重要。急性期需卧床休息至热退后3～4周，心影恢复正常后，才可下床轻微活动。恢复期应继续限制活动量，一般总休息时间不少于3～6个月。病情较重、心脏增大者，卧床不少于6个月，如心脏未明显缩小，应适当延长卧床时间。有心功能不全者，应绝对卧床休息，待心力衰竭获得控制、心脏情况好转后，才可轻度活动。

(2) 饮食：给予高热量、高蛋白、清淡易消化且营养丰富的饮食，多食富含维生素C的新鲜蔬菜及水果，少量多餐。

2. 病情观察

(1) 生命体征：密切观察和记录患儿精神状态、面色、心率、心律、呼吸、体温和血压变化。

(2) 并发症：有明显心律失常者应进行连续心电监护，发现多源性期前收缩、频发室性期前收缩、高度或完全性房室传导阻滞、心动过速、心动过缓时应立即报告医生；观察患儿有无心率加快、呼吸困难、肝大、颈静脉怒张等心力衰竭表现；以及有无面色苍白、四肢厥冷、皮肤发花、指（趾）发绀、血压下降等心源性休克表现。

3. 诊疗护理　根据诊疗计划为患儿实施辅助检查及药物治疗。使用洋地黄时剂量应偏小，注意观察有无心率过慢，或出现新的心律失常和恶心、呕吐等消化系统症状，如有上述症状暂停用药，并报告医生及时处理，避免洋地黄中毒；使用血管活性药物和扩张血管药时，要准确控制滴速，最好能使用输液泵，以避免血压过大的波动。

4. 对症护理

(1) 心力衰竭：置患儿于半卧位，给予吸氧，尽量保持其安静，必要时可根据医嘱给予镇静剂，静脉给药速度不宜过快，以免加重心脏负担。

(2) 心悸及心前区不适：给予吸氧，采用高枕卧位、半坐卧位休息，尽量避免左侧卧位，因左侧卧位时患儿能感觉心脏的搏动而增加不适感。

(3) 心律失常：严重心律失常致晕厥发作时，立即置患儿于平卧头低位，给予吸氧，松开衣领，松解衣服，注意保暖，做好电复律等急救准备。

(4) 心源性休克：将心源性休克患儿应立即送重症监护病房，但在此之前，应每15 min测量一次心率、血压和呼吸，观察意识状况以及血气分析的变化，并准确记录病人的出入量。同时必须增加心肌供氧量，以最大限度增加心排血量，可通过鼻导管给氧3～5 L/min，如果患儿有呼吸困难、低氧血症和严重肺水肿则需使用机械通气。当患儿有疼痛或烦躁不安时，需给予镇静剂或镇痛剂。

5. 心理护理　患儿因正常活动、游戏、学习受到不同程度的限制和影响易出现抑郁、焦虑、自卑等心理。重型心肌炎患者病情进展快，家长及患儿易产生紧张、恐惧心理。分析导致其心理问题产生的原因，通过向患儿及家长介绍本病的治疗过程和预后，以减少患儿和家长的焦虑和恐惧心理。

【健康指导】

1. 疾病知识指导 向家长介绍导致患儿心肌炎的病因、目前患儿病情状况、为患儿拟订的诊疗计划及采取的护理措施，以取得家长的配合及支持。

2. 用药指导 向家长介绍常用营养心肌药物的种类、使用方法及注意事项。带抗心律失常药物出院的患儿，应让患儿和家长了解药物的名称、剂量、用药方法及其副作用。

3. 卫生保健知识指导 强调休息对心肌炎恢复的重要性，出院后患儿需继续休息，避免劳累。注意保护性隔离，疾病流行期间患儿应避免去公共场所。嘱患儿出院后定期到门诊复查，教会患儿及家长测脉搏的方法，发现异常或伴有胸闷、心悸等不适时及时复诊。

小结

先天性心脏病是小儿最常见的心脏病，分为左向右分流型、右向左分流型及无分流型三大类。左向右分流型先心病包括室间隔缺损、房间隔缺损及动脉导管未闭，其共同的特点是流经肺循环的血流量增加易致呼吸道感染，听诊有 P_2 亢进，X 线检查有肺野充血；法洛四联症是存活的右向左分流型先心病中最常见者，包括四种病理改变，其中以肺动脉狭窄最重要，由于流经肺循环的血流量减少导致缺氧可致青紫、乏力、生长发育落后。其内科治疗及护理的目的是防治感染、心力衰竭、血栓形成、缺氧发作等并发症，确保患儿安全达到适合手术的年龄。病毒性心肌炎最常见的病因是柯萨奇 B 组病毒感染，根据病情可分为轻、中、重三型。轻者症状轻，以乏力为主；中型除乏力为突出表现外，多有充血性心力衰竭；重型少见，呈暴发型，可因严重心律失常致晕厥发作、心源性休克或猝死。对本病主要是采取减轻心脏负担、改善心肌代谢和心功能、促进心肌修复等综合性治疗及护理措施。

思考题

1. 名词解释 差异性青紫、艾森曼格综合征、蹲踞现象、法洛四联症。

2. 简答题

(1) 对法洛四联症患儿怎样预防脑血栓形成?

(2) 简述左向右分流型先心病共同的临床特点。

(3) 列举病毒性心肌炎患儿有关休息的护理措施。

(4) 病毒性心肌炎主要临床表现有哪些?

（怀化医学高等专科学校 陈涤民）

第十一章　泌尿系统疾病患儿的护理

学习目标

1. 掌握急性肾小球肾炎、原发性肾病综合征、泌尿道感染的临床表现和护理措施。

2. 熟悉小儿泌尿系统解剖生理特点、急性肾小球肾炎、原发性肾病综合征、泌尿道感染的病因及治疗要点。

3. 了解急性肾小球肾炎、原发性肾病综合征、泌尿道感染的发病机制及辅助检查方法。

第一节　小儿泌尿系统解剖、生理特点

一、解剖特点

1. 肾　年龄越小，肾相对越大，足月新生儿肾长约6.0cm，重24g，约为体重的1/125（成人肾长约12.0cm，重150g，约为体重的1/220）。肾位于腹膜后脊柱两侧，左右各一，形似蚕豆。婴儿期肾位置较低，下极位于髂嵴以下第4腰椎水平，2岁后才达髂嵴以上，故2岁以内健康小儿腹部触诊可扪及肾。新生儿肾表面呈分叶状，至2～4岁时消失，若此后继续存在，应视为分叶畸形。

2. 输尿管　婴幼儿输尿管长而弯曲，管壁肌肉及弹力纤维发育不全，故易扩张受压及扭曲而导致梗阻，易造成尿潴留而诱发泌尿道感染。

3. 膀胱　婴儿膀胱位置相对较高，尿液充盈时易升入腹腔，其顶部常在耻骨联合以上，触诊易扪及，以后随年龄增长逐渐下降至骨盆内。膀胱容量（ml）约为［年龄（岁）＋2］×30。

4. 尿道　女婴尿道较短，仅长1cm（性成熟期为3～5cm），外口暴露且接近肛门，故易受粪便污染而发生上行感染。男婴尿道虽较长（5～6cm），但如有包茎，出现污垢积聚时也可引起细菌上行性感染。

二、生理特点

（一）肾功能

小儿肾功能与成人肾功能大部分相同，但是，由于小儿肾发育尚未成熟，整个机体和肾的调节能力较弱，肾储备能力差。新生儿及婴幼儿对钠的调节幅度有限，在应急状态下，往往不能做出相应的反应，容易发生钠、水潴留，导致水肿。小儿肾功能在1～1.5岁时达成人水平。

1. 肾小球滤过率（glomerular filtration rate，GFR）　新生儿出生时肾小球滤过率平均约为20ml（min・1.73m^2），早产儿更低。生后1周时为成人的1/4，3～6个月为成人的

1/2，6～12个月为成人的3/4，故此期过量的水分和溶质不能有效地排出。

2. 肾小管吸收和分泌功能 新生儿葡萄糖的肾阈较低，口服或静脉输入葡萄糖量大时易出现糖尿；氨基酸和磷的肾阈也较成人低。新生儿钠的吸收主要在远端小管，生后数周近端小管功能逐渐成熟，钠吸收与成人相似。新生儿钠排除能力差，易发生钠潴留，导致水肿。未成熟儿肾保钠能力差，易导致低钠血症。出生10天内的新生儿排钾能力较差，血钾偏高。

3. 浓缩和稀释功能 新生儿及婴幼儿浓缩尿液的功能不足，尿最高渗透压仅达700 mmol/L（成人可达1400 mmol/L）；排除溶质所需的液体量较多，脱水时易导致氮潴留。新生儿和婴幼儿稀释尿的能力接近成人，尿可稀释至40 mmol/L，但因为GFR低，入液量过多时，易出现水肿。

4. 酸碱平衡 新生儿及婴幼儿因碳酸氢钠肾阈低（10～20 mmol/L）、泌氢和生成铵的能力差，故血浆碳酸氢钠水平低，缓冲酸的能力有限，易致酸中毒。

5. 肾内分泌功能 新生儿肾合成肾素和前列腺素 E_2 较多。肾素分泌多，使血浆血管紧张素Ⅱ和醛固酮也高于成人。

（二）小儿排尿及尿液特点

1. 小儿尿液特点

（1）尿色及酸碱度：正常小儿尿色淡黄，pH为5～7。出生后最初几天尿色较深，稍混浊，因含尿酸盐较多，放置后有褐色沉淀（尿酸盐结晶）。寒冷季节尿排出后变为白色混浊，是由于尿中盐类结晶所致。

（2）尿渗透压和尿比重：新生儿尿渗透压平均为240 mmol/L，比重为1.006～1.008，1岁以后接近成人水平，儿童尿渗透压通常为500～800 mmol/L，尿比重通常为1.011～1.025。尿渗透压与尿比重的关系大致为：尿渗透压（mmol/L）＝（尿比重－1.000）×40 000。

（3）尿蛋白：正常小儿尿蛋白定性试验阴性，定量不超过每天100 mg，超过150～200 mg为异常；一次尿蛋白（mg/dl）/肌酐（mg/dl）比值≤0.2，超过为异常。

（4）尿细胞和管型：正常小儿新鲜离心尿沉渣红细胞＜3个/HP，白细胞＜5个/HP，管型一般不出现。12 h尿细胞计数（Addis计数）：蛋白含量＜50 mg，红细胞＜50万，白细胞＜100万，管型＜5000个。

2. 排尿次数 93%新生儿在生后24 h内开始排尿，99%在48 h内排尿。出生后最初几天因摄入少，每日排尿仅4～5次；1周后因入量增加，代谢旺盛，而膀胱容量小，排尿次数增至20～25次/日；1岁时排尿15～16次/日；学龄前和学龄期减到6～7次/日。

3. 尿量 新生儿正常尿量为每小时1～3 ml/kg；每小时＜1.0 ml/kg为少尿，每小时＜0.5 ml/kg为无尿。正常每日尿量（ml）约为：（年龄－1）×100＋400。婴儿每日尿量为400～500 ml；幼儿500～600 ml；学龄前小儿600～800 ml；学龄儿800～1400 ml。学龄儿每日尿量＜400 ml、学龄前小儿＜300 ml、婴幼儿＜200 ml为少尿。每日尿量＜50 ml为无尿。

4. 排尿控制 婴儿期排尿机制由脊髓反射完成，以后建立脑干-大脑皮质控制。一般至3岁左右小儿已能控制排尿。在1.5～3岁，小儿主要通过控制尿道外括约肌和会阴肌而非逼尿肌来控制排尿；若3岁后仍保留这种排尿机制，不能控制膀胱逼尿肌收缩，则常表现为白天尿频、尿急或尿失禁和夜间遗尿，被称为不稳定膀胱。

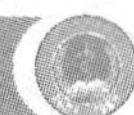

第二节 急性肾小球肾炎

急性肾小球肾炎（acute glomerulonephritis，AGN）简称急性肾炎，是一组不同病因所致的感染后免疫反应引起的急性弥漫性肾小球炎性病变，其主要临床表现为急性起病，多有前驱感染，以血尿、水肿、蛋白尿和高血压为主要特点。本病多发生于急性溶血性链球菌感染后，称为急性链球菌感染后肾炎（acute post-streptococcal glomerulonephritis，APSGN）；而由其他感染后引起的急性肾炎，称为急性非链球菌感染后肾炎（acute non-post-streptococal glomerulonephritis）。临床以 APSGN 多见，本节重点介绍 APSGN。

【病因及发病机制】 已证明本病是由 A 群乙型溶血性链球菌感染引起的一种免疫复合物性疾病。链球菌某些成分作为抗原可刺激机体产生抗体，抗原抗体结合形成循环免疫复合物，此种循环免疫复合物不易被吞噬清除，随血液抵达肾，沉积于肾小球基底膜上并激活补体系统，引起免疫和炎症反应，使基底膜损伤，血液成分渗出毛细血管，尿中出现蛋白、红细胞、白细胞和各种管型。与此同时，细胞因子等刺激肾小球内皮和系膜细胞，使之肿胀、增生，严重时形成新月体，使肾小球滤过率降低，出现少尿、无尿，甚至急性肾衰竭。因 GFR 降低，水、钠潴留，细胞外液和血容量增多，临床上出现不同程度的水肿、循环充血和高血压，严重者可出现高血压脑病。

【临床表现】 本病多见于 3～8 岁小儿，男女之比约为 2∶1。轻者无明显临床症状，仅于尿检时发现异常；重者在病期 2 周以内可出现循环充血、高血压脑病、急性肾衰竭而危及生命。

1. 前驱感染　每年秋、冬季节是 APSGN 的发病高峰，急性肾炎发病前多有呼吸道或皮肤链球菌前驱感染史。尤以咽扁桃体炎常见，秋季则为皮肤感染，偶见猩红热。呼吸道感染至肾炎发病约 1～2 周，而皮肤感染则稍长，约 2～3 周。

2. 典型表现　起病时可有低热、食欲减退、疲倦、乏力、头晕、腰部钝痛等非特异症状。部分患者尚可见呼吸道或皮肤感染病灶。主要症状如下：

（1）水肿：为早期常见症状。70%患儿有水肿，一般多为轻、中度水肿，初期眼睑及颜面部水肿，晨起重，渐波及躯干、四肢，重者遍及全身，呈非凹陷性。

（2）少尿：早期均有尿色深，尿量明显减少，严重者可出现无尿。

（3）血尿：为初起症状，起病时几乎每一病例均有血尿。轻者仅有镜下血尿，有肉眼血尿者占 30%，呈茶褐色或烟蒂水样（酸性尿），也可呈洗肉水样（中性或弱碱性尿）。肉眼血尿多在 1～2 周消失后转为镜下血尿，少数持续 3～4 周，而镜下血尿一般持续 1～3 个月，运动后或并发感染时血尿可暂时加剧。

（4）高血压：30%～80%可有高血压，因水、钠潴留致血容量增多所致，多为轻度或中度增高，常为（120～150）/（80～110）mmHg，出现剧烈头痛、恶心、呕吐者并不多见。一般在1～2 周内随尿量增多而降至正常。

3. 严重病例　少数患儿在急性起病 2 周内可出现下列严重并发症，如不早期发现并及时治疗，可危及生命。

（1）严重循环充血：由于水、钠潴留，血浆容量增加而出现循环充血，轻者仅有轻度呼吸增快、肝大；严重者有明显气急、端坐呼吸、咳嗽、咳粉红色泡沫痰，两肺布满湿啰音，心脏扩大，心率加快，有时可出现奔马律等症状。危重病例可因急性肺水肿于数小时内死亡。

(2) 高血压脑病：血压（尤其舒张压）骤升，超过脑血管代偿性收缩机制，使脑组织血液灌注急剧增多而致脑水肿。患儿出现剧烈头痛、烦躁不安、恶心、呕吐、一过性失明，严重者甚至出现惊厥或昏迷。当血压控制后上述症状可迅速消失。

(3) 急性肾衰竭：急性肾炎患儿在尿量减少同时可出现暂时性氮质血症，严重少尿或无尿患儿出现电解质紊乱和代谢性酸中毒及尿毒症症状。一般持续 3～5 日，尿量逐渐增多后，病情好转。如持续数周仍不恢复，则预后差。

4. 非典型表现

(1) 无症状性急性肾炎：有前驱感染病史，患儿仅有镜下血尿，血清链球菌抗体可增高，一过性血清补体降低。

(2) 肾外症状性急性肾炎：患儿以水肿和（或）高血压起病，严重者并发高血压脑病或循环充血，但尿液检查正常或仅有轻微改变。

(3) 以肾病综合征表现的急性肾炎：此类患儿不多见，以急性肾炎起病，但水肿和蛋白尿突出，呈肾病综合征表现，症状持续时间长，预后较差，部分病儿可演变为慢性进行性肾炎。

【辅助检查】

1. 尿液 尿蛋白为（+～+++），镜下除见大量红细胞外，可见透明、颗粒或红细胞管型。

2. 血液

(1) 有轻度贫血（与血容量增加，血液被稀释有关），红细胞沉降率加快。

(2) 血清抗链球菌抗体（如抗链球菌溶血素 O、抗透明质酸酶、抗脱氧核糖核酸酶）升高，提示新近链球菌感染，是诊断链球菌感染后肾炎的依据。

(3) 血清总补体（CH_{50}）及 C_3 90%在病程早期显著下降，多在 6～8 周恢复正常。

(4) 少尿期有轻度氮质血症，尿素氮、肌酐暂时升高。

【治疗要点】 本病为自限性疾病，无特异疗法。主要是严格休息、合理饮食、对症处理，清除残留感染灶，注意观察和防止急性期合并症，保护肾功能。

1. 控制感染 一般应用青霉素肌内注射 7～10 天，青霉素过敏者改用红霉素，以清除病灶中的链球菌。

2. 对症治疗

(1) 利尿：急性期有明显水肿、少尿、高血压者应给予利尿剂。一般口服氢氯噻嗪，每日 1～2 mg/kg，分 2～3 次。口服效果差及重症者用呋塞米（速尿）肌内注射或静脉注射，每次 1～2 mg/kg，每日 1～2 次。

(2) 降压：经上述处理血压仍持续升高，当舒张压高于 90 mmHg（12.0 kPa）时应给降压药。首选硝苯地平（心痛定）0.25～0.5 mg/（kg·d），最大剂量不超过 1 mg/（kg·d），分 3 次口服。卡托普利，初始剂量 0.3～0.5 mg/（kg·d），最大剂量 5～6 mg/（kg·d），分 3 次口服，与硝苯地平交替使用效果好。

(3) 高血压脑病：首选硝普钠，5～20 mg 加入 5%葡萄糖液 100 ml 中，以 1 μg/（kg·min）速度静脉滴注。此药滴入后即起降压效果，应严密监测血压，随时调节滴速，但最快不得超过 8μg/（kg·min）。同时，给予地西泮止痉及呋塞米利尿脱水等。

(4) 严重循环充血：应严格限制水、钠入量和用强利尿剂（如呋塞米）促进液体排出；

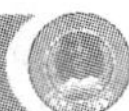

如已发生肺水肿则可用硝普钠（剂量同前）扩张血管降压；一般不主张用洋地黄类强心剂，当上述措施无效时，可考虑使用，但剂量宜小，且不必维持治疗。

（5）急性肾衰竭：主要治疗是使患儿度过少尿期（肾衰期），使少尿引起的内环境紊乱减少至最低程度。具体措施为维持水、电解质平衡，及时处理水过多、高钾血症和低钠血症等，必要时采用透析治疗。

【常见护理诊断】

1. 体液过多　与肾小球滤过率下降有关。

2. 活动无耐力　与水肿、血压升高有关。

3. 潜在并发症：高血压脑病、严重循环充血、急性肾衰竭。

4. 知识缺乏　患儿及家长缺乏本病的护理知识。

【护理措施】

1. 一般护理

（1）休息：向患儿及家长强调休息的重要性，以取得合作。一般起病 2 周内应卧床休息，待水肿消退、血压降至正常、肉眼血尿消失后，可下床轻微活动或户外散步；1～2 个月内活动量宜加限制，3 个月内避免剧烈活动；尿内红细胞减少、红细胞沉降率正常可上学，但需避免体育活动；Addis 计数正常后可恢复正常生活。

（2）饮食：尿少水肿时期，限制钠盐摄入，严重病例钠盐限制于每日 60～120 mg/kg；有氮质血症时应限制蛋白质的入量，每日 0.5 g/kg；供给高糖饮食以满足小儿能量的需要；除非严重少尿或循环充血，一般不必严格限水。在尿量增加、水肿消退、血压正常后，可恢复正常饮食，以保证小儿生长发育的需要。

2. 病情观察

（1）观察尿量、尿色和水肿情况，准确记录 24 h 出入水量，应用利尿剂时每日测体重，每周留尿标本送尿常规检查 2 次。患儿尿量增加，肉眼血尿消失，提示病情好转。如尿量持续减少，出现头痛、恶心、呕吐等，要警惕急性肾衰竭的发生。

（2）观察血压变化，若出现血压突然升高、剧烈头痛、呕吐、眼花等，提示高血压脑病。

（3）密切观察呼吸、心率、脉搏等变化，警惕严重循环充血的发生。

3. 诊疗护理　遵医嘱给予利尿剂、降压药。应用利尿剂前后注意观察体重、尿量、水肿变化并做好记录，尤其是静脉注射呋塞米后要注意有无大量利尿、脱水和电解质紊乱等现象；硝普钠应新鲜配制，放置 4 h 后即不能再用，整个输液系统须用黑纸或铝箔包裹遮光，同时严密监测血压、心率变化，观察患儿有无恶心、呕吐、情绪不稳定、头痛及肌痉挛等不良反应。

4. 对症护理

（1）水肿：出现水肿时要注意皮肤护理，保持患儿皮肤清洁，经常更换体位，注意床单位的平整、干燥，被服柔软，避免皮肤损伤。阴囊水肿时，用阴囊吊带托起阴囊以保护皮肤，避免损伤和感染。

（2）严重病例：急性肾衰竭时，除限制钠、水入量外，应限制蛋白质及含钾食物的摄入，以免发生氮质血症及高钾血症；要绝对卧床休息以减轻心脏和肾的负担，并作好透析前的心理护理；严重循环充血时，将患儿置于半卧位、吸氧，遵医嘱给予利尿、扩血管等治疗。高血压脑病时，除降压外需镇静，脑水肿时给予脱水剂。

5. 心理护理 了解患儿及家长对疾病的心理反应及认识程度。患儿多为年长儿，心理压力来源比较多，除来自疾病和医疗上对活动及饮食严格限制的压力外，还有来自家庭和社会的压力，如中断了日常与同伴的玩耍、游戏或不能上学而担心学习成绩下降等，使患儿产生紧张、忧虑、抑郁、抱怨等心理，表现为情绪低落、烦躁易怒等；家长因缺乏对本病的认识，担心转为慢性肾炎影响患儿将来的健康，可产生焦虑、失望、沮丧等心理；学龄期患儿的老师及同学因缺乏本病的有关知识，会表现出过度关心和怜悯，会忽略对患儿的心理支持，使患儿产生自卑心理。通过疾病知识指导，可消除患儿及家长由于对诊疗护理不了解而产生的焦虑，分析导致心理问题产生的原因，通过心理上的安慰、支持、疏导及环境调整等方式缓解心理压力。

【健康指导】

1. 疾病知识指导 向患儿及家长宣传本病是一种自限性疾病，强调限制患儿活动是控制病情进展的重要措施，尤以前 2 周最为关键，以取得患儿家长的配合及支持。

2. 用药指导 本病的预后良好，锻炼身体、增强体质、避免或减少上呼吸道感染是本病预防的关键，一旦发生了上呼吸道或皮肤感染，应及早应用抗生素彻底治疗。

3. 卫生保健知识指导 从小培养儿童良好的生活习惯，注意季节交替气温的变化，实时增减衣服，预防呼吸道感染以及皮肤感染。宣传体育锻炼、均衡营养对提高机体抵抗力的重要性。告知家长热敷和保暖可解除肾血管痉挛，促进血液循环，增加肾小球滤过，使尿量增加，每天给予热敷肾区 1 次，每次 15～20 min。

第三节 肾病综合征

肾病综合征（nephrotic syndrome，NS）简称肾病，是由多种原因所致肾小球基底膜通透性增高，导致大量血浆蛋白自尿中丢失引起的一种临床症候群。临床具有 4 大特点：①大量蛋白尿。②低蛋白血症。③高胆固醇血症。④不同程度的水肿。按病因可分为先天性、原发性和继发性三大类。原发性肾病病因不明，按其临床表现又分为单纯性肾病和肾炎性肾病 2 型，其中以单纯性肾病多见；继发性肾病是指在诊断明确的原发病基础上出现肾病表现，多见于过敏性紫癜、系统性红斑狼疮和乙型肝炎病毒相关性肾炎等疾病；先天性肾病在我国少见，多于新生儿或生后 6 个月内起病。小儿时期绝大多数为原发性肾病，故本节重点介绍原发性肾病。

【病因及发病机制】 病因及发病机制尚未完全明确。单纯性肾病的发病可能与 T 细胞免疫功能紊乱有关。肾炎性肾病患者的肾病变中常可发现免疫球蛋白和补体成分沉积，提示与免疫病理损伤有关。先天性肾病与遗传有关。

【病理生理】

1. 大量蛋白尿 由于肾小球毛细血管通透性增高所致，是 NS 最根本的病理生理改变，也是导致本病其他三大临床特点的基本原因。当肾小球滤过膜的分子屏障及电荷屏障作用受损时，其对血浆蛋白的通透性增加，血浆蛋白大量渗出，当原尿中蛋白含量增多超过近曲小管重吸收量时，形成大量蛋白尿。凡增加肾小球内压力及导致高灌注、高滤过的因素，如合并高血压、输注血浆和进食高蛋白饮食等均可加重蛋白尿。长时间持续大量蛋白尿能促进肾小球系膜硬化和间质病变，可导致肾功能不全。

2. 低蛋白血症 是病理生理改变中的关键环节，其原因是：①大量血浆蛋白自尿中丢

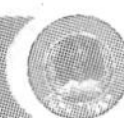

失。②蛋白质分解增加。③蛋白的丢失超过肝合成蛋白的速度也使血浆蛋白减低。④蛋白质摄入不足、吸收不良或丢失等，可加重低血蛋白血症。同时，血浆白蛋白下降影响机体内环境的稳定，低白蛋白血症还影响脂类代谢。

3. 高胆固醇血症　低蛋白血症促进肝合成蛋白增加，其中大分子脂蛋白难以从肾排出而导致患儿血清总胆固醇和低密度脂蛋白、极低密度脂蛋白增高，形成高脂血症，持续高脂血症可促进肾小球硬化和间质纤维化。

4. 水肿　肾病综合征时水、电解质机制尚未完成阐明，传统理论认为低白蛋白血症、血浆胶体渗透压下降、水和电解质进入组织间隙是造成水肿的主要原因；其次是水、钠潴留，可进一步加重水肿。

【临床表现】　典型的临床表现为高度水肿、大量蛋白尿、低蛋白血症和高脂血症。

1. 单纯性肾病　多见于2～7岁小儿，发病率男∶女为3.7～1。起病缓慢，常无明显诱因，水肿最常见，开始于眼睑、面部，渐及四肢全身，男孩常有阴囊显著水肿，重者可出现腹水、胸腔积液、心包积液，水肿呈可凹性。病初患儿一般状况尚好，继之出现面色苍白、疲倦、厌食，水肿严重者可有少尿，一般无血尿及高血压。

2. 肾炎性肾病　发病年龄多在学龄期。水肿一般不严重，除具备肾病四大特征外，尚有明显血尿、高血压、血清补体下降和不同程度氮质血症。

3. 并发症

(1) 感染：是本病最常见的并发症，由于肾病患儿免疫功能低下、蛋白质营养不良以及患儿多用糖皮质激素和（或）免疫抑制剂治疗等，使患儿易合并各种感染，常见的有呼吸道感染、皮肤感染、泌尿道感染和原发性腹膜炎等，而感染又是使病情反复和加重的诱因，影响糖皮质激素的疗效。

(2) 电解质紊乱：常见低钠、低钾、低钙血症。低钠、低钾多由于长期禁盐，过多应用利尿剂以及感染、腹泻、呕吐等导致。由于钙可随白蛋白自尿中丢失，肾病时维生素D水平降低，以及使用糖皮质激素等，可使血钙降低，出现低钙惊厥和骨质疏松。

(3) 血栓形成：血栓形成的原因主要是在肾病综合征时存在高凝状态。其原因为：①肝合成凝血因子增加，呈高纤维蛋白原血症。②尿中丢失抗凝血酶Ⅲ，血浆抗凝物质减少。③高脂血症时血液黏滞度增高、血流缓慢、血小板聚集增加等。临床以肾静脉血栓最常见，可发生腰痛或腹痛、肉眼血尿或急性肾衰竭。

(4) 急性肾衰竭：多见于起病或复发时低血容量所致的肾前性肾衰竭，部分与原因不明的滤过系数降低有关，少数为肾组织严重的增生性病变。

(5) 生长延迟：主要见于频繁复发和长期接受大剂量糖皮质激素治疗的患儿。

【辅助检查】

1. 尿液检查　蛋白定性多为（+++～++++），24 h尿蛋白定量>0.05～0.1 g/kg，可见透明管型和颗粒管型，肾炎性肾病患儿尿内红细胞可增多。

2. 血液检查　血浆总蛋白及白蛋白明显减少（总蛋白常低于45～50 g/L，白蛋白低于30 g/L），白、球比例（A/G）倒置；胆固醇明显增多（>5.7 mmol/L）；红细胞沉降率明显加快，多在100 mm/h以上；肾炎性肾病者可有血清补体（CH_{50}、C_3）降低和（或）不同程度的氮质血症。

【治疗要点】　治疗原则主要是坚持系统而正规地使用糖皮质激素，同时加强支持对症治疗及积极防治并发症。

1. 一般治疗

（1）防治感染：患儿应避免到公共场所。抗生素不作为预防用药，一旦发生感染应及时治疗。预防接种需在病情完全缓解且停用糖皮质激素3个月后才进行。

（2）补充维生素及矿物质：蛋白尿未控制或糖皮质激素治疗中的患儿每日口服维生素D 500～1000 IU，同时加服钙剂。

2. 利尿　激素敏感者用药7～10天可利尿，一般无须给予利尿剂，当水肿较重，尤其有胸腔积液、腹水时应给予利尿剂。

（1）氢氯噻嗪2～5 mg/（kg・d)，或螺内酯（安体舒通）3～5 mg/（kg・d)，均分3次口服。

（2）呋塞米，每次1～2 mg/kg，每6～8 h口服或肌内注射。对水肿明显且血容量相对不足者给予低分子右旋糖酐10 ml/kg，快速滴入（1 h左右）后，静注呋塞米（1 mg/kg)，必要时每日重复1～2次，对大多数水肿患儿有良好的利尿效果。可输入血浆或无盐血蛋白，但不宜多输，否则可能会延迟肾病缓解和增加复发机会。

3. 糖皮质激素治疗　糖皮质激素仍是目前诱导肾病缓解的首选药物。

（1）短程疗法：用于初发的单纯性肾病，国内较少采用。泼尼松2 mg/（kg・d)，最大剂量不超过60 mg/d，分次口服，共4周。然后开始减量，改为泼尼松1.5 mg/kg隔日早餐后顿服，继用4周停药，总疗程8周。

（2）中、长程疗法：目前国内大多采用此方案。泼尼松2 mg/（kg・d)，最大剂量不超过60 mg/d，分次口服。尿蛋白转阴后巩固2周（一般足量不少于4周，最长不超过8周)，以后改为泼尼松2 mg/kg，隔日早餐后顿服，继用4周。如尿蛋白持续转阴，以后每2～4周减2.5～5 mg，直至停药。6个月为中程疗法，9个月为长程疗法。

（3）疗效判断：泼尼松2 mg/（kg・d）治疗8周进行评价。①激素敏感：8周内尿蛋白转阴，水肿消退。②激素部分敏感：治疗8周内水肿消退，但尿蛋白仍为（＋～＋＋)。③激素耐药：治疗满8周，尿蛋白仍在＋＋以上。④激素依赖：对激素敏感，但停药或减量2周内复发，再次用药或恢复用量后尿蛋白又转阴，并重复2次以上者（除感染及其他因素)。⑤复发或反复：尿蛋白已转阴，停用激素4周以上，尿蛋白又≥＋＋为复发；如在激素用药过程中出现上述变化为反复。⑥频繁复发或反复指半年内复发或反复≥2次，1年内≥3次。

4. 免疫抑制剂治疗　适用于激素部分敏感、耐药、依赖及复发的病例，常用药物为环磷酰胺（CTX)，方案有：

（1）口服法：每日2～2.5 mg/kg，分3次口服，8～12周为1个疗程。累积量应<200 mg/kg。

（2）冲击法：CTX 10～20 mg/（kg・d)，加入5%葡萄糖盐水100～200 ml内静脉滴注1～2 h，连续2天，每2周重复1次，累积量不超过150～200 mg/kg。副作用主要是胃肠道反应、出血性膀胱炎、脱发、骨髓抑制及远期性腺损害等。除CTX外，还可用环孢素A及其他免疫抑制剂等。

5. 抗凝治疗　应用肝素、尿激酶、双嘧达莫等可防治血栓，减轻尿蛋白。

【常见护理诊断】

1. 体液过多　与低蛋白血症、胶体渗透压下降导致水、钠潴留有关。

2. 潜在并发症：感染、电解质紊乱、药物副作用等。

3. 营养失调：低于机体需要量　与大量蛋白从尿中丢失有关。

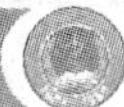

4. 知识缺乏　缺乏肾病综合征相关知识。

5. 焦虑　与病情反复及病程长有关。

6. 有感染的危险　与免疫力低下有关。

【护理措施】

1. 一般护理

(1) 休息：一般不需要严格地限制活动，严重水肿和高血压时需卧床休息，以减轻心脏和肾的负担。腹水严重时，患儿呼吸困难，应采取半卧位。即使卧床也应在床上经常变换体位，以防血栓等并发症。病情缓解后可逐渐增加活动量，但不要过度劳累，以免病情复发。在校儿童肾病活动期应休学。

(2) 饮食：帮助患儿制订饮食计划，明显水肿或高血压时短期限盐，待水肿消退、尿量正常后则不应长期限盐，以免患儿食欲低下和发生低钠血症。严重水肿、尿少者应限制水入量。蛋白质的摄入控制在每日 2 g/kg 左右为宜，食入高生物效价的优质蛋白，如富含必需氨基酸的动物蛋白；注意补充各种维生素和微量元素，如维生素 B、维生素 C、维生素 D、维生素 P 及叶酸、铜、铁、钙等。

2. 病情观察　注意生命体征及神志、意识的观察，及时测量体温、脉搏、血压，防止各种并发症。观察水肿部位、程度的变化。准确记录 24 h 出入水量，每日测体重 1 次，有腹水时每日测腹围 1 次。每周送检尿常规 2～3 次。

3. 诊疗护理　泼尼松应用过程中严格遵照医嘱发药，保证按时按量服药，以免影响对疗效的评判。注意观察激素副作用如库欣综合征、高血压、消化道溃疡、骨质疏松等。应用利尿剂期间应观察尿量，尿量过多时应及时与医生联系，减量或停药，防止发生电解质紊乱。使用免疫抑制剂如环磷酰胺时，注意白细胞数下降、脱发、胃肠道反应及出血性膀胱炎等，用药期间要多饮水和定期查血常规。抗凝和溶栓疗法能改善肾病综合征的临床症状，改变患儿对激素的效应，从而达到理想的治疗效果，在用药过程中注意监测凝血时间及凝血酶原时间。

4. 对症护理

(1) 皮肤护理：注意保持皮肤清洁、干燥，及时更换内衣；保持床铺清洁、整齐，被褥松软，经常翻身，皮肤破损者可涂碘伏预防感染。严重水肿者应尽量避免肌内注射，以防药液外渗，导致局部潮湿、糜烂或感染。

(2) 预防感染：首先向患儿及家长解释预防感染的重要性，肾病患儿由于免疫力低下易继发感染，而感染常使病情加重或复发，严重感染甚至可危及患儿生命。肾病患儿应与感染性疾病患儿分室收治，病房每日进行空气消毒，减少探视人数。

(3) 阴囊水肿的护理：阴囊水肿明显者，用棉垫或吊带托起，使阴囊抬高减轻水肿，以免皮肤破损，皮肤破损处覆盖消毒敷料，定时换药，预防感染，保持排尿通畅。

5. 心理护理　关心、爱护患儿，多与患儿及其家长交谈，鼓励其说出内心的感受，如害怕、忧虑等，同时，指导家长多给患儿心理支持，使其保持良好情绪。在恢复期可组织一些轻松的娱乐活动，适当安排一定的学习，以增强患儿信心，使其积极配合治疗，争取早日康复。活动时应注意安全，避免奔跑、打闹，以防摔伤、骨折。

【健康指导】

1. 疾病知识指导　向患儿及家长介绍导致患儿患病的病因、目前患儿病情状况、为患儿拟订的诊疗计划及采取的护理措施，以取得患儿及家长的配合及支持。

2. 用药指导 讲解激素治疗的重要性，由药物引起的体态改变在停药后可自行恢复，使其能按时按量服药，出院后定期来院随访、复查，递减剂量，不可骤然停药。用药时间越长，递减的速度应越慢，以避免复发。

3. 卫生保健知识指导 向患儿及家长解释本病的护理要点及预防知识，如少去公共场所、注意保护性隔离等。

第四节 泌尿道感染

泌尿道感染（urinary tract infection，UTI）是小儿泌尿系统常见疾病之一，是指病原体直接侵入尿路，在尿液中生长繁殖，并侵犯尿路黏膜或组织而引起损伤。按病原体侵袭的部位不同，分为肾盂肾炎、膀胱炎、尿道炎。肾盂肾炎又称上尿路感染，膀胱炎和尿道炎合称下尿路感染，因定位困难统称为泌尿道感染。临床以脓尿和（或）菌尿为特征，可有尿路刺激征、发热及腰痛等症状。新生儿、婴幼儿泌尿道感染的局部症状往往不明显，全身症状较重，易漏诊而延误治疗，使感染持续或反复发作从而影响小儿的健康。其发病率一般女孩为3%～5%，男孩为1%。

【病因和发病机制】

1. 易感因素 小儿易患UTI与小儿解剖生理特点有关。小儿输尿管长而弯曲，管壁弹力纤维发育不全，易扭曲而发生尿潴留；女孩尿道短，尿道口接近肛门，易被粪便污染；男孩有包茎，易发生积垢导致上行性感染。有报道，未做包皮环切术的男孩泌尿道感染的概率明显高于已做包皮环切术的男孩。新生儿与幼小婴儿的发病常与抵抗力低有关，感染多为血行播散。此外，目前认为任何年龄小儿的再发性和慢性尿路感染常为膀胱输尿管反流所引起。

2. 病原体 各种病原体均可引起泌尿道感染，但以细菌感染多见，绝大多数为革兰阴性杆菌，如大肠埃希菌、副大肠埃希菌、变形杆菌、克雷伯杆菌、铜绿假单胞菌等，少数为肠球菌和葡萄球菌，大肠埃希菌是UTI中最常见的致病菌，约占60%～80%。

3. 感染途径 上行感染是小儿UTI的主要途径。血源性感染通常可为全身性败血症的一部分，主要见于新生儿和小婴儿。泌尿系统邻近组织感染和肾周脓肿、阑尾脓肿和盆腔炎症等可直接蔓延引起UTI。

【临床表现】

1. 急性UTI 病程6个月以内，不同年龄组症状不同。

（1）新生儿：多由血行感染引起。一般局部症状不明显，以全身症状为主。病情轻重不一，可为无症状性菌尿，或呈严重的败血症表现，可有发热、体温不升、体重不增、拒奶、腹泻、黄疸、嗜睡和惊厥等。

（2）婴幼儿：女性多见，全身症状重，局部症状轻微或缺如。主要表现为发热、呕吐、腹痛、腹泻等。部分患儿可有尿路刺激症状如尿线中断、排尿时哭闹、夜间遗尿等。由于尿频致尿布经常浸湿可引发顽固性尿布皮炎。

（3）年长儿：表现与成人相似，上尿路感染多有发热、寒战、腰痛、肾区叩击痛等全身症状，有时也伴有尿路刺激症状。下尿路感染以膀胱刺激症状如尿频、尿急、尿痛为主，全身症状轻微。

2. 慢性UTI 病程多在6个月以上。轻者可无明显症状，也可间断出现发热、脓尿或

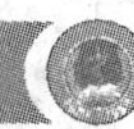

菌尿。反复发作者可有贫血、乏力、腰痛、生长发育迟缓，重症者有肾实质损害，出现肾功能不全及高血压。

3. 症状性菌尿　在常规的尿过筛检查中，可以发现健康儿童存在着有意义的菌尿，但无任何尿路感染症状。这种现象可见于各年龄组，在儿童中以学龄女孩常见。无症状性菌尿患儿常同时伴有尿路畸形和既往症状尿路感染史。病原体多数是大肠埃希菌。

【辅助检查】

1. 尿常规　清洁中段尿离心沉渣镜检白细胞≥5 个/HP，应考虑可能为 UTI，如白细胞成堆或见白细胞管型则诊断意义更大。但新生儿也可正常。

2. 尿涂片找细菌　取一滴混匀新鲜尿，置玻片上烘干，革兰染色，每油镜视野≥1 个，有诊断意义。

3. 尿细菌培养　清洁中段尿培养菌落数 $>10^5$/ml 可确诊，$10^4 \sim 10^5$/ml 为可疑，$<10^4$/ml系污染。

4. 影像学检查　反复感染或迁延不愈者应进行影像学检查，以观察有无泌尿系统畸形和膀胱输尿管反流。常用的有 B 型超声检查、静脉肾盂造影加断层摄片（检查肾瘢痕形成）、排泄性膀胱造影（检查 VUR）、肾核素造影和 CT 扫描等。

【治疗要点】

1. 一般治疗　急性期应卧床休息，鼓励饮水，勤排尿；女童应注意清洁外阴。口服碳酸氢钠，以碱化尿液，减轻膀胱刺激症状和增强氨基糖苷类抗生素、青霉素、红霉素和磺胺类的疗效，但勿与呋喃妥因同用以免降低药效。有严重膀胱刺激症状者可适当使用苯巴比妥、地西泮等镇静剂，解痉药可用抗胆碱类药如 654-2。

2. 抗菌治疗　宜及早开始抗菌药物治疗，在留中段尿细菌培养后即可。婴幼儿难以区分感染部位，且有全身症状者均按上尿路感染用药；年长儿若能区分感染部位则治疗方法不同，上尿路感染应选择血中浓度高的抗生素，下尿路感染应选择尿中浓度高的抗生素。

（1）轻型和下尿路感染：首选复方磺胺甲异噁唑（SMZCo），按 SMZ 每日 50 mg/kg、TMP 每日 10 mg/kg 计算，分 2 次口服，连服 7～10 天，待有培养结果后按药敏试验选用抗菌药物。

（2）上尿路感染：在做尿细菌培养后，即予以 2 种抗菌药物。常用氨苄西林、头孢噻肟钠、头孢曲松钠等，疗程 10～14 天。开始治疗后应连续 3 天进行尿细菌培养，若 24 h 后尿培养阴性，表示所用药物有效，否则应按尿培养药敏试验的结果调整用药。停药 1 周后再做尿培养一次。

（3）复发治疗：进行解剖结构尿细菌培养后，选用 2 种抗菌药物，治疗 10～14 天，后以小剂量维持。同时检查有无泌尿系统异常和膀胱输尿管反流。有习惯性便秘者应给予处理，以保持大便通畅。

【常见护理诊断】

1. 体温过高　与细菌感染有关。

2. 排尿异常　与膀胱、尿道炎症有关。

【护理措施】

1. 一般护理

（1）休息：急性期需卧床休息。鼓励患儿大量饮水，通过增加尿量起到冲洗尿道作用，以减少细菌在尿道的停留时间，促进细菌和毒素排出；多饮水还可降低肾髓质及乳头部组织的渗透压，不利于细菌生长繁殖。

(2) 饮食：发热患儿宜给予流质或半流质饮食。食物应易于消化，含足够热量、丰富的蛋白质和维生素，以增加机体抵抗力。

2. 病情观察 监测生命体征，如神志、体温、脉搏、呼吸、血压等。高热者给予物理降温或药物降温。注意全身症状的变化，尤其是婴幼儿，除注意体温外，尚应观察消化道、神经系统等症状。

3. 诊疗护理

(1) 尿标本的收集方法：留尿时，常规清洁并消毒外阴，取中段尿及时送检。婴幼儿用无菌尿袋收集尿标本。如疑其结果不可靠者可行耻骨上膀胱穿刺抽取尿标本。方法是患儿取平卧位，在膀胱充盈状态下（可在下腹部叩及或触及），常规消毒皮肤，用25号或22号针在耻骨联合上一横指宽腹中线处穿刺，抽取1～2 ml尿做细菌培养。在非不得已情况下方行导尿，必须严格消毒，以免插管时将前尿道细菌带入膀胱。

(2) 按医嘱应用抗菌药物，注意药物副作用。口服抗菌药物可出现恶心、呕吐、食欲减退等现象，饭后服药可减轻胃肠道症状；服用磺胺药时应多喝水，并注意有无血尿、尿少、尿闭等。

4. 对症护理 高热、头痛、腰痛的患儿遵医嘱应用解热镇痛药以缓解症状。尿道刺激征明显者，遵医嘱酌情应用阿托品、山莨菪碱等抗胆碱药或应用碳酸氢钠碱化尿液。保持会阴部清洁，便后冲洗外阴，小婴儿勤换尿布，尿布用开水烫洗晒干，或煮沸消毒。

5. 心理护理 评估患儿及家长对本病的了解程度，分析导致其心理问题产生的原因，通过疾病知识指导，消除患儿及家长由于对疾病不了解引起的焦虑，通过心理上的安慰、支持、疏导及环境调整等方式缓解心理压力。

【健康指导】

1. 疾病知识指导 向家长介绍导致患儿患病的病因、目前患儿病情状况、为患儿拟订的诊疗计划及采取的护理措施，以取得家长的配合及支持。

2. 用药指导 指导按时服药，定期复查，防止复发与再感染。一般急性感染于疗程结束后每月随访一次，除尿常规外，还应做中段尿培养，连续3个月，如无复发可以认为治愈，反复发作者每3～6个月复查一次，共2年或更长时间。

3. 卫生保健知识指导 向患儿及家长解释本病的护理要点及预防知识，如幼儿不穿开裆裤，为婴儿勤换尿布，便后洗净臀部，保持清洁；女孩清洗外阴时从前向后擦洗，单独使用洁具，防止肠道细菌污染尿道，引起上行性感染；及时发现男孩包茎、女孩处女膜伞、蛲虫前行尿道等情况，并及时处理。

小结

小儿泌尿系统疾病包括急性肾小球肾炎、肾病综合征、泌尿道感染等。急性肾小球肾炎多发生于链球菌感染之后，典型临床表现有血尿、水肿、高血压等，主要的治疗及护理要点是严格休息、合理饮食和对症治疗（利尿、降压等）。肾病综合征最主要的病理生理改变是大量蛋白尿，典型的临床表现为高度水肿、大量蛋白尿、低蛋白血症和高脂血症，主要的治疗及护理要点是注意休息及饮食、预防感染、利尿消肿，首选药物是糖皮质激素如泼尼松。泌尿道感染最常见的病原菌是大肠埃希菌，临床以脓

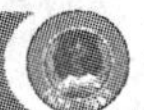

尿和（或）菌尿为特征，可有尿路刺激征、发热及腰痛等症状，主要的治疗及护理要点是卧床休息、多饮水、勤排尿，正确使用抗生素。

思考题

1. 名词解释　不稳定膀胱、急性肾小球肾炎、肾病综合征。

2. 简答题

（1）如何对急性肾小球肾炎病人进行休息指导？

（2）简述肾病综合征患儿的饮食护理。

（3）肾病综合征的并发症有哪些？

（4）急性尿路感染不同年龄组临床症状有何不同？

（常德职业技术学院　缪礼红）

第十二章　血液系统疾病患儿的护理

学习目标

1. 掌握营养性缺铁性贫血及营养性巨幼红细胞性贫血的病因、发病机制、临床表现、辅助检查、治疗要点及护理措施。

2. 熟悉贫血的分度；生理性贫血的定义；急性白血病患儿的临床表现及护理措施。

3. 了解小儿造血及血液特点；贫血的定义及分类。

第一节　小儿造血和血液特点

一、造血特点

小儿造血分胚胎期造血及生后造血两个阶段。

1. 胚胎期造血　根据造血组织发育和造血部位发生的先后，将此期分为三个不同的阶段。

(1) 中胚叶造血期：自胚胎第3周，在卵黄囊壁上的中胚层间质细胞开始分化形成许多血岛，出现原始有核红细胞。第6～8周，血岛开始退化。

(2) 肝、脾造血期：肝造血自胚胎第6～8周开始，第4～5个月达高峰。主要造红细胞，也可造粒细胞和巨核细胞。至胎儿6个月后肝造血功能逐渐减退，出生后4～5日完全停止。约于胚胎第8周脾开始造血，主要为粒细胞、红细胞和少量淋巴细胞，至胎儿5个月后停止造红细胞、粒细胞，仅保留造淋巴细胞的功能。自胎儿8～11周开始，胸腺和淋巴结参与造淋巴细胞。

(3) 骨髓造血期：胚胎第6周开始出现骨髓，但至胎儿4个月时骨髓开始造血活动，并迅速成为主要造血器官，直至出生2～5周后骨髓成为唯一的造血场所。

2. 生后造血　生后造血为胚胎造血的延续。

(1) 骨髓造血：骨髓是出生后主要的造血器官。婴幼儿期所有骨髓均为红骨髓，全部参与造血，以满足生长发育的需要。5～7岁开始，长骨中的红骨髓逐渐被脂肪组织（黄骨髓）所代替，年长儿及成人仅在肋骨、胸骨、脊椎、骨盆、颅骨、锁骨和肩胛骨有红骨髓。黄骨髓具有潜在的造血功能，当造血需要增加时，可转变为红骨髓恢复造血功能。

(2) 骨髓外造血：正常情况下，骨髓外造血极少。在婴幼儿期因缺乏黄骨髓，其造血的代偿潜力甚小，当发生感染或溶血性贫血等需要增加造血时，肝、脾、淋巴结恢复到胎儿时期的造血状态，出现肝、脾、淋巴结肿大，外周血中可见有核红细胞或（和）幼稚中性粒细胞。这是小儿造血器官的一种特殊反应，称为“骨髓外造血”。感染或贫血纠正后即恢复正常。

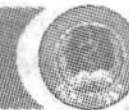

二、血液特点

1. 红细胞数与血红蛋白量　由于胎儿期处于相对缺氧状态，红细胞数及血红蛋白量较高，出生时红细胞数约为（5.0～7.0）$\times10^{12}$/L，血红蛋白量约为150～220 g/L。随着自主呼吸的建立，血氧含量增加，红细胞生成素减少；胎儿红细胞寿命较短，破坏较多（生理性溶血）；婴儿生长发育迅速、循环血量迅速增加等因素，红细胞数及血红蛋白量逐渐降低，至生后2～3个月时，红细胞数降至3.0×10^{12}/L，血红蛋白量降至110 g/L左右，出现轻度贫血，称为"生理性贫血"。此种贫血在早产儿发生更早，程度更重。"生理性贫血"呈自限性经过，3个月后，随着红细胞生成素的增加，红细胞数和血红蛋白量又逐渐上升，至12岁时达到成人水平。出生时，血红蛋白以胎儿型血红蛋白（HbF）为主，平均占70%。出生后HbF迅速被成人型血红蛋白（HbA）代替，2岁后达成人水平，HbF＜2%。HbF和氧的亲和力非常强，不易将氧释放到组织中去，故新生儿常处于相对低氧状态。

2. 白细胞数与分类　出生时白细胞总数为（15～20）$\times10^9$/L，出生后数小时渐增加，至24 h达高峰，之后逐渐下降，1周时平均为12×10^9/L，婴儿期白细胞数维持在10×10^9/L左右，8岁后接近成人水平。白细胞分类中性粒细胞和淋巴细胞有两次交叉。出生时中性粒细胞约占65%，淋巴细胞约占30%。随着白细胞总数下降，中性粒细胞比例也相应下降，生后4～6天时两者比例约相等，形成第一次交叉；至1～2岁时淋巴细胞约占60%，中性粒细胞约占35%，之后中性粒细胞比例逐渐上升，至4～6岁时两者比例又相等，即形成第二次交叉。6岁以后中性粒细胞比例增多，分类逐渐达成人值。嗜酸性粒细胞、嗜碱性粒细胞及单核细胞各年龄期差异不大。

3. 血小板　血小板数与成人相似，约为（150～300）$\times10^9$/L。

4. 血容量　小儿血容量相对较成人多，新生儿血容量约占体重的10%，儿童约占体重的8%～10%，成人约占体重的6%～8%。

第二节　小儿贫血

一、概述

1. 贫血的定义　贫血（anemia）是指外周血中单位容积内的红细胞数或血红蛋白量低于正常。小儿贫血的国内诊断标准是：新生儿期血红蛋白（Hb）＜145 g/L，1～4个月时Hb＜90 g/L，4～6月时Hb＜100 g/L。6个月以上则按世界卫生组织标准：6个月至6岁者Hb＜110 g/L、6～14岁Hb＜120 g/L为贫血。海拔每升高1000米，血红蛋白上升4%。

2. 贫血的分度　根据外周血中血红蛋白量或红细胞数可将贫血分为轻、中、重、极重4度（表12-1）。

表12-1　贫血的分度

		轻度	中度	重度	极重度
红细胞数（10^{12}/L）		4～3	3～2	2～1	＜1
血红蛋白量（g/L）	儿童	120～90	90～60	60～30	＜30
	新生儿	144～120	120～90	90～60	＜60

3. 贫血的分类

(1) 病因分类：①红细胞或血红蛋白生成不足：缺乏造血物质，如营养性缺铁性贫血、营养性巨幼红细胞性贫血；骨髓造血功能障碍，如再生障碍性贫血、感染性及癌症性贫血等。②溶血性贫血：细胞内在因素，如葡萄糖-6-磷酸脱氢酶缺陷症；外在因素，如免疫性溶血性贫血、脾功能亢进等。③失血性贫血：急性失血性贫血，如外伤性失血；慢性失血性贫血，如溃疡病、肠息肉、钩虫病等。

(2) 形态分类：根据红细胞数、血红蛋白量和红细胞比容计算红细胞平均容积（MCV）、红细胞平均血红蛋白量（MCH）、红细胞平均血红蛋白浓度（MCHC），将贫血分为四类（表 12-2）。

表 12-2 贫血的细胞形态分类

	MCV（fl）	MCH（pg）	MCHC（%）
正常值	80～94	28～32	32～38
正细胞性	80～94	28～32	32～38
大细胞性	>94	>32	32～38
单纯小细胞性	<80	<28	32～38
小细胞低色素性	<80	<28	<32

二、营养性缺铁性贫血

营养性缺铁性贫血（nutritional iron deficiency anemia，NIDA）是由于体内铁缺乏导致血红蛋白合成减少而引起的一种小细胞低色素性贫血，是小儿时期最常见的一种贫血，以 6 个月至 2 岁发病率最高，是我国重点防治的小儿常见“四病”之一。

【病因及发病机制】

1. 病因

(1) 先天性储铁不足：胎儿在孕期最后 3 个月从母体获得的铁最多，足月新生儿从母体获得的铁可以满足其生后 4～5 个月之造血所需。早产儿、双胎及多胎、胎儿失血、孕母患缺铁性贫血等均可使胎儿储存铁减少。

(2) 铁摄入量不足：这是小儿缺铁性贫血的主要原因。单纯牛乳、人乳、谷类等低铁食品喂养而未及时添加含铁丰富的辅食的婴儿，有偏食、挑食习惯的年长儿等易致铁摄入不足。

(3) 生长发育快：婴儿期、青春期的儿童生长发育快，早产儿和低出生体重儿有追赶生长，对铁的需量相对增多，若未及时添加含铁丰富的辅食，易发生缺铁。

(4) 铁丢失过多和（或）吸收减少：正常婴儿每日排铁量比成人多。生后 2 个月的婴儿粪便排出铁比从食物中摄入铁多。用未经加热的鲜牛奶喂养婴儿、肠息肉、膈疝、钩虫病等常因慢性少量肠出血，致使铁丢失过多。慢性腹泻、反复感染可减少铁的吸收，增加铁消耗，影响铁利用。

2. 发病机制　由于铁是合成血红蛋白的原料，缺铁时血红素生成不足，血红蛋白合成减少，细胞胞浆减少，细胞变小；而缺铁对细胞的分裂、增殖影响较小。故红细胞数量减少程度不如血红蛋白减少明显，从而形成小细胞低色素性贫血。另外，缺铁可影响肌红蛋白的

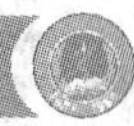

合成，并可使多种含铁酶（如细胞色素酶、单胺氧化酶等）的活性减低，造成细胞功能紊乱，而产生一些非造血系统的表现，如表情淡漠、注意力难以集中、口腔黏膜异常角化、舌炎、反甲等。此外，缺铁还可引起细胞免疫功能降低，使患儿易患感染性疾病。

【临床表现】 任何年龄均可发病，起病缓慢，以6个月至2岁婴幼儿最多见。

1. 一般表现　皮肤黏膜逐渐苍白，以唇、口腔黏膜、睑结膜、甲床最明显。患儿易疲乏无力，不爱活动，对周围环境反应淡漠。年长儿可诉头晕、眼前发黑、耳鸣等。

2. 骨髓外造血的表现　肝、脾、淋巴结轻度肿大，年龄越小、病程越久、贫血越重，肝、脾大越明显。

3. 非造血系统表现

（1）消化系统表现：食欲减退，少数有异食癖（如嗜食泥土、墙皮、煤渣等）；可有呕吐、腹泻；可出现口腔炎、舌炎或舌乳头萎缩；重者可出现萎缩性胃炎或吸收不良综合征。

（2）神经系统表现：表现为烦躁不安或萎靡不振，精神不集中、记忆力减退，智力多数低于同龄儿。

（3）心血管系统表现：明显贫血时心率增快，严重者可有心脏扩大甚至发生心力衰竭。

（4）其他：细胞免疫功能降低，易合并感染。可因上皮组织异常而出现反甲。

【辅助检查】

1. 血常规　血红蛋白降低比红细胞数减少明显，呈小细胞低色素性贫血。外周血涂片可见红细胞大小不等，以小细胞为多，中央淡染区扩大。网织红细胞数正常或轻度减少。白细胞、血小板一般无改变。

2. 骨髓象　呈增生活跃，以中、晚幼红细胞增生为主。各期红细胞均较小，胞浆少，胞浆成熟程度落后于胞核。白细胞和巨核细胞系一般无明显异常。

3. 有关铁代谢的检查　血清铁蛋白（SF）$<12\mu g/L$，血清铁（SI）$<9.0\sim10.7\mu mol/L$，总铁结合力（TIBC）$>62.7\mu mol/L$，转铁蛋白饱和度（TS）$<15\%$，红细胞游离原卟啉（FEP）$>0.9\mu mol/L$。

【治疗要点】 治疗原则：祛除病因，补充铁剂。

1. 一般治疗　加强护理，合理营养，保证充足睡眠，防治感染。

2. 病因治疗　纠正不合理的饮食习惯；积极治疗原发病如钩虫病、肠道畸形等，控制慢性失血性疾病。

3. 铁剂治疗　铁剂是治疗缺铁性贫血的特效药。多选用二价铁盐，易吸收。常用制剂有硫酸亚铁（含铁20%）、富马酸亚铁（含铁30%）、葡萄糖酸亚铁（含铁11%）。剂量为元素铁4～6 mg/（kg·d），分2～3次口服。口服不能耐受或吸收不良者可选用右旋糖酐铁注射。铁剂应服用至血红蛋白正常后2个月，以补充储存铁。

4. 输血治疗　一般情况下不需输血。输注红细胞的适应证是：①贫血严重，尤其是发生心力衰竭者。②合并感染者。③急需外科手术者。贫血越严重，每次输注量应越少，速度越慢。

【常见护理诊断】

1. 营养失调：低于机体需要量　与铁供应不足、吸收不良、丢失过多或消耗增加有关。
2. 活动无耐力　与贫血致组织缺氧有关。
3. 有感染的危险　与免疫功能降低有关。
4. 知识缺乏　家长缺乏预防营养性缺铁性贫血的知识。

【护理措施】

1. 一般护理

（1）休息与活动：创造气氛和谐、舒适、愉快的生活和学习环境。居室应安静、整洁、阳光充足、空气新鲜，室内温、湿度要适宜。贫血程度较轻的患儿不需卧床休息，避免剧烈活动，生活要有规律，保证足够睡眠；贫血严重者应根据其活动耐力下降情况制订活动强度，以患儿不感到疲乏为度。

（2）饮食：提倡母乳喂养，因母乳中铁的吸收利用率较高；积极创造良好的进餐环境，进食前避免剧烈的活动及进行不愉快的说教；指导合理搭配患儿的饮食，适当变换花样，并注意饮食色、香、味、形的调配，以增加患儿的食欲；告知家长含铁丰富且易吸收的食物如精肉、动物血、内脏、鱼等。维生素C、稀盐酸、氨基酸、果糖等有利于铁的吸收，可与铁剂或含铁丰富的食品同时进食；而茶、咖啡、牛奶、蛋类、麦麸、植物纤维等可抑制铁的吸收，应避免与铁剂及含铁丰富的食品同食。

（3）预防感染：注意环境卫生，避免到人多的公共场所；做好口腔护理；养成良好的饮食、卫生习惯；保持皮肤清洁。

2. 病情观察　观察贫血表现时，应在自然光线下观察口唇、眼结膜及甲床等颜色；重症贫血患儿应密切观察其呼吸、脉搏、血压及尿量变化，注意有无心悸、气促、发绀、肝大等症状和体征，警惕发生心力衰竭；注意观察有无感染，如皮肤及口腔黏膜有无损伤及炎症，呼吸系统及其他系统有无感染等。

3. 诊疗护理

（1）辅助检查：如果患儿需进行骨髓穿刺术检查，应做好术前及术后护理。

（2）铁剂治疗：①用药注意事项：为减轻胃肠道反应，宜从小剂量开始，并在两餐之间服用；可与促进铁吸收的食物和药物同服，忌与抑制铁吸收的药物或食物同服；服用铁剂时，为防止牙齿变黑，最好用吸管服药，且服药后应漱口；服用铁剂后，排出的大便呈黑色，停药后可恢复正常。②疗效观察：铁剂治疗有效者，于用药后3～4天网织红细胞增多，1周后可见血红蛋白逐渐增多，如服药3～4周无效，应查找原因。③注射铁剂的注意事项：应精确计算剂量，抽药和给药必须使用不同的针头，以防铁剂渗入皮下组织；应分次深部肌内注射，注射时分层注药，每次应更换注射部位，以免引起组织坏死；偶见注射右旋糖酐铁引起过敏性休克，首次注射应观察1h。

（3）输血治疗：输血前认真校验血型及交叉配血；输血过程中应严格按无菌技术要求操作；年龄越小贫血程度越重者，每次输血量应越小，速度一般不宜太快，以免发生心力衰竭；注意观察有无输血反应，并及时与医生联系以便紧急处理。

4. 对症护理　指导合理膳食并纠正不良饮食习惯，在营养师的配合下帮助家长制订饮食计划；纠正不良饮食习惯（如偏食、挑食），进食时保持患儿心情愉快；对婴儿要提倡母乳喂养，按时添加含铁丰富的辅食或补充铁强化食品；鲜牛乳必须加热处理后才能喂养婴儿，以减少因过敏而导致的肠道出血。

5. 心理护理　注意年长儿有无因学习时注意力不易集中，理解力、记忆力较差，学习成绩下降，而产生自卑、抑郁及焦虑等心理问题；评估家长对本病的病因、危害性及防治知识的了解程度。分析导致心理问题产生的原因，通过心理上的安慰、支持、疏导、环境调整及疾病知识指导等方式缓解其心理压力。

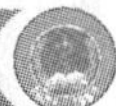

【健康指导】

1. 疾病知识指导 向患儿及家长讲解引起本病的致病原因、表现特点、治疗原则及预后估计；指出铁缺乏不仅造成贫血，还会引起小儿记忆力减退、智能发展落后等，从而危害小儿的身心健康。

2. 用药指导 详细告知家长口服铁剂的注意事项、服药的时间、用药后的反应，说明这些反应在停药后会恢复正常，应坚持全疗程铁剂治疗。

3. 卫生保健知识指导 ①提倡母乳喂养。②做好喂养指导，及时（早产儿从2个月开始，足月儿从4个月开始）添加含铁丰富且吸收率高的辅助食品。③婴幼儿食品如谷类制品、牛奶制品等应加入适量铁剂予以强化。④贫血纠正后，仍应坚持合理安排小儿膳食、培养良好的饮食习惯，这是防止复发的关键。

三、营养性巨幼红细胞性贫血

营养性巨幼红细胞性贫血（nutritional megaloblastic anemia，NMA）是由于缺乏维生素B_{12}或（和）叶酸所引起的一种大细胞性贫血。主要临床特点是贫血、神经精神症状、红细胞的胞体变大、骨髓中出现巨幼细胞，用维生素B_{12}或（和）叶酸治疗有效。

【病因及发病机制】

1. 病因 人体所需的维生素B_{12}主要来源于动物性食物，如肝、肾、肉类、蛋类等，乳类中含量少，羊乳几乎不含维生素B_{12}和叶酸，植物性食物中维生素B_{12}含量甚少。体内叶酸主要来源于食物，部分由肠道细菌合成，但吸收甚微。绿色新鲜蔬菜、水果、酵母、谷类和动物肝、肾等含丰富叶酸，但经加热易被分解破坏。

（1）摄入量不足：胎儿可从母体获得维生素B_{12}和叶酸，并储存于肝内。如孕母缺乏维生素B_{12}和叶酸，出生后单纯母乳、羊乳或其他乳类制品喂养而未及时添加辅食的婴儿易致维生素B_{12}或（和）叶酸缺乏；年长儿偏食、素食者可出现维生素B_{12}不足。

（2）吸收障碍：严重营养不良、慢性腹泻、脂肪下痢或吸收不良综合征使维生素B_{12}和叶酸吸收减少。

（3）需要量增加：生长发育迅速使需要量增加。严重感染使维生素B_{12}和叶酸消耗量增加。

（4）药物影响：长期服用某些药物如新霉素可使维生素B_{12}代谢障碍。长期或大量应用广谱抗生素可使肠道细菌合成叶酸减少；长期使用抗叶酸制剂如甲氨蝶呤、抗癫痫药如苯妥英钠可致叶酸缺乏。

2. 发病机制 体内叶酸在叶酸还原酶还原作用及维生素B_{12}的催化作用下转变为四氢叶酸，后者是合成DNA必需的辅酶。维生素B_{12}或叶酸缺乏可导致四氢叶酸减少，引起DNA合成减少，使幼稚红细胞分裂和增殖时间延长，而胞浆中的血红蛋白合成不受影响，造成细胞核的发育落后于胞浆，红细胞体积变大，形成巨幼红细胞。由于红细胞生成速度慢，加之异形的红细胞在骨髓内易被破坏，进入血液循环的成熟红细胞寿命也较短，从而造成贫血。

维生素B_{12}与神经髓鞘中脂蛋白的形成有关，缺乏时可导致中枢和外周神经髓鞘受损而出现神经精神症状，主要引起情感改变，偶见深感觉障碍，其机制尚未明了。

维生素B_{12}缺乏还可使中性粒细胞和巨噬细胞作用减退而易感染。

【临床表现】 以6个月至2岁多见，起病缓慢。

1. 一般表现 多呈虚胖或颜面轻度水肿，毛发纤细稀疏、呈黄色，严重者皮肤有出血点或瘀斑。

2. 贫血表现 皮肤常呈现蜡黄色，睑结膜、口唇、指甲等处苍白，偶有轻度黄疸；疲乏无力，常伴有肝、脾大。

3. 精神、神经症状 表现为烦躁不安、易怒等症状。维生素 B_{12} 缺乏者可出现表情呆滞、目光发呆、对周围反应迟钝、少哭不笑，智力、动作发育落后甚至倒退。重症病例可出现不规则性震颤，手足无意识运动，甚至抽搐、感觉异常、共济失调、踝阵挛和巴宾斯基征阳性等。叶酸缺乏不发生神经系统症状，但可导致神经、精神异常。

4. 消化系统表现 出现较早，如厌食、恶心、呕吐、腹泻和舌炎等。

【辅助检查】

1. 血常规 以红细胞减少更显著，呈大细胞性贫血，MCV>94fl，MCH>32 pg。血涂片可见红细胞大小不等，以大细胞为多，可见巨幼变的有核红细胞，中央淡染区不明显；白细胞计数偏低，中性粒细胞体积增大，分叶过多（核右移），白细胞的改变出现在红细胞改变前，故对早期诊断有重要意义；血小板计数减少，形态较大。

2. 骨髓象 增生明显活跃，以红细胞系增生为主，粒、红系统均出现巨幼变，中性粒细胞核及巨核细胞的核分叶过多。

3. 血清维生素 B_{12} 和叶酸测定 血清维生素 B_{12}<100 ng/L，叶酸<3 μg/L 提示缺乏。

【治疗要点】

1. 一般治疗 注意营养，及时添加辅食；加强护理，防止感染；震颤明显而不能进食者可鼻饲喂养。

2. 去除病因 对引起维生素 B_{12} 和叶酸缺乏的原因应予去除。

3. 维生素 B_{12} 和叶酸治疗

（1）补充维生素 B_{12}：维生素 B_{12} 500～1000 μg 一次肌内注射；或每次肌内注射 100 μg，每周 2～3 次，连用数周，直至临床症状好转、血象恢复正常为止；当有神经系统受累表现时，每日 1 mg，连续肌内注射 2 周以上。

（2）补充叶酸：口服叶酸每次 5 mg，每日 3 次，连续数周至临床症状好转、血象恢复正常为止。同时口服维生素 C 有助叶酸的吸收。

4. 对症治疗 重度贫血者可输注红细胞制剂；肌肉震颤者可给镇静剂。

【常见护理诊断】

1. 营养失调：低于机体的需要量 与维生素 B_{12} 和（或）叶酸的摄入不足、需要量增加及吸收、转运和代谢障碍有关。

2. 活动无耐力 与贫血致组织细胞缺氧有关。

3. 知识缺乏 与家长缺乏预防小儿贫血的知识有关。

【护理措施】

1. 一般护理

（1）休息与活动：根据患儿的活动耐受情况安排休息与活动。一般不需卧床，严重贫血者适当限制活动，协助满足其日常生活所需。

（2）饮食护理：改善哺乳母亲营养，及时给患儿添加富含叶酸及维生素 B_{12} 的食物，如新鲜绿叶蔬菜、水果、果仁、酵母、谷类和肉类及动物肝、肾、海产食物及蛋类等，注意饮食均衡，合理搭配食物。年长儿养成良好的饮食习惯，防止偏食、挑食。并设法改变烹调方法及注意食物的色、香、味调配，以增进患儿的食欲。若患儿舌肌震颤致吮乳或吞咽困难

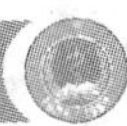

时，需耐心喂养，并耐心细微地训练患儿的进食能力，应少食多餐，必要时可改用鼻饲法喂养，以保证机体营养需要。

(3) 预防感染：加强保护性隔离，与感染性疾病的患儿分室居住，注意口腔护理和皮肤护理，冬季注意保暖以防止呼吸道感染。

2. 病情观察　观察贫血症状，结合实验室检查结果，判断患儿贫血程度，评估患儿活动耐受能力；观察患儿有无维生素 B_{12} 缺乏导致的神经、精神症状及心力衰竭、感染等并发症。

3. 诊疗护理　按医嘱使用维生素 B_{12} 和（或）叶酸，注意疗效观察：一般用药 2～4 天网织红细胞开始增加，6～7 天达高峰，2 周后降至正常。神经、精神症状大多恢复较慢，少数患儿须经数月后才完全恢复。维生素 C 能促进叶酸利用，同服可提高疗效。在恢复期须加用铁剂，防止红细胞生成增加，造成铁的缺乏。单纯维生素 B_{12} 缺乏时，不宜加用叶酸治疗，以免加剧神经、精神症状。

4. 对症护理　长期严重维生素 B_{12} 缺乏的患儿可出现局部或全身震颤甚至抽搐、感觉异常、共济失调等，应限制患儿活动，必要时按医嘱给予镇静剂，以免发生外伤。

5. 心理护理　注意年长儿有无因学习时注意力不易集中，理解力、记忆力较差，学习成绩下降，而产生自卑、抑郁及焦虑等心理问题；评估家长对本病的病因、危害性及防治知识的了解程度。分析导致心理问题产生的原因，通过心理上的安慰、支持、疏导、环境调整及疾病知识指导等方式缓解心理压力。

【健康指导】

1. 疾病知识指导　向家长介绍本病的致病原因、表现特点、治疗要点和预后；指出维生素 B_{12} 和叶酸缺乏不仅造成贫血，还会引起小儿智能与动作发育落后或倒退现象，从而危害小儿的身心健康，使家长明确及时治疗和精心护理对小儿身心健康具有重要的意义。

2. 用药指导　WHO 建议儿童每日口服叶酸量为：婴儿 3.6 μg/kg，1～6 岁 3.3 μg/kg，指导家长正确服用叶酸，防止发生本病；积极治疗和去除影响维生素 B_{12} 和叶酸吸收的因素。

3. 卫生保健知识指导　宣传均衡膳食的知识和技能；介绍富含维生素 B_{12} 和叶酸的食物品种，强调乳母和婴儿都应补充这些食物并培养良好的饮食习惯；对有震颤的患儿应指导家长耐心细微地喂养。

第三节　急性白血病

急性白血病（acute leukemia）是造血系统的恶性增生性疾病。其特点为造血组织中某一血细胞系统过度增生并浸润到各组织和器官，而引起一系列临床表现。急性白血病是小儿时期最常见的恶性肿瘤，15 岁以下儿童白血病的发病率约为 4/10 万，约占该时期所有恶性肿瘤的 35%。男性高于女性，任何年龄均可发病，以学龄前期和学龄期小儿多见。

【病因及发病机制】

1. 病因　尚不清楚，可能与以下因素有关。

(1) 病毒因素：多年研究已证明属于 RNA 病毒的反转录病毒（又称人类 T 细胞白血病病毒）可引起人类 T 淋巴细胞白血病。

(2) 物理和化学因素：电离辐射、放射、核辐射等可能激活隐藏于体内的白血病病毒，使癌基因畸变，或因抑制机体的免疫功能而致白血病。

(3) 遗传或体质因素：本病不属于遗传性疾病，但在家族中却可有多发性恶性肿瘤的情况；如同卵孪生儿中一个患急性白血病，另一个患白血病的概率为20%，比双卵孪生儿的发病率高12倍。少数患儿可能患有其他遗传性疾病，如21-三体综合征、先天性睾丸发育不全症等。

2. 发病机制 尚未完全明了，下列机制可能在白血病的发病中起重要作用。

(1) 原癌基因的转化：当机体受到致癌因素作用时，原癌基因可发生突变、染色体重排或基因扩增，转化为肿瘤基因，从而导致白血病的发生。

(2) 抑癌基因畸变：近年研究发现正常人体存在着抑癌基因，当这些抑癌基因发生突变、缺失等变异时，失去其抑癌活性，造成癌细胞异常增殖而发病。

(3) 细胞凋亡受抑：细胞凋亡是在基因调控下的一种细胞主动性自我消亡过程，是人体组织器官发育中细胞清除的正常途径。当细胞凋亡通路受到抑制或阻断时，细胞没有正常凋亡而继续增殖导致恶变。

【分类与分型】 根据增生的白细胞种类不同可分为急性淋巴细胞白血病（acute lymphoid leukemia，ALL，简称急淋）和急性非淋巴细胞白血病（acute non-lymphoid leukemia，ANLL，简称急非淋）两大类。小儿以急淋发病率最高。

目前，常采用形态学（morphology）、免疫学（immunology）、细胞遗传学（cytogenetics）和分子生物学（molecular biology），即MICM综合分型，利于指导治疗和判断预后。形态学分型（FAB分型）：急淋分为第一型（L_1）、第二型（L_2）、第三型（L_3）三型；急非淋分为粒细胞白血病未分化型（M_1）、粒细胞白血病部分分化型（M_2）、颗粒增多的早幼粒细胞白血病（M_3）、粒-单核细胞白血病（M_4）、单核细胞白血病（M_5）、红白血病（M_6）、巨核细胞白血病（M_7）七型。

【临床表现】 各型急性白血病的临床表现大致相同。

1. 起病 大多较急，少数缓慢。早期症状有精神不振、乏力、食欲低下、面色苍白、鼻出血和（或）齿龈出血等；少数以发热和类似风湿热的骨关节疼痛为首发症状。

2. 发热 为急性白血病最常见的症状。热型不定，多为不规则发热，抗生素治疗无效；合并感染时，常伴持续高热。

3. 贫血 出现较早，随病情的发展呈进行性加重。表现为皮肤黏膜苍白、虚弱无力、活动后气促等。贫血主要是由于骨髓造血干细胞受抑制所致。

4. 出血 以皮肤、黏膜出血多见，表现为紫癜、瘀斑、鼻出血、齿龈出血、消化道出血和血尿。偶见颅内出血，是白血病死亡的直接重要原因之一。出血的主要原因是血小板减少。

5. 白血病细胞浸润性表现 肝、脾、淋巴结肿大，可有压痛；骨、关节疼痛，骨痛的原因主要与骨髓腔内白血病细胞大量增生、压迫和破坏邻近骨质及浸润骨膜有关；白血病细胞侵犯脑实质和（或）脑膜时即导致中枢神经系统白血病（central nervous system leukemia，CNSL），出现头痛、呕吐、嗜睡、偏瘫、复视、视神经盘水肿、惊厥甚至昏迷等；白血病细胞侵犯睾丸时即引起睾丸白血病（testic leukemia，TL），表现为睾丸无痛性肿大，阴囊皮肤可呈红黑色；白血病细胞还可浸润眶骨、颅骨、胸骨、肋骨或肝、肾、肌肉等组织，局部呈块状隆起，形成绿色瘤，临床以眼球突出最为常见。

【辅助检查】

1. 血常规 红细胞及血红蛋白均减少，大多为正细胞正血色素性贫血。网织红细胞数

 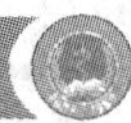

大多较低，少数正常，偶在外周血中见到有核红细胞。白细胞数增高者约占50%以上，以原始细胞和幼稚细胞为主。血小板大多减少。

2. 骨髓象 骨髓检查是确立诊断和评定疗效的重要依据。典型的骨髓象为该类型白血病的原始及幼稚细胞极度增生，少数患儿表现为骨髓增生低下。

3. 组织化学染色 有助于鉴别细胞类型，如过氧化酶、酸性磷酸酶等。

4. 其他检查 出血时间、凝血酶原时间、肝功能、胸部X线等检查。

【治疗要点】

主要是以化疗为主的综合疗法，其原则是早期诊断、早期治疗、严格分型、按型选方案、争取尽快完全缓解；同时要早期预防中枢神经系统白血病和睾丸白血病；重视支持疗法和造血干细胞移植等；化疗采用联合（3～5种）、足量、间歇、交替及长期的治疗方针。

1. 对症、支持疗法 包括加强营养、防治感染、成分输血、给予集落刺激因子、防治高尿酸血症等。

2. 联合化疗 目的是杀灭白血病细胞，解除白血病细胞浸润引起的症状，使病情缓解，直至治愈。通常按次序、分阶段进行：①诱导缓解：联合数种化疗药物，最大限度杀灭白血病细胞，使达完全缓解。②巩固、强化治疗：在缓解状态下最大限度杀灭微小残留的白血病细胞，防止早期复发。③防治髓外白血病：积极预防髓外白血病如中枢神经系统白血病、睾丸白血病是防止骨髓复发和治疗失败的关键。④维持及加强治疗：巩固疗效，达到长期缓解或治愈。持续完全缓解2.5～3年者方可停止治疗。停药后尚须继续追踪观察数年。

3. 造血干细胞移植 造血干细胞移植法不仅可提高患儿的长期生存率，而且还可能根治白血病。目前造血干细胞移植多用于急非淋（ANLL）和部分高危急淋（HR-ALL）患儿，而标危急淋（SR-ALL）一般不采用此方法。

4. 白血病的缓解标准 ①完全缓解：临床无贫血、出血、感染及白血病细胞浸润表现；血象示>90 g/L，白细胞正常或减低，分类无幼稚细胞，血小板>100×10^9/L；骨髓象示原始细胞加早幼阶段细胞（或幼稚细胞）<5%，红细胞系统及巨核细胞系统正常。②部分缓解：临床、血象及骨髓象3项中有1项或2项未达到完全缓解标准，骨髓象中原始细胞加早幼细胞<20%。③未缓解：临床、血象及骨髓象三项均未达到完全缓解标准，骨髓象中原始细胞加早幼细胞>20%，其中包括无效者。

【常见护理诊断】

1. 体温过高 与大量白血病细胞浸润、坏死和（或）感染有关。

2. 潜在并发症：感染、出血。

3. 活动无耐力 与贫血、恶性疾病本身的消耗或（和）抗肿瘤药物副作用有关。

4. 营养失调：低于机体需要量 与消耗增加，化疗中恶心、呕吐、食欲下降致摄入不足等有关。

【护理措施】

1. 一般护理

（1）休息与活动：急性白血病有发热及出血倾向时，患儿应卧床休息，减少消耗，防止出血。长期卧床者，应常更换体位，预防褥疮。

（2）饮食护理：患儿应食新鲜易消化高蛋白、高维生素、高热量饮食，应鼓励患儿进食，以保证各种营养素的摄入，提高机体抵抗力；外购熟食应先蒸透后再食用，不吃生、冷、剩、过硬食品、不易消化及不洁食品，水果应洗净、去皮；养成良好的饮食卫生习惯，防止病从口入。

(3) 预防感染：白血病患儿免疫功能下降，化疗常致骨髓抑制，极易发生感染。感染是导致白血病患儿死亡的重要原因之一。

①保护性隔离：应与其他病种患儿分室居住，粒细胞数极低和免疫功能明显低下者应住单间、空气层流室或无菌单人层流床；尽量减少探视的人员和次数，进入病室的工作人员及探视者应更换拖鞋、穿隔离衣、戴口罩、洗手，有感染者禁止进入病室；病室每日消毒，定时开窗通风，以保持室内空气新鲜。

②严格执行无菌操作技术，遵守操作规程：进行任何穿刺前，必须严格消毒；各种管道或伤口敷料应定时更换。

③皮肤、黏膜护理：化疗期间最易发生呼吸道、皮肤、黏膜，尤其是口腔、鼻、外耳道及肛周部位的感染。故应进餐前后、睡前以温开水或漱口液漱口；每日沐浴，勤换内衣、内裤；保持大便通畅，保持肛周、会阴皮肤清洁，每日坐浴，避免发生肛周感染。

④避免部分疫苗接种：避免接种麻疹、风疹、水痘等减毒活疫苗和口服脊髓灰质炎糖丸，以防发病。

2. 病情观察

(1) 生命体征：如神志、体温、脉搏、呼吸、血压等。

(2) 贫血：观察患儿贫血程度。

(3) 并发症：观察患儿有无感染的早期表现如牙龈肿胀、咽红、吞咽疼痛感、皮肤破损、外阴、肛周红肿等；观察患儿有无出血倾向，注意监测呼吸、脉搏、血压等变化。

3. 诊疗护理

(1) 辅助检查：如果患儿需进行骨髓穿刺术及腰椎穿刺术，做好术前及术后护理。

(2) 化疗药物的护理：熟悉各种化疗药物的特性、药理作用及给药途径，了解化疗方案。

①正确给药：化疗药物多为静脉给药，且有较强的刺激性，药液渗漏可致局部疼痛、红肿甚至坏死；应有计划地选择血管，注射时由远心端向近心端，避免反复穿刺，药液应稀释到所要求浓度，注射时先用生理盐水穿刺，证实在血管内后再缓慢推药，注意边推边抽吸回血，最后用生理盐水冲管；必要时可选择中心静脉置管或周围静脉置管，以减轻反复穿刺给患儿带来的痛苦；操作中护士要注意自我保护，如戴好一次性手套，以防药液污染；鞘内注射时，浓度不宜过大，药量不宜过多，速度不宜过快，术后应平卧4～6 h。

②熟悉药物的特性：某些药（如门冬酰胺酶）可致过敏反应，用药前应询问患儿用药史及过敏史，用药过程中要观察有无过敏反应；光照可使某些药（VP-16即依托泊苷，VM-26即替尼泊苷）分解，静脉滴注时需用黑纸包裹避光。

③观察及处理药物毒性反应：可引起骨髓抑制而使患儿易感染和出血，故应监测血象，及时防治感染及出血；可引起胃肠道反应，如恶心、呕吐严重者应给予止吐剂，监测电解质，避免电解质紊乱；口腔有溃疡者，宜给清淡、易消化的流质或半流质饮食；环磷酰胺（CTX）可致出血性膀胱炎，应保证液量入量；可能致脱发者应先告知家长及年长儿，脱发后可戴假发、帽子或围巾，年幼儿用药前可先将头发剃光；应用糖皮质激素后可出现满月脸及情绪改变等，应告知家长及年长儿停药后会消失，并多关心患儿，勿嘲笑或讥讽患儿。

(3) 输入血制品的护理：白血病在治疗过程中往往需输成分血或输全血进行支持治疗。所有血制品输入均应严格执行核对制度及无菌操作技术，同时应注意观察输血引起的不良

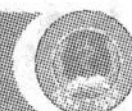

反应。

4. 对症护理

（1）维持正常体温：观察热型及热度。遵医嘱给降温药，但是忌用安乃近和乙醇擦浴以免降低白细胞和增加出血倾向。观察降温效果，避免体温骤降，以免引起虚脱。

（2）出血的护理：出血是白血病患儿又一主要死因，重要脏器出血可危及患儿生命。①当血小板低于 20×10^{9}/L 时要求患儿绝对卧床休息；避免吃过硬、刺激性强的食物，并保持大便通畅，不要用力排便，以避免消化道黏膜损伤、出血。②勿用手挖鼻孔，防止鼻腔出血，一旦出现可用止血纱布填塞鼻腔；牙龈出血时局部可用止血纱布、明胶海绵等压迫止血。③胃肠道出血时注意禁食，记录呕血、便血量。④颅内出血时要求患儿绝对卧床休息，做好大静脉的穿刺，以备治疗用药及输血之用，做好一切抢救准备。

5. 心理护理　以热情的态度、温和的语言帮助和关心患儿，关注患儿的心理反应，让年长儿及家长认识本病，了解国内外治疗进展，帮助他们树立战胜疾病的信心。进行各项诊疗操作前告知家长及年长儿其意义、操作过程及可能出现的不适，以减轻恐惧心理。为新老患儿家长提供相互交流护理成功经验和失败教训的机会，从而提高自我防护和应对能力，增强治愈的信心。

【健康指导】

1. 疾病知识指导　向家长介绍导致本病的可能病因、目前患儿病情状况、为患儿拟订的诊疗计划及采取的护理措施，以取得家长的配合及支持。

2. 用药指导　阐述化疗是白血病治疗的重要手段。让家长了解所用的化疗方案、药物特性及可能出现的不良反应。明确坚持正规治疗的重要性。详细记录每次治疗情况，使治疗方案具有连续性。

3. 卫生保健知识指导　教会患儿及家长预防出血及感染的措施、观察感染及出血征象，出现异常如发热、心率呼吸加快、鼻出血或齿龈出血征象时应及时就诊。注意加强营养，鼓励患儿参与体育锻炼，增强体质。化疗间歇期需定期复查血象、骨髓、肝功能、肾功能、脑脊液等。对于持续完全缓解停止化疗者，应嘱定期随访，以便监测治疗方案执行情况，并能及时发现复发征象。

小结

出生时红细胞数及血红蛋白量较高，至2～3个月时，可出现“生理性贫血”。中性粒细胞和淋巴细胞分别在生后的4～6日及4～6岁时有两次交叉。营养性缺铁性贫血是我国“四病”防治之一，主要由铁摄入不足导致，呈小细胞低色素性贫血。营养性巨幼红细胞性贫血是由于缺乏维生素 B_{12} 或（和）叶酸所引起的一种大细胞性贫血，缺乏维生素 B_{12} 时还可导致神经、精神症状。两者治疗和护理的要点是祛除病因，分别补充铁剂和维生素 B_{12}、叶酸，加强护理，防治感染。白血病是小儿时期最常见的恶性肿瘤，主要表现为发热、贫血、出血和白血病细胞浸润所致的肝、脾、淋巴结肿大和骨、关节疼痛，骨髓检查是确诊及判断疗效的依据。主要采用以化疗为主的综合治疗措施。护理要点是采取有效措施预防感染及出血、正确执行化疗方案，帮助患儿树立战胜疾病的信心。

思考题

1. 名词解释 贫血、骨髓外造血、生理性贫血。

2. 简答题

(1) 导致生理性贫血的原因有哪些?

(2) 说出中性粒细胞和淋巴细胞的两次交叉出现的时间。

(3) 阐述营养性缺铁性贫血的患儿口服铁剂的注意事项。

(4) 列举含铁、维生素 B_{12}、叶酸丰富的食物。

(5) 阐述白血病患儿应用化疗药物的护理措施。

(怀化医学高等专科学校 易礼兰)

第十三章　神经系统疾病患儿的护理

学习目标

1. 掌握小儿神经反射的特点；化脓性脑膜炎及病毒性脑炎的病因、临床表现及护理措施。

2. 熟悉化脓性脑膜炎及病毒性脑炎的发病机制。

3. 了解小儿神经系统解剖生理特点；化脓性脑膜炎及病毒性脑炎的辅助检查及治疗要点。

第一节　小儿神经系统解剖生理特点

小儿神经系统发育尚未成熟，不同年龄阶段小儿的脑和脊髓发育状态不同，脑脊液的性质和各种神经反射均有其特点。

一、脑和脊髓

在小儿生长发育过程中，神经系统的发育最早。胎儿第10～18周是神经细胞增殖旺盛的时期，若在此期遇不良因素，影响了神经细胞的增殖与移行，则易导致脑发育畸形。

小儿出生脑重为350～370克，占体重的1/9～1/8，而成人脑重（约1500克）仅占其体重的1/40～1/35。出生后，脑重增长很快，6个月时即达700克左右，1岁时达900克，7岁时接近成人水平。出生时，大脑皮质的组织学分层已完成，神经细胞的数目已同成人，以后的变化主要是神经细胞体积的增大、树状突增多及加长、髓鞘的形成及功能的不断完善。3岁时，皮质细胞的分化基本完成，8岁时接近成人。神经纤维的髓鞘化到4岁时才完成，故在婴幼儿期，外界刺激产生的神经冲动传入大脑时，不仅速度慢，且易于泛化，不易在大脑皮质形成稳定的兴奋灶。正在发育中的脑对营养和氧的需要量很大。在基础代谢状态下，婴幼儿脑的耗氧量占机体总耗氧量的50%，而成人只占20%。营养和氧的长期缺乏可引起脑发育障碍。小儿出生时的活动主要由皮质下中枢调节，故出现很多无意识的手足徐动，且肌张力高。以后，随大脑皮质发育的成熟，才渐由大脑皮质中枢调节，且对皮质下中枢的抑制作用也渐加强。婴幼儿皮质下中枢的兴奋性较高，大脑皮质对其抑制不佳，故兴奋易于扩散而出现惊厥。

脊髓在胎儿期的生长速度超过脊柱，故出生时其末端位置较低，达第三腰椎下缘。出生后脊柱的生长速度超过脊髓，因而脊髓末端的位置逐渐上移，4岁时达第一腰椎。因此，给4岁以下小儿行腰椎穿刺时应以第4～5腰椎之间为穿刺点，以免损伤脊髓。

二、脑脊液

小儿脑脊液外观无色透明，量随年龄的增长而增多，压力随量的增加而增高。脑脊液量：出生时约 5 ml，婴儿 40～60 ml，成人为 100～160 ml。不同时期小儿其脑脊液检查正常值不同（表 13-1）。

表 13-1 小儿脑脊液检查正常值

测定项目	婴儿（新生儿）	儿童
压力（kPa）	0.29～0.78（新生儿）	0.69～1.77
白细胞数	（0～20）$\times 10^6$/L	（0～10）$\times 10^6$/L
蛋白定量（g/L）	0.2～1.2（新生儿）	0.2～0.4
糖定量（mmol/L）	3.9～5.0	2.8～4.5
氯化物（mmol/L）	110～122	117～127

三、神经反射

由于小儿神经系统发育未成熟，神经反射具有相应的特点。

1. 出生时存在以后逐渐消失的反射　如觅食反射、吸吮反射、握持反射、拥抱反射等，于生后 3～6 个月消失。

2. 出生时存在且永不消失的反射　如角膜反射、瞳孔对光反射、吞咽反射等。

3. 出生时不存在但以后出现且终身存在的反射　如腱反射、提睾反射、腹壁反射等，新生儿期已可引出肱二头肌、膝和踝反射，提睾反射 4～6 个月后才明显，腹壁反射 1 岁后才比较容易引出。

4. 病理反射　2 岁以内引出踝阵挛、巴宾斯基征阳性可以是生理现象，若单侧出现或 2 岁以后出现为病理现象。

5. 脑膜刺激征　包括颈强直、克匿格征、布鲁津斯基征。由于小婴儿屈肌张力较高，生后 3～4 个月内阳性无病理意义。

第二节　化脓性脑膜炎

化脓性脑膜炎（purulent meningitis）简称化脑，是由化脓性细菌引起的以脑膜的炎症为主要病变的中枢神经系统感染性疾病。多见于婴幼儿，其中 6～12 个月为发病高峰年龄。临床以发热、头痛、呕吐、惊厥、意识障碍、脑膜刺激征阳性及脑脊液化脓性改变为特征。

【病因及发病机制】

1. 病因　婴幼儿机体免疫力低下，血-脑屏障功能差，化脑的患病率较高。引起化脑的常见致病菌因年龄而异，2 个月以内的婴儿以肠道革兰阴性杆菌（如大肠埃希菌）和金黄色葡萄球菌为主；2 个月至儿童期则以脑膜炎双球菌、流感嗜血杆菌和肺炎链球菌常见；12 岁以上小儿以脑膜炎双球菌和肺炎链球菌常见。

2. 发病机制　化脓性致病菌多由上呼吸道进入血液（菌血症），再通过血-脑屏障侵入脑膜，亦可由消化道、皮肤、新生儿脐部等途径侵入，少数可由邻近器官感染如中耳炎、乳突炎等直接侵入。由于小儿脑脊液中补体成分和抗荚膜抗体 IgA、IgM 水平低下，故侵入脑膜的细菌很快播散入脑脊液及蛛网膜下腔并迅速繁殖，使机体产生炎症反应并释放肿瘤坏死因子、白细胞介素、前列腺素 E_2 等细胞炎症介质，导致中性粒细胞浸润、血管壁通透性增高、血-脑屏障改变、血栓形成等病理变化。

【临床表现】 脑膜炎双球菌引起的暴发型流行性脑脊髓膜炎发病急骤，病人很快出现进行性休克、皮肤瘀斑、紫癜、弥漫性血管内凝血和中枢神经系统受累的症状，如不及时治疗可在24h内死亡。

亚急性起病者多为流感嗜血杆菌或肺炎链球菌脑膜炎，于发病数日前常有上呼吸道炎症或胃肠道症状，主要临床表现为感染中毒表现、脑膜刺激征和颅内压增高。

1. 感染中毒及急性脑功能障碍症状　包括高热、烦躁不安和进行性加重的意识障碍。患儿可出现反复的局限性或全身性惊厥发作。随着病情的加重，患儿可出现意识模糊、嗜睡、昏睡甚至昏迷。部分患儿可有Ⅱ、Ⅲ、Ⅶ、Ⅷ对颅神经受损的症状和体征。

2. 颅内压增高表现　主要表现为剧烈头痛、频繁的喷射性呕吐，严重者合并脑疝时，出现双侧瞳孔大小不等、对光反射迟钝甚至消失、呼吸不规则或突发深昏迷等。

3. 脑膜刺激征　表现为颈项强直、克氏征和布氏征阳性，其中以颈项强直最为常见。

3个月以下的婴儿，因前囟门较大、颅缝易于分离、反应低下、颈肌不发达，患儿颅内压增高与脑膜刺激征不明显，仅表现为面色苍白或青灰、拒食、吐奶、脑性尖叫、双目凝视、呼吸不规则、发绀、黄疸、惊厥、昏迷等。

4. 并发症及后遗症　患儿可有硬膜下积液、脑积水、脑室管膜炎等并发症。脑实质受损的患儿可有智力低下、耳聋、失明、瘫痪、继发性癫痫等后遗症。

（1）硬脑膜下积液：最常见，主要发生在1岁以内的婴儿，一般出现在开始治疗48～72h以后，临床表现不见好转甚至加重，或病情出现反复，伴进行性前囟饱满，颅缝分离。颅骨透照试验阳性加诊断性穿刺可明确诊断。

（2）脑积水：常见于治疗不当的病人。由于炎性渗出物引起脑脊液循环系统发生粘连阻塞，引起脑积水。表现为烦躁不安或嗜睡，患儿额大面小，呈落日眼，头颅进行性增大，颅缝分离，前囟扩大饱满，头颅叩诊有“破壶音”。长期持续颅内压增高可造成大脑皮质功能退行性萎缩。

（3）脑室管膜炎：常见于治疗被延误的患儿。患儿在有效抗生素的治疗下，发热不退，意识障碍不改善，惊厥频繁，前囟饱满。脑脊液始终无法正常化，CT检查可见脑室扩大，侧脑室穿刺做细菌培养可确诊。

（4）脑性低钠血症：又称抗利尿激素异常分泌综合征，由于炎症刺激神经垂体导致抗利尿激素过量分泌，引起稀释性低钠血症。患儿表现为昏睡、惊厥、肌张力低下等。

【辅助检查】 化脓性脑膜炎最重要的辅助检查是脑脊液检查。

1. 脑脊液检查　是确诊本病的重要依据。典型病例表现为压力增高，外观混浊甚至呈脓性；白细胞数显著增多，常$>1000\times10^6$/L，分类以中性粒细胞为主；蛋白量增高，常$>$1000mg/L；糖定量显著减少，常$<$1.1mmol/L；氯化物含量减少；涂片查找细菌可作为早期选用抗生素的依据，在使用抗生素之前进行检查，可提高其阳性检出率。脑脊液培养及药敏试验亦应同时进行。

2. 血培养　对所有疑似病例均应做血培养。

3. 血常规　白细胞总数及中性粒细胞比例显著增高。但严重患儿，白细胞总数可减少。

4. 皮肤瘀斑涂片　是发现脑膜炎双球菌重要而简便的方法。

5. 颅脑B超或CT检查　疑有并发症者可做此两项检查。

【治疗要点】 重点是正确选用抗生素和及时降低颅内压，还包括对症、支持治疗和并发症治疗。

1. 抗生素治疗 抗生素的应用应遵循早期、足量、联合、足疗程的原则，即早期选用对致病菌敏感，并能透过血-脑屏障，在脑脊液中达到有效浓度的抗生素（表13-2）。有效抗生素使用疗程：流感嗜血杆菌和肺炎链球菌脑膜炎10～14天；脑膜炎双球菌感染者7天；革兰阴性杆菌和金黄色葡萄球菌脑膜炎21天以上。若有并发症，应适当延长疗程。

表13-2 化脓性脑膜炎抗生素的选择

病原菌	推荐的抗生素
流感嗜血杆菌	氨苄西林、头孢呋辛钠、头孢曲松钠
肺炎链球菌	青霉素G、头孢噻肟钠、利福平
脑膜炎双球菌	青霉素G
革兰阴性菌	头孢噻肟钠、阿米卡星
金黄色葡萄球菌	萘夫西林、头孢噻肟钠、头孢呋辛钠、利福平、万古霉素

2. 对症及支持治疗 纠正水、电解质平衡紊乱；应用脱水剂、利尿剂治疗脑水肿，降低颅内压；控制惊厥发作。

3. 并发症的治疗

（1）硬膜下积液：积液量大时，应做硬膜下穿刺将积液放出，放液量每次、每侧不超过15ml，同时可根据病情需要注入对病原菌敏感的抗生素。

（2）脑积水：主要依赖手术治疗，包括正中孔粘连松解、导水管扩张和脑脊液分流术。

（3）脑室管膜炎：可做侧脑室引流，以减轻脑室压力。

（4）脑性低钠血症：适当限制液体入量，酌情补充钠盐，纠正低钠血症。

【常见护理诊断】

1. 体温过高 与感染有关。
2. 营养失调 低于机体需要量 与疾病消耗、呕吐、不能进食有关。
3. 有皮肤完整性受损的危险 与昏迷、长期卧床有关。
4. 有外伤的危险 与惊厥发作有关。
5. 潜在并发症：颅内高压、硬膜下积液、脑积水。
6. 焦虑与恐惧 与担心疾病预后不良有关。

【护理措施】

1. 一般护理

（1）饮食护理：给予高蛋白、高热量、高维生素且易消化吸收的食物。对频繁呕吐者，应暂禁食，给予静脉输液。对有意识障碍者可鼻饲。

（2）环境与休息：病室应安静、空气清新、温湿度适宜。患儿绝对卧床休息。尽量减少探视，各项诊疗护理操作应集中完成，以减少对患儿的刺激。

（3）记录液体出入量：记录24h出入水量。静脉输液时，应依病情调控输液量和速度，以防加重脑水肿。

2. 病情观察

（1）监测体温、脉搏、呼吸和血压等生命体征的变化。

（2）密切观察患儿意识状态、瞳孔大小及对光反射、面色及前囟门状态，早期发现患儿

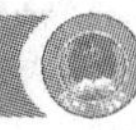

有无脑疝征象；在治疗过程中，注意观察患儿有无硬膜下积液、脑积水等并发症出现。

3. 诊疗护理　病室内应备齐一切抢救器材及药品，如氧气、加压面罩、吸痰器、人工呼吸机及中枢兴奋剂等。静脉输液速度不宜太快，以免加重脑水肿。

4. 对症护理

(1) 防止颅内压增高：患儿头肩抬高 25°～30°，侧卧位休息，如有脑疝趋势时以平卧位为宜。避免患儿哭闹。按医嘱使用降低颅内压的药物，并严密观察患儿病情变化，如有异常及时通知医生并做好抢救准备。

(2) 防止受伤：惊厥发作时将患儿头偏向一侧，给予口腔保护以免舌咬伤，拉好床档，防止发生坠床。及时清理患儿呕吐物，保持呼吸道通畅，防止造成误吸。

(3) 降温或保暖：对高热患儿应迅速用物理方法或药物降温，以减少脑的耗氧量，保护脑细胞，必要时遵医嘱用亚冬眠疗法降温。对新生儿体温不升者则应加以保暖，使其体温升至正常。

(4) 预防感染：对昏迷患儿，应注意保持眼、耳、鼻、口腔及皮肤的清洁，以预防暴露性角膜炎、中耳炎、口腔炎等继发感染。应经常翻身拍背，以预防压疮及坠积性肺炎的发生。

5. 心理护理　护理人员应给患儿以充分的爱抚和悉心的关照，尤其当病情加重时，应对家长及年长患儿给予安慰和解释，以消除其焦虑和恐惧心理。

【健康指导】

1. 疾病知识指导　向家长介绍目前患儿病情状况、为患儿拟订的诊疗计划及采取的护理措施，以取得家长的配合及支持。

2. 用药指导　向家长解释抗生素选用原则及使用方法，指导家长观察药物不良反应。

3. 卫生保健知识指导　加强卫生知识宣传，可采用脑膜炎双球菌荚膜多糖疫苗在流行区进行预防接种以预防流行性脑膜炎。对恢复期或有神经系统后遗症的患儿进行功能训练指导，促使病人尽可能的康复。

第三节　病毒性脑炎

病毒性脑炎（viral encephalitis）是指多种病毒引起的颅内急性炎症。若病变主要累及脑实质，则以病毒性脑炎为临床特征。若病变主要累及脑膜，则称为病毒性脑膜炎（viral meningitis）。若脑膜和脑实质同时受累，则称为病毒性脑膜脑炎（viral meningoence-phalitis）。大多数患者病程呈自限性。

【病因及发病机制】

1. 病因　本病可由多种病毒所引起，但较常见的是肠道病毒、单纯疱疹病毒和腺病毒等。其中，肠道病毒（柯萨奇病毒、埃可病毒）脑炎最常见，约占病毒性脑炎的 80%。

2. 发病机制　病毒侵入消化道或呼吸道，在淋巴系统复制、繁殖后，进入血流，引起病毒血症。在小儿免疫力低下、血-脑屏障功能不健全时，病毒则侵入脑组织并在其中大量增殖，直接引起神经细胞变性、坏死和胶质细胞增生及炎性细胞浸润。此外，通过免疫反应，可引起神经纤维脱髓鞘病变及血管的损伤。

【临床表现】

本病的临床表现多种多样，且轻重不一。轻者可 1～2 周康复；危重者可致残甚至致死。

但一般先有全身感染症状，而后出现神经系统症状和体征。

1. 前驱症状 常先有上呼吸道或消化道感染的症状如发热、头痛、恶心、呕吐、腹痛、肌痛等。

2. 神经系统症状与体征

（1）颅内压增高：头痛、呕吐、心率减慢、血压增高，小婴儿前囟饱满甚至隆起，严重者可发生脑疝危及生命。

（2）意识障碍及精神异常：重者可有意识模糊、嗜睡、昏睡甚至昏迷。部分患儿可出现精神异常，表现为兴奋多语、哭笑无常、烦躁不安、幻觉、错觉等。

（3）惊厥：常出现限局性或全身性抽搐。在婴幼儿可为首发症状。

（4）病理反射和脑膜刺激征：患儿巴宾斯基征可呈阳性。炎症累及脑膜时，脑膜刺激征阳性。

（5）局灶性症状与体征：脑受累的部位不同，可出现不同的症状与体征，如肢体瘫痪、失语、颅神经障碍、共济失调、中枢性呼吸衰竭、吞咽困难、手足徐动、排便障碍等。

3. 特殊症状 不同病因所致病毒性脑炎尚可出现相应的特殊症状，如：单纯疱疹病毒脑炎可有唇或角膜疱疹；肠道病毒脑炎可伴有心肌炎和各种皮疹；腮腺炎病毒脑炎常有腮腺肿大等。

4. 后遗症 重症脑炎患儿可有智力低下、失语、失明、癫痫、瘫痪等后遗症。

【辅助检查】

1. 脑脊液检查 压力增高或正常，外观清亮或微混；白细胞数增多，但多$<500\times10^6$/L，病初以中性粒细胞为主，2～3 天后则以淋巴细胞为主；蛋白定量正常或略高；糖和氯化物正常。涂片或培养无细菌发现。

2. 病毒学检查 发病早期脑脊液病毒分离阳性的意义最大，但阳性率较低，可采用 PCR 技术检测病毒抗原。

【治疗要点】

本病无特异性治疗。主要包括：

1. 对症治疗 如降温，控制惊厥，降低颅内压，维持水、电解质平衡，改善脑微循环和抢救呼吸、循环衰竭。

2. 抗病毒治疗 常选用利巴韦林，疱疹病毒性脑炎应尽早给予阿昔洛韦，每次 5～10 mg/kg，每 8 h 一次，静脉滴注。

【常见护理诊断】

1. 体温过高 与病毒感染有关。

2. 营养失调：低于机体需要量 与摄入不足及消耗过多有关。

3. 躯体移动障碍 与昏迷和肢体瘫痪有关。

4. 焦虑和恐惧 与病情严重、担心预后不良有关。

【护理措施】

1. 一般护理

（1）饮食护理：给予高热量、高蛋白、高维生素且易消化吸收的食物；对频繁呕吐者，应暂禁食，给予静脉输液；有意识障碍者，宜用鼻饲或从静脉给予营养液。

（2）记录 24 h 出入水量，静脉输液者须控制量和速度，以免加重脑水肿。

2. 病情观察 监测体温、脉搏、呼吸和血压等生命体征的变化；注意观察患儿有无意

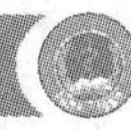

识障碍、惊厥发作、肌张力改变等脑水肿表现；有无呼吸节律不规则、瞳孔不等大及对光反射迟钝等脑疝趋势。

3. 诊疗护理 遵医嘱使用镇静剂、抗病毒药及促进脑复苏的药物等。

4. 对症护理

(1) 昏迷的护理：置患儿于侧卧位，将其头肩抬高25°～30°，防止口腔分泌物或呕吐物吸入气管引起窒息。定时翻身拍背及使用气垫、气圈，预防坠积性肺炎及褥疮的发生。注意眼、口腔及皮肤的护理，防止继发感染。

(2) 促进肢体功能的恢复：加强对患儿日常生活的护理，及时更换潮湿的衣服，穿衣服时，先穿患侧，再穿健侧，脱衣服时，先脱健侧，再脱患侧；教会家长协助患儿翻身及皮肤护理方法；置患儿瘫痪肢体于功能位；病情稳定后，督促和帮助其进行功能锻炼。

(3) 维持正常体温 对高热患儿应采取物理方法或药物降温，必要时遵医嘱用亚冬眠疗法降温，以保护脑细胞。

5. 心理护理 对昏迷较久、抽搐频繁者，应给予家长以安慰和耐心解释病情，使其配合诊疗及护理。

【健康指导】

1. 疾病知识指导 向家长介绍病情，做好心理护理，增强其战胜疾病的信心，提供保护性看护和日常生活护理的有关知识。

2. 用药指导 有继发癫痫者应指导长期正规服用抗癫痫药物。

3. 卫生保健指导 按时进行预防接种，注意营养均衡，加强体格锻炼，增强体质，提高机体抵抗力。开展爱国卫生运动，爱护环境，保证饮食洁净。指导家长做好智力训练和瘫痪肢体功能训练。出院后定期门诊随访。

第四节 脑性瘫痪

脑性瘫痪（cerebral palsy）简称脑瘫，是指出生前到出生后1个月内由各种原因所致的非进行性脑损伤。临床以中枢性运动障碍和姿势异常为主要特征。为小儿常见的致残疾病之一，在发达国家患病率为1‰～4‰，在我国为2‰左右。

【病因及发病机制】 本病的病因尚未完全明了。但近年研究证明，近80%的脑瘫由遗传因素和胎儿发育中的不利环境因素（如先天性感染、缺氧、中毒、接触放射线，及孕母营养不良、糖尿病等）所造成，出生时及出生后因素仅各占10%。

本病最常见的病理变化是不同程度的大脑皮质萎缩和脑室扩大，神经细胞数量减少及胶质细胞增生。

【临床表现】 主要表现为中枢性运动功能障碍和姿势异常，常合并智力低下、癫痫、视听语言障碍和精神、行为异常等。临床上根据运动障碍性质将其分为七种类型。

1. 痉挛型 最常见，约占全部病例的50%～60%。主要因锥体束受累，表现为受累肌肉萎缩，肌张力增高，肌力低下，尤以下肢明显，两腿伸直，将其扶立时，两腿交叉呈剪刀样姿势，足跟悬空，足尖着地，两上肢屈曲内收。2岁以后巴宾斯基征仍阳性，握持反射延迟消失。轻者则表现为双手动作不灵敏，步态不稳。

2. 手足徐动型 约占20%。主要表现为难以用意志控制的不自主运动，也可表现为扭转痉挛或其他锥体外系受累症状。

3. 共济失调型　此型少见。患儿自幼表现小脑受损的症状如步态不稳、快变轮换动作差、四肢动作不协调、指鼻试验常有偏差、肌张力低下等。

4. 肌张力低下型　锥体系与锥体外系可能同时受累，导致瘫痪肢体松软，但腱反射存在。此型见于婴幼儿期，2～3 岁后转为其他类型。

5. 强直型　较少见。全身肌张力显著增高，身体异常僵硬。做四肢被动运动时，感觉肢体呈铅管样强直。

6. 震颤型　表现为静止性震颤。

7. 混合型　以上某几种类型同时存在，临床上以痉挛型与共济失调型混合多见。提示患儿脑部病变广泛。

【辅助检查】

1. CT 检查　可见脑萎缩、脑室扩大、密度减低等改变。

2. 脑电图　合并癫痫者，可有异常脑电波。

3. 视、听功能检测　可帮助确定有无视力、听力障碍。

【治疗要点】 目前尚无特效治疗，主要采取功能训练、矫形器的应用、针刺、理疗、按摩和手术治疗等综合治疗措施，以促进各系统功能的恢复和发育，纠正异常姿势，减轻其伤残程度。合并癫痫者给予抗癫痫治疗。

【常见护理诊断】

1. 生活自理缺陷　与中枢性瘫痪有关。

2. 有受伤的危险　与运动功能障碍有关。

3. 营养失调：低于机体需要量　与喂养困难有关。

4. 焦虑（家长）　与担忧患儿生存能力低下有关。

【护理措施】

1. 一般护理

（1）饮食护理：给予高蛋白、高热量、高维生素、含铁丰富、易消化吸收的食物；评估患儿进食自理程度，选用容易下咽的食物，鼓励患儿自己进食。协助进餐时，态度要和蔼，喂食不可过多过快，嘱患儿勿说话，以免发生食物吸入气管。吞咽困难者遵医嘱给予鼻饲或静脉全营养液。

（2）皮肤护理：病情严重和不能保持坐位的患儿往往长时间卧床，护理人员要常帮助患儿翻身，及时清理大小便，保持皮肤清洁，防止发生褥疮及继发感染。

2. 病情观察　监测生命体征，评估患儿生活自理能力及运动功能障碍程度。

3. 诊疗护理　坚持功能训练，包括体能运动训练、技能训练及语言训练等。功能训练中，配合使用一些矫形器，有助于纠正异常姿势。

4. 对症护理

（1）培养自理能力：根据患儿接受能力，加强对日常生活用品的认知训练，并有计划地训练日常生活动作，如循序渐进地进行穿脱衣服训练及进食训练等。

（2）防止受伤：患儿的床应设有床栏，防止坠床。进行功能锻炼时，勿强行按压患肢，以免发生骨折；外出活动时，应注意周围环境，移开阻挡物体，并加以保护。

5. 心理护理　耐心地向家长说明，通过治疗及教养，患儿会逐渐地有不同程度的功能和语言恢复，特别是偏瘫及手足徐动型患儿的预后较好，劝其不必过多忧虑。对智力正常的患儿，要鼓励其进行力所能及的活动，锻炼瘫痪的肌肉，树立战胜疾病的信心，要自强、自

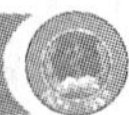

立、自信，防止因残疾而产生自卑、怪癖、孤独的心理。

【健康指导】

1. 疾病知识指导　向家长介绍脑瘫是一种非进行性脑损伤性疾病，目前尚无特效治疗，主要是坚持功能训练，并告知家长功能训练的方式及方法。

2. 用药指导　勿服用能透过胎盘屏障并影响胎儿脑发育的药物等。

3. 卫生保健指导　家长对患儿既要有较多的照顾，又要避免溺爱，更不应歧视。指导家长对患儿进行一些特殊的教育和职业训练，培养患儿生活自理能力。做好孕妇及胎儿保健，孕妇避免营养不良及接触放射线，避免胎儿感染、中毒、缺氧等。

小结

神经系统疾病是导致小儿残疾的常见病因，其中以感染引起的各种脑膜炎、脑炎多见。化脓性脑膜炎是由各种化脓菌引起的脑膜炎症，典型表现有全身中毒症状、颅内压增高及脑膜刺激征阳性等，其治疗及护理要点是早期合理使用抗生素抗感染，控制惊厥，降低颅内压，防止脑疝发生等。病毒性脑炎是由病毒感染引起的脑实质炎症，其临床表现多种多样，病情轻重不一，轻者可1～2周自愈，重者可致残甚至致死，尚无特异性治疗，其治疗及护理主要目的是促进脑功能及肢体功能的恢复。脑性瘫痪是一种非进行性脑损伤性疾病，临床以中枢性运动障碍和姿势异常为主要特征，根据运动障碍性质将其分为七种类型，其中以痉挛型最常见，目前尚无特效治疗，主要是坚持功能训练。

思考题

1. 名词解释：化脓性脑膜炎、病毒性脑炎、脑性瘫痪。

2. 简答题

(1) 简述化脓性脑膜炎抗生素的使用原则。

(2) 简述病毒性脑炎的护理要点。

(3) 如何对脑性瘫痪患儿进行功能训练？

（湖南环境生物职业技术学院　杨　娜）

第十四章　内分泌系统疾病患儿的护理

学习目标

1. 掌握先天性甲状腺功能减退症、生长激素缺乏症和糖尿病的临床表现、护理诊断和护理措施。

2. 熟悉先天性甲状腺功能减退症、生长激素缺乏症和糖尿病的治疗原则。

3. 了解先天性甲状腺功能减退症、生长激素缺乏症和糖尿病的病因、发病机制。

第一节　先天性甲状腺功能减退症

先天性甲状腺功能减退症（congenital hypothyroidism，CH），简称先天性甲低，又称克汀病或呆小病，是儿童时期最常见的先天性内分泌疾病。主要由于先天性甲状腺发育不全或因母孕期饮食中缺碘所致，前者称散发性甲状腺功能减退症，后者称地方性甲状腺功能减退症。其主要临床表现为体格和智能发育障碍。

我国 1995 年 6 月颁布的《母婴保健法》中已将该病列入新生儿筛查的疾病之一。筛查资料统计显示发病率为 1/3600，男女发病比例为 1∶2。

【病因及发病机制】

（一）病因

1. 散发性先天性甲低

(1) 甲状腺不发育、发育不全或异位：是造成先天性甲低的最主要的原因，约占 90%。发育不良或异位甲状腺已完全或部分丧失其分泌功能，使大多数患儿在出生时即存在甲状腺激素缺乏。

(2) 甲状腺激素合成障碍：是导致先天性甲低的第二位常见原因。主要由于甲状腺激素合成过程中酶缺陷所致。多为常染色体隐性遗传病。

(3) 促甲状腺激素（TSH）或促甲状腺激素释放激素（TRH）缺乏：临床少见。常见于特发性垂体功能低下或下丘脑、垂体发育缺陷，是因 TSH 或 TRH 分泌障碍而引起的。临床常表现为多种垂体激素缺乏的症状。

(4) 甲状腺或靶器官反应低下：前者是对 TSH 无反应，后者是对 T_3、T_4 无反应。均为罕见病。

(5) 母亲因素：母亲服用抗甲状腺药物或母亲患有自身免疫性疾病，其抗 TSH 受体抗体通过胎盘影响胎儿，造成暂时性甲低，通常在出生 3 个月后好转。

2. 地方性先天性甲低　因孕妇饮食缺碘，使胎儿在胚胎期即因碘缺乏而使甲状腺激素合成障碍，导致先天性甲低。

（二）发病机制

甲状腺是机体重要的内分泌器官，甲状腺的主要功能是合成、分泌甲状腺激素（thy-

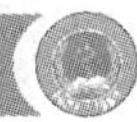

roxine，T_4）和三碘甲状腺原氨酸（triiodothyronine，T_3）。甲状腺激素主要的生理作用是：加速细胞内氧化过程，促进新陈代谢；促进蛋白质合成，增加酶的活性；提高糖的吸收和利用；加速脂肪分解、氧化；促进钙、磷在骨质中的合成代谢；促进中枢神经系统的生长发育。因此，当甲状腺功能减退时，可引起代谢障碍、生理功能低下、生长发育迟缓、智能障碍等。

【临床表现】 先天性甲低患儿症状出现早晚和病情轻重与患儿残留的甲状腺组织的量及功能有关。先天性甲状腺缺如或酶缺陷常于新生儿期发病；甲状腺异位或发育不良者于婴儿期发病，少数患儿可晚至出生后数年发病。

1. 新生儿期　常为过期产、巨大儿，黄疸消退延迟，伴有反应差、喂养困难、哭声低、声音嘶哑、嗜睡、食欲不振、腹胀、便秘、脐疝、心率慢、心音低钝、体温低（常<35℃）、皮肤粗糙等。缺少特异性，易误诊为其他疾病。

2. 典型症状　常在出生半年后出现典型症状。

（1）特殊面容：头大、颈短、面色苍黄，毛发稀疏、无光泽，面部黏液水肿、眼睑水肿、眼距宽、鼻梁低平、唇厚、舌大并常伸出口外。

（2）生理功能低下：精神、食欲差，安静少哭，不爱活动；畏寒、体温低；脉搏及呼吸缓慢，心音低钝；肠蠕动弱，常有腹胀和便秘；全身肌张力较低。

（3）生长发育落后：身材矮小，躯干长、四肢短，上部量/下部量>1.5，囟门闭合延迟，骨龄落后。运动发育障碍，如翻身、坐、立、走的时间都延迟。

（4）神经系统表现：智能发育低下，表情呆板、淡漠，神经反射迟钝。

3. 地方性甲低的表现　由于胎儿缺碘不能合成足量的甲状腺激素，影响中枢神经系统发育。临床表现有两种类型，但两者可相互交叉重叠。

（1）神经型：以共济失调、痉挛性瘫痪、聋哑和智力低下为特征。但身材正常，甲状腺功能正常或轻度减退，甲状腺肿大。

（2）黏液水肿型：以显著的生长发育和性发育落后、智能低下、黏液性水肿为特征。约25%患儿有甲状腺肿大。

【辅助检查】

1. 新生儿筛查　于出生后2～3天用干血滴纸片检测TSH浓度作为初筛，结果大于20 mU/L时，再检测血清T_4、TSH以确诊。

2. 甲状腺功能检查　测定血清T_3、T_4、TSH，血清TSH明显增高、T_4降低，即可确诊。血清T_3浓度可降低或正常。

3. 骨龄测定　根据年龄拍X线片，观察手、腕、膝（1岁以内）等部位的骨化中心，以判断骨骼发育情况。先天性甲低患儿骨的生长和成熟延迟。

【治疗要点】 一旦确诊，尽早给予甲状腺激素终生替代治疗。

常用的甲状腺激素替代药物为L-甲状腺素钠，初始剂量为8～9 μg/（kg·d），最大剂量为10～15 μg/（kg·d），每日服一次即可。每日参考剂量为：6个月以内8～10 μg/kg，6个月至1岁为5～8 μg/kg，1～5岁为5～6 μg/kg，6～12岁为4～5 μg/kg，12岁以后为2～3 μg/kg。应根据智力及体格发育情况和血T_3、T_4、TSH浓度，及时调整剂量，防止剂量不足或过量。

【常见护理诊断】

1. 体温过低　与新陈代谢降低、活动量减少有关。

2. 营养失调：低于机体需要量 与喂养困难、食欲差有关。

3. 便秘 与活动量减少、肌张力降低、肠蠕动减慢有关。

4. 生长发育改变 与甲状腺激素合成减少有关。

5. 知识缺乏 患儿家长缺乏本病相关知识。

【护理措施】

1. 一般护理

(1) 保温：患儿基础代谢率低，活动量少，营养不足，易致低体温。应保持室内温度适宜，适时增减衣服，避免受凉。

(2) 防止感染：因机体抵抗力低，生理功能低下，患儿易患感染性疾病，故应避免与感染性疾病患儿接触。勤洗澡，勤换内衣，预防皮肤感染。

(3) 饮食：以高蛋白、高维生素、富含钙剂和铁剂的易消化食物为主，对吸吮困难、吞咽缓慢者要耐心喂养，不急躁；对不能吸吮者可用滴管喂养或鼻饲，以保证患儿生长发育所需。

2. 病情观察

(1) 密切观察病情：定时测体温、脉搏，定期测体重、身高等。

(2) 观察大便情况：保持大便通畅，预防便秘。

3. 诊疗护理 强调尽早开始替代治疗的重要性。由于本病严重影响患儿的生长发育和智力发育，疗效取决于治疗开始的早晚。如在生后 3 个月内治疗，预后较佳，智能绝大多数可达正常；如未能及早诊断而在 6 个月后才开始治疗，虽然给予甲状腺素可以改善生长状况，但智能仍会受到严重损害。在用药期间需定期复查，调整用药剂量。

4. 对症护理

(1) 生长发育落后：加强训练，促进智力发育。通过各种方法如用玩具、音乐、语言、体操和全身运动等形式加强智力、体力训练，以促进生长发育，使其掌握基本生活技能。如患儿缺乏生活自理能力，应多加照料，防止意外伤害的发生。

(2) 便秘：保证充足的液体摄入量，多吃富含粗纤维的食物如水果、蔬菜等。适当增加活动量，每日按肠蠕动方向按摩腹部数次，促进肠蠕动。帮助患儿养成定时排便的习惯，必要时使用大便软化剂、缓泻剂或灌肠。

5. 心理护理 评估家长对本病的了解程度，通过疾病知识指导，消除家长由于对疾病不了解引起的焦虑。

【健康指导】

1. 疾病知识指导 向患儿及家长讲解引起本病的致病原因、表现特点、治疗原则及预后估计；指出本病不仅造成生长发育迟缓，还会引起小儿智能发育落后，从而危害小儿的身心健康，使家长明确及早治疗和精心护理对小儿健康成长及智能改善的重要意义。

2. 用药指导 本病需终生服药，要让家长及患儿了解终生服药的必要性和重要性，指导家长坚持长期服药治疗。甲状腺制剂作用缓慢，用药 1 周左右方达最佳效力。故服药后注意观察患儿食欲、活动量及排便情况，定期测体温、脉搏、体重及身高。用药剂量随小儿年龄增长而逐渐增加。如用量过小，疗效不佳；用量过大时，会导致甲亢。应定期到医院复查 T_3、T_4、TSH 浓度，在医生的指导下调整用药剂量。治疗开始时每 2 周随访 1 次；血清 T_4、TSH 浓度正常后，每 3 个月 1 次；服药 1～2 年后，每 6 个月 1 次。

3. 卫生保健知识指导 宣传新生儿筛查的重要性，以便早期发现疾病，早期治疗；指导家长对生长发育落后的患儿采用各种方法加强智力、体力训练，以促进生长发育。

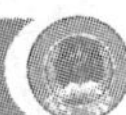

第二节　生长激素缺乏症

生长激素缺乏症（growth hormone deficiency，GHD）是由于腺垂体合成和分泌生长激素（growth hormone，GH）部分或完全缺乏，或由于 GH 分子结构异常、受体缺陷等所致的生长发育障碍性疾病。发生率为 20/10 万～25/10 万。

【病因及发病机制】

（一）病因

导致生长激素缺乏的原因有原发性、继发性和暂时性三种。

1. 原发性

（1）下丘脑-垂体功能障碍：垂体不发育、发育不良或空蝶鞍均可引起生长激素合成和分泌障碍。部分患儿下丘脑、垂体无明显病灶，但生长激素（GH）分泌不足。

（2）遗传性因素：GH 基因缺陷可引起单纯性生长激素缺乏症；GH 受体缺陷，GH 对靶细胞无效应；或因 IGF-I 受体缺陷。临床表现类似 GHD，但血清 GH 水平并不降低，甚至可能升高。这些均为较罕见的遗传性疾病。

2. 继发性　由于肿瘤、感染、外伤、放射损伤等损害下丘脑或垂体所致。

3. 暂时性　体质性青春期生长延迟、社会心理性生长抑制、原发性甲状腺功能减退等均可造成暂时性 GH 分泌功能低下，在外界不良因素消除或原发疾病治疗后即可恢复正常。

（二）发病机制

生长激素是由腺垂体的生长素细胞合成和储存，其释放主要受下丘脑神经元分泌的生长激素释放激素（GHRH）和生长激素释放抑制素（GHIH）调控。GH 的主要生理作用是：①促进生长：促进人体各种组织细胞增大和增殖，使骨骼、肌肉和各系统器官生长发育。②促进代谢：促进蛋白质合成；加速脂肪降解；减少外周组织对糖的利用，促进肝糖原分解，使血糖升高；参与体液调节，促进肾小管对钠的吸收，引起水、钠潴留。

【临床表现】

1. 生长障碍　出生时患儿身高、体重正常，1 岁后呈现生长缓慢，每年身高增长低于 4 cm。骨骼发育落后，骨龄常落后于实际年龄 2 岁以上。其身高处在同年龄、同性别正常健康小儿生长曲线第 3 百分位数以下或低于 2 个标准差。

2. 外观与智力　外观小于实际年龄，面容幼稚，呈娃娃脸，四肢躯干比例正常，体型匀称。智力发育正常。

3. 相关激素缺乏症状　常伴有其他垂体激素缺乏，可出现尿崩症、低血糖、食欲低下等表现。男孩外生殖器发育不良，有小阴茎，大多性发育延迟。

4. 其他　常有难产史、新生儿窒息史。继发性生长激素缺乏可发生于任何年龄，并伴有原发疾病的表现。

【辅助检查】

1. 生长激素刺激实验　分为生理性和药物性两种。生理性激发试验包括运动试验和睡眠试验，多作为初筛检查。药物刺激试验常用的药物有胰岛素、可乐定、L-多巴、精氨酸等。各种药物激发反应途径不同，敏感性和特异性也有差异，临床常用两种作用不同的药物进行激发试验协助诊断。一般认为两种激发试验（表 14-1），GH 峰值＜5 μg/L 为 GH 完全缺乏，5～10 μg/L 为部分缺乏，≥10 μg/L 为不缺乏。

表 14-1 生长激素分泌功能试验

试验	方法	采血时间
生理性		
运动	禁食 4～8 h 后，剧烈活动 15～20 min	开始活动后 20～40 min
睡眠	晚间入睡后用脑电图监护	Ⅲ～Ⅳ期睡眠时
药物刺激		
胰岛素	0.075 U/kg，静注	0、15、30、60、90 min 测血糖、GH
精氨酸	0.5 g/kg，用注射用水配成 5%～10%溶液，30 min 静滴完	0、30、60、90、120 min 测 GH
可乐定	0.004 mg/kg，一次口服	0、30、60、90、120 min 测 GH
左旋多巴	10 mg/kg，一次口服	0、30、60、90、120 min 测 GH

2. 其他 选择性检测下丘脑-垂体其他激素如甲状腺相关激素和性腺激素等。

【治疗要点】

1. GH 替代治疗 基因重组人生长激素（recombinant hGH，r-hGH）已被广泛应用，目前大多采用的剂量为 0.1 U/（kg·d），每晚睡前皮下注射一次，治疗应持续至骨骺愈合为止。

2. GHRH 特别是 GHRH 分泌不足者，可采用人工合成的 GHRH 治疗。

3. IGF-I GH 受体缺陷，外源性 GH 治疗无效，近年来试用 IGF-I，对促进生长有一定效果。

4. 垂体前叶多种激素不足的病人应同时给予相应的激素治疗。

【常见护理诊断】

1. 生长发育迟缓 与生长激素缺乏有关。

2. 自我形象紊乱 与面容幼稚、生长发育迟缓有关。

【护理措施】

1. 病情观察

（1）监测生长发育指标：定期测量身高、体重，观察骨骼系统发育情况等。

（2）观察有无其他合并症：当患儿出现甲状腺功能减退、低血糖或颅内压增高症状时，应及时报告医生，并给予相应处理。

2. 诊疗护理 生长激素替代疗法在骨骺愈合前均有效，应掌握药物的用量，每 3 个月随访一次，观察治疗效果和不良反应。若使用促合成代谢激素时，应注意其毒副作用，此类药物有一定的肝毒性和雄激素作用，有促使骨骺提前愈合反而使身高过矮的可能。用药期间应严密随访骨龄发育情况。

3. 心理护理 与患儿及其家长建立良好的护患关系，取得其信任。鼓励患儿真实表达自己的情感和想法，克服自卑心理。帮助其正确看待自我形象的改变，树立正向的自我概念。

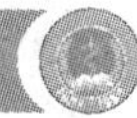

【健康指导】

1. 疾病知识指导　向家长讲解疾病的相关知识和护理方法。

2. 用药指导　指导家长掌握药物的剂量、使用方法和学会观察药物副作用。为患儿及家长提供有关激素替代治疗的信息。应向家长强调替代疗法一旦中止，生长发育会再次减缓。

3. 卫生保健知识指导　教会家长生长发育曲线记录方法。在治疗过程中，每3个月测量身高、体重1次，并记录在生长发育曲线上，以观察疗效。

第三节　糖尿病

糖尿病（diabetes mellitus，DM）是由于胰岛素绝对或相对不足引起的糖、脂肪、蛋白质代谢紊乱，致使血糖增高、尿糖增加的一种内分泌代谢病。儿童糖尿病患者易合并酮症酸中毒而成为急症之一，其后期伴发的血管病变常累及眼和肾。

糖尿病分为原发性和继发性两类。原发性糖尿病又可分为：①1型糖尿病，又称胰岛素依赖型糖尿病（insulin-dependent diabetes mellitus，IDDM），多见于青少年，必须使用胰岛素治疗。②2型糖尿病，又称非胰岛素依赖型糖尿病（non-insulin-independent diabetes mellitus，NIDDM），多见于成年人，儿童发病甚少。③青年成熟期发病型糖尿病（MODY），是一种罕见的遗传性β细胞功能缺陷症，属常染色体显性遗传。继发性糖尿病包括胰腺疾病、内分泌疾病、某些遗传综合征、胰岛素受体异常等引起的糖尿病。98%的儿童糖尿病是1型糖尿病，故本节重点介绍1型糖尿病。

【病因及发病机制】

（一）病因

1型糖尿病发病与下列因素有关。

1. 遗传因素　目前已证实第6号染色体短臂上的人类白细胞抗原基因位点DR_3和DR_4与1型糖尿病有密切关系。但单卵双胎发生1型糖尿病的一致性约30%～50%，提示遗传只是1型糖尿病的发病因素之一。

2. 自身免疫反应　研究证实，体液免疫和细胞免疫均与1型糖尿病的发病密切相关。病初在大多数患儿体内可检测到多种自身抗体，这类抗体在补体和T淋巴细胞的协同下具有针对胰岛细胞的毒性作用。免疫系统对自身组织的攻击可认为是发生1型糖尿病的基础。

3. 环境触发因素　1型糖尿病发病与环境触发因素如病毒感染、化学毒素（如亚硝胺）及胰腺缺血损伤等有一定关系。

（二）发病机制

1型糖尿病是在遗传倾向的基础上，在外界环境因素作用下，导致自身免疫性疾病，引起胰岛β细胞损伤，胰岛素分泌不足，使葡萄糖的利用减少，能量不足而产生饥饿感，引起多食。肝糖原合成减少，糖异生增加使血糖增高，超过肾阈值，产生糖尿，引起渗透性利尿出现多尿、电解质紊乱和慢性脱水，进而产生口渴和多饮。蛋白质合成减少，使生长迟缓、抵抗力下降而易继发感染。脂肪分解过多，使机体消瘦，中间代谢产物如乙酰乙酸、β-羟丁酸和丙酮酸堆积可形成酮症酸中毒。

【临床表现】　常起病急，多数患儿有多饮、多尿、多食和体重下降（三多一少）等典型症状。但婴儿多饮、多尿不易被发觉，很快即可发生脱水和酮症酸中毒。儿童因为夜尿增多可发生遗尿。年长儿还可出现消瘦、精神不振、倦怠乏力等体质显著下降症状。约有40%患儿首次就诊即表现为糖尿病酮症酸中毒，常因感染、过食等因素诱发，年龄越小，发病率越高，表现为恶心、呕吐、腹痛、厌食，呼吸深长、节率不整、呼气有酮味，口唇呈樱桃红、精神委靡、意识模糊甚至昏迷。少数患儿起病缓慢，以精神呆滞、软弱、体重下降为主要表现。病程久且治疗不当者可影响生长发育，肝因脂肪浸润而肿大。由于患儿免疫力下降，常合并各种感染，如呼吸道、消化道、泌尿道感染，及反复皮肤疖痈和甲沟炎等。

【辅助检查】

1. 血液检查

(1) 血糖：空腹全血或血浆血糖分别≥6.7 mmol/L（120 mg/dl）、≥7.8 mmol/L（140 mg/dl）或随机血糖≥11.1 mmol/L（200 mg/dl）者即可诊断为糖尿病。

(2) 血脂：胆固醇、三酰甘油和游离脂肪酸均增高。治疗适当时则可使之降低，故定期检测血脂水平有助于判断病情控制情况。

(3) 血气分析：对糖尿病酮症酸中毒的诊断和治疗有指导作用。如果 pH＜7.30，HCO_3^-＜15 mmol/L时，提示有代谢性酸中毒存在。

(4) 糖化血红蛋白：血红蛋白在红细胞内与血中葡萄糖或磷酸化葡萄糖呈非酶化结合，形成糖化血红蛋白（HbA_1c），其量与血糖浓度呈正相关。正常人 HbA_1c＜7%，治疗良好的糖尿病患儿应＜9%，如＞12%时则表示血糖控制不理想。因此，HbA_1c 可作为患儿在以往2～3个月期间血糖是否得到满意控制的指标。

2. 尿液检查

(1) 尿糖：尿糖定性一般呈阳性。在用胰岛素治疗过程中，应监测尿糖变化，以判断饮食及胰岛素用量是否恰当。通常收集一段时间内的尿液进行定量检测，可以反映血糖在这一段时间内的综合水平。

(2) 尿酮体：糖尿病伴有酮症酸中毒时呈阳性。

(3) 尿蛋白：监测尿微量白蛋白，可及时了解肾的病变情况。

3. 胰岛β细胞功能检查和胰岛素水平测定

(1) 口服葡萄糖耐量实验：对无明显临床症状，尿糖呈偶阳性，但空腹血糖正常或稍高，尚不能确诊为糖尿病时，可做此项检查。通常采用口服葡萄糖法：即儿童按1.75 g/kg葡萄糖，总量不超过75 g，每克加水2.5 ml，清晨空腹时，于5 min内喝完。在口服葡萄糖前（0 min）和口服葡萄糖后60 min、120 min和180 min时取血，分别测定血糖和血胰岛素。正常儿童0 min血糖＜6.2 mmol/L（110 mg/dl），口服葡萄糖后60 min和120 min血糖值分别＜10.0 mmol/L（180 mg/dl）和7.8 mmol/L（140 mg/dl）。糖尿病患儿的120 min血糖值＞11.1 mmol/L（200 mg/dl）且血胰岛素峰值低下。

(2) 血胰岛素和C肽：首次就诊的患儿需检测血液中的胰岛素水平，血胰岛素降低有助于糖尿病分型，1型糖尿病患儿如果已经注射过外源性胰岛素，可通过测定血浆C-肽的水平了解胰岛β细胞分泌胰岛素的功能。

【治疗要点】 治疗目的：消除糖尿病的临床症状，维持血糖稳定，预防酸中毒及其他并发症的发生，使患儿获得正常生长发育。主要方法是：控制饮食、胰岛素代替疗法、积极纠正电解质紊乱和维持酸碱平衡等。

【常见护理诊断】

1. 营养失调：低于机体需要量　与胰岛素缺乏所致代谢紊乱有关。

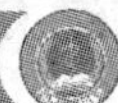

2. 有感染的危险　与抵抗力降低有关。

3. 知识缺乏　与患儿及家长缺乏有关糖尿病的知识有关。

4. 潜在并发症：酮症酸中毒、低血糖或低血糖昏迷。

【护理措施】

1. 一般护理

(1) 饮食护理：饮食管理以既能满足患儿生长发育及活动需要又能维持正常血糖为原则。每日所需总热量（千卡）为：1000＋年龄×（80～100）。饮食成分的分配为：糖类占总热量的50％～55％，蛋白质占15％～20％，脂肪占25％～30％。糖类以大米等谷类为主，避免精制糖；每日应保持一定量的纤维素和维生素。全天热量分配：分为三餐，早、中、晚分别占1/5、2/5、2/5，每餐中分出不超过1/3的热量食物作为餐间点心，进食时间应相对固定。

(2) 运动：运动时肌肉对胰岛素的敏感性增高，从而增强葡萄糖的利用，有利于控制体重，降低血脂、血糖，促进生长发育。应鼓励患儿适时进行体育运动，运动的种类和剧烈程度应根据年龄和运动能力进行安排。固定每天运动时间，以进餐1 h后、2～3 h内为宜。

2. 病情观察

(1) 密切观察病情变化，监测血糖、尿糖、电解质、酮体、血气等变化。

(2) 注意观察注射胰岛素后的反应：①低血糖反应：胰岛素应用过程中由于用量过大、运动量增加、饮食摄入不足等因素，均可引起低血糖反应。表现为面色苍白、出冷汗、心动过速、腹痛、饥饿感、头晕、惊厥甚至昏迷。发生低血糖时应及时加餐或饮用含糖饮料，严重者按医嘱静脉注射25％～50％葡萄糖液40 ml。②低-高血糖反应（Somogyi现象）：常由于慢性胰岛素过量，尤其是晚餐前中效胰岛素用量过多，夜间发生低血糖，随之由于升高血糖的激素分泌增加引起反应性血糖升高。此时需减少胰岛素用量。③黎明现象：由于晚间胰岛素不足引起，清晨5～9时发生血糖和尿糖升高。加大晚间胰岛素的剂量或将注射时间稍向后移即可。

3. 诊疗护理　按胰岛素的作用快慢及持续时间的长短分为短效、中效和长效三种类型。

(1) 胰岛素的用法：一般胰岛素的用量为每日0.5～1.0 U/kg。目前通常采用每日两次皮下注射的方案：将全天需要胰岛素总量的2/3于早餐前30 min注射，1/3于晚餐前30 min注射。注射时，短效胰岛素应占胰岛素全天需要量的2/3，中效或中长效胰岛素应占胰岛素全天需要量的1/3，抽吸药液时，应先抽取短效胰岛素，再抽取中效或长效胰岛素，混匀后皮下注射，也有的混合胰岛素制剂可直接使用。

(2) 注射部位：一般常用皮下注射，选择臀部、大腿内侧及前侧、上臂前外侧及前内侧、腹部等。有计划按顺序成排轮换注射，每针间隔2 cm，每部位排成3～4行，1个月之内不要在同一部位注射2次，以免局部皮下组织萎缩硬化，影响胰岛素的吸收。每次注射时尽量用同一型号的1 ml注射器，以保证剂量的绝对准确。

(3) 用量调整：在保证饮食和运动量相对固定的基础上，根据血糖、尿糖监测结果，每2～3天调整胰岛素剂量1次，直至尿糖呈色试验不超过“＋＋”。

4. 对症护理

(1) 预防感染：糖尿病患儿免疫功能降低，极易发生感染，尤其是皮肤感染。应注意勤洗浴，如发现细微伤口或毛囊炎应及时处理。因尿糖的刺激，患儿会出现阴部瘙痒，故便后应用温开水或淡盐水清洗肛周。卧床的患儿，每日做皮肤护理及口腔护理2次。

(2) 酮症酸中毒的护理：①患儿绝对卧床休息，注意保暖，以使体内能量消耗达最低水平，以减少脂肪和蛋白质分解。②立即建立两条静脉输液通道，一条为纠正脱水、酸中毒快速补液通道，另一条静脉通道输入小剂量胰岛素，以 0.1U/kg 静脉注射作为基础量，然后按每小时 0.1U/kg 的速度静脉滴入，最好用输液泵调整滴速，使血清胰岛素浓度维持比较恒定的水平。同时严密监测血糖变化，随时调整治疗方案。③纠正低血钾：临床上在胰岛素治疗后 4～6h，可发生严重低钾血症，甚至引起心律失常，威胁生命，故在小剂量胰岛素静脉输入后应予补钾，浓度<0.3%。④积极控制感染：多数酮症酸中毒是由于感染引起，应积极寻找感染灶，及时应用抗生素控制感染。

5. 心理护理　糖尿病患者需要每日注射胰岛素及饮食控制，会给患儿及其家长带来很大的精神和经济负担。故必须做好患儿及家长的思想工作，帮助患儿及家长树立战胜疾病的信心，坚持有规律的生活和治疗，保证患儿坚持治疗计划，帮助家长和患儿掌握糖尿病的管理方法。

【健康指导】

1. 疾病知识指导　向家长介绍导致本病的可能病因、目前患儿病情状况、为患儿拟订的诊疗计划及采取的护理措施，以取得家长的配合及支持。告知家长糖尿病是终身性疾病，患儿必须学会将饮食控制、胰岛素治疗及运动疗法融入生活。

2. 用药指导　详细告知并教会家长正确使用胰岛素的方法，如药物的抽取、注射部位的选择、时间的控制、用药后的反应及用药注意事项。并学会用药后观察患儿有无面色苍白、无力、出汗等低血糖反应，若出现上述反应立即口服糖水并及时就医。指导定期随访以便调整胰岛素用量。

3. 卫生保健知识指导　教会家长做好饮食入量、尿糖变化、胰岛素注射次数和剂量等记录。解释严格遵守饮食控制的重要性，选择高蛋白、高维生素和粗纤维素类饮食。每日进食应定量、定时。鼓励和指导患儿及家长独立进行血糖和尿糖的检测，教会患儿或家长应用纸片法监测末梢血糖值，用班氏试纸或试纸法监测尿糖。教育患儿随身携带糖块和卡片（注明姓名、住址、监护人联系方式、病名、胰岛素注射量、医院名称及负责医师），以便发生意外时可立即治疗。合理安排患儿活动量，活动时应防止低血糖；鼓励患儿与正常儿童接触，以建立正常的社会行为方式。

小结

小儿内分泌系统疾病对小儿生长发育有较大影响。先天性甲状腺功能减退症可引起体格和智能发育障碍，通过新生儿筛查可早期诊断，早期使用甲状腺激素替代可以防止智力低下和生长发育障碍。生长激素缺乏可导致生长发育障碍，需采用生长激素替代疗法，一旦替代疗法中止则生长发育就会减缓，因此为患儿及家长提供疾病知识指导非常重要。儿童糖尿病的主要类型是1型糖尿病，多数患儿有“三多一少”的典型症状，通过采取控制饮食、合理运动、胰岛素替代疗法等综合治疗及护理措施，可达到消除糖尿病的临床症状、维持血糖稳定、防止发生酸中毒、使患儿获得正常生长发育的治疗目的。

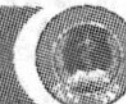

思考题

1. 名词解释　黎明现象、酮症酸中毒。

2. 简答题

(1) 糖尿病患儿使用胰岛素治疗的注意事项有什么？

(2) 简述糖尿病患儿健康教育内容。

（新疆医科大学第二附属医院　占小春）

第十五章 免疫性疾病患儿的护理

学习目标

1. 掌握风湿热的病因、临床表现、治疗要点及护理措施。
2. 熟悉过敏性紫癜和川崎病的临床表现、治疗要点及护理措施。
3. 了解小儿免疫特征、原发性免疫缺陷病的临床特点。

第一节 小儿免疫特征

免疫（immunity）是机体的生理性保护机制，其本质是识别敌我、排除异己，其功能包括预防感染，清除衰老、损伤或死亡的细胞，识别和清除突变的细胞。人类免疫系统的发生、发育始于胚胎早期，到出生时渐趋成熟，但因接触抗原机会少，尚未建立免疫记忆，使小儿特别是婴幼儿处于生理性免疫低下状态。

一、非特异性免疫特征

（一）皮肤、黏膜的屏障作用差

致密的上皮细胞具有机械屏障作用，可直接阻止病原微生物侵入人体；皮肤和黏膜分泌物中的一些化学物质亦具有杀菌、抑菌作用。小儿皮肤角质层薄嫩，容易破损，屏障作用差，易受机械或物理损伤而继发感染；新生儿皮肤较成人偏碱性，易于细菌或真菌的繁殖；肠道通透性高，胃酸较少；血-脑屏障未发育成熟以及呼吸道纤毛发育不完善等，均导致新生儿和婴幼儿的非特异性免疫功能较差，易于感染。

（二）吞噬功能弱

血液中有吞噬功能的细胞主要是单核/巨噬细胞和中性粒细胞。新生儿单核细胞发育已完善，但因缺乏辅助因子，其趋化、吞噬和杀菌功能均较成人差；新生儿中性粒细胞功能可呈暂时性低下，这与新生儿时期黏附和趋化分子等的表达不足有关，因此新生儿易发生化脓性感染。

（三）补体水平低

母亲体内的补体不能经胎盘进入胎儿体内，婴儿出生时血清补体含量低。新生儿补体经典途径成分（CH50、C3、C4 和 C5）活性约为成人的 50%～60%，生后 3～6 个月达到成人水平；旁路途径的各种成分发育更为落后，B 因子和备解素分别为成人的 35%～60%和 35%～70%。未成熟儿补体经典途径和旁路途径均低于成熟儿。

二、特异性免疫特征

特异性免疫是后天获得的，包括细胞免疫（cell-mediated immunity）和体液免疫（humoral immunity）两种，这两种免疫必须由抗原物质进入机体刺激免疫系统后方可产生。T

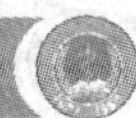

淋巴细胞主要担负细胞免疫功能，B淋巴细胞主要担负体液免疫功能。

（一）细胞免疫

细胞免疫是由T淋巴细胞介导产生的免疫反应。胸腺是T细胞发育成熟的重要场所，出生时胸腺大小与功能已达高峰，T细胞自身发育已完善。这些成熟的T细胞中有的具有与T辅助/诱导活性相关的CD4，有的具有与T抑制/细胞毒性有关的CD8。足月新生儿外周血中T细胞绝对计数已达成人水平，其中CD4细胞数较多，但其辅助功能低，且具有较高的抑制活性，一般生后6个月CD4辅助功能趋于正常。

机体发生免疫应答过程中可产生多种细胞因子。$CD4^+$ T淋巴细胞受抗原刺激后可分化为两个亚群，即Th_1和Th_2，它们可产生多种细胞因子，调节免疫细胞应答时的模式、强度以及免疫细胞与炎性细胞的相互反应。新生儿时期γ-干扰素（IFN-γ）产量为成人的1/10～1/8，白细胞介素-4（IL-4）的产量约为成人的1/3。约3岁时IL-4和IFN-γ达成人水平。

（二）体液免疫

1. B细胞　骨髓是B细胞成熟的场所，淋巴结是B细胞富集的器官。与T细胞免疫相比，B细胞免疫的发育较迟缓。胎儿和新生儿有产生IgM的B细胞，但无产生IgG和IgA的B细胞，分泌IgG的B细胞于2岁时、分泌IgA的B细胞于5岁时达到成人水平。B细胞不足则不利于特异性抗体生成，易发生暂时性低丙种球蛋白血症。

2. 免疫球蛋白（immunoglobulin，Ig）　有抗体活性的球蛋白称为免疫球蛋白，是B细胞最终分化为浆细胞的产物，存在于血管内外的体液中和B细胞膜上，分为IgG、IgA、IgM、IgD和IgE五类。

（1）IgG：是唯一可以通过胎盘的免疫球蛋白，占免疫球蛋白的75%。新生儿血液中的IgG主要是通过胎盘从母体获得，在新生儿抗感染中起重要作用。大量IgG通过胎盘发生在妊娠后期，故胎龄小于32周的胎儿或未成熟儿的血清IgG浓度较低。来自母体的IgG于小儿出生后因代谢分解而逐渐下降，至6个月时全部消失，故6个月后小儿易患感染性疾病。胎儿至出生后3个月自身产生的IgG数量不多，3个月后产量逐渐增加，至6～7岁时才接近成人水平。

（2）IgM：正常情况下，因无抗原刺激，胎儿自身产生的IgM极少；又因IgM不能通过胎盘，故脐血中IgM含量极低。若脐血中IgM升高提示胎儿有宫内感染。生后3～4个月时IgM在血清中的含量为成人的50%，1岁时达成人的75%。IgM是抗革兰阴性杆菌的主要抗体，有溶菌作用，因其在新生儿血液中含量较低，故新生儿时期易患革兰阴性杆菌感染，尤其容易患大肠埃希菌败血症。

（3）IgA：是血清中增加较慢的一类抗体，分为血清型和分泌型两种。母体的IgA不能通过胎盘输给胎儿，故胎儿血中IgA水平很低，血清IgA于少年时期才达到成人水平。分泌型IgA是黏膜局部抗感染的重要因素，新生儿及婴幼儿分泌型IgA水平较低，1岁时仅为成人的3%，易患呼吸道及消化道感染，12岁时才达到成人水平。初乳中含有大量的分泌型IgA，因此母乳喂养比人工喂养的小儿患呼吸道及消化道感染的概率下降。

（4）IgD：母体中的IgD不能通过胎盘输给胎儿，脐血IgD含量仅为成人的10%，5岁时才达成人的20%。IgD的生理功能至今了解不多，多种疾病尤其是变态反应疾病及慢性病人体内均能检出特异性IgD抗体或较高的血清IgD水平。

（5）IgE：一般不能通过胎盘，出生时小儿IgE水平约为成人的10%，7岁左右达成人水平。IgE是导致速发型变态反应的主要物质，新生儿IgE很低，因此不易出现典型的速发型变态反应，如婴儿期IgE呈高水平，在2岁以内很容易出现特异性变态反应性疾病。

第二节 原发性免疫缺陷病

免疫缺陷病（immunodeficiency disease，ID）是指因免疫细胞（淋巴细胞、吞噬细胞和中性粒细胞）和免疫分子（白细胞介素、补体、免疫球蛋白和细胞膜表面分子）缺陷引起的机体抗感染功能低下的一组临床综合征。可分为原发性和继发性两大类。原发性免疫缺陷病（primary immunodeficiency disease，PID）是由于免疫系统先天性发育不良而导致的免疫功能低下的一组疾病；如为出生后环境因素如感染、营养紊乱等影响免疫系统所致，称为继发性免疫缺陷病（secondary immunodeficiency disease，SID）。PID多为遗传性，临床主要表现为抗感染功能低下，易发生反复而严重的感染，同时伴有自身稳定和免疫功能的异常。PID的发病率为1∶10000，多发生于婴幼儿。

【病因及发病机制】 原发性免疫缺陷的病因复杂，目前尚不清楚，可能与遗传因素、宫内感染等多种因素有关。目前已知腺苷脱氨酶（ADA）缺陷和嘌呤核苷磷酸化酶（PNP）缺陷可分别引起常染色体隐性遗传的严重联合免疫缺陷病和胸腺发育不全综合征；IL-2、IL-4、IL-7、IL-9和IL-15的共有受体γ链（γc）基因突变可导致以T细胞缺陷为主的联合免疫缺陷病；胎儿感染风疹病毒后可引起低丙种球蛋白血症，感染巨细胞病毒可使胎儿的干细胞受损而导致严重的联合免疫。其他PID的发病机制目前尚不清楚。

【分类】 原发性免疫缺陷病涉及病种很多，一般根据B淋巴细胞和T淋巴细胞的功能缺乏或障碍分为特异性免疫缺陷病和非特异性免疫缺陷病两大类。

（一）特异性免疫缺陷病

1. 抗体缺陷病　包括X-连锁低丙种球蛋白血症、常见变异型低丙种免疫缺陷病、婴儿暂时性低丙种球蛋白血症、选择性IgA缺陷、选择性IgM缺陷、选择性IgG亚类缺陷等。

2. 细胞免疫缺陷病　包括先天性胸腺发育不全症及嘌呤核苷磷酸化酶缺陷。

3. 抗体和细胞联合免疫缺陷病　包括严重联合免疫缺陷病、共济失调-毛细血管扩张症及伴有血小板减少和湿疹的免疫缺陷病（Wiskott-Aldrich综合征）等。

（二）非特异性免疫缺陷病

1. 吞噬细胞数量和功能缺陷。

2. 补体系统缺陷。

【临床表现】 原发性免疫缺陷病由于病因不同，其临床表现极为复杂，除一些共性特征以外，由于免疫功能缺陷的不同，临床表现的差异性很大。

（一）原发性免疫缺陷病的共同临床特征

1. 反复和慢性感染　免疫缺陷最常见的表现是感染，表现为反复、严重、持久性的感染，以呼吸道和皮肤感染最常见，亦可发生全身性感染。患儿感染的病原类型主要取决于其免疫系统受损的部分，一般而言，体液免疫缺陷患儿易发生细菌性感染，而细胞免疫缺陷患儿则易发生病毒、结核分枝杆菌和沙门菌属等细胞内病原体感染。

2. 容易并发肿瘤和自身免疫性疾病　原发性免疫缺陷病患儿肿瘤的发生率较正常人群高数10倍乃至100倍以上，以淋巴瘤最常见。此外，原发性免疫缺陷病易伴发自身免疫性疾病包括溶血性贫血、血小板减少性紫癜、系统性红斑狼疮、皮肌炎和免疫复合物性肾炎、系统性血管炎、免疫性甲状腺功能减退和关节炎等。

（二）常见的几种原发性免疫缺陷病的临床特点

1. X-连锁无丙种球蛋白血症　IgM、IgG 和 IgA 均明显下降或缺如，外周血 B 细胞很少或缺如，但 T 细胞免疫功能正常。本病又称 Bruton 病，仅见于男孩。患儿多于生后 4～8 个月后起病，表现为反复、持续的细菌感染，如肺炎、鼻窦炎、中耳炎、脑膜炎、败血症等。预后差，常于婴幼儿期死于重症感染。如能及时诊断，坚持应用丙种球蛋白治疗，可使感染减轻，生存期延长。

2. 婴儿暂时性低丙种球蛋白血症　因不能及时产生 IgG，故血清 IgG 水平持续性低下。患儿自身产生免疫球蛋白的功能常推迟到出生后 9～18 个月，至 2～4 岁时含量才达到正常水平。男女均可发病，偶有家族史。患儿易患各种细菌性感染，如肺炎、腹泻、皮炎等，但病情较轻。外周血 B 细胞数量和 T 细胞功能正常，预后良好。

3. 常见变异型免疫缺陷病　是一种较常见的低丙种球蛋白血症，男女均可发病。发病年龄不定，较多见于青少年。由于疾病的类型不同，免疫缺陷程度各异，本病的临床症状表现多样，易感细菌，此特点与 X-连锁无丙种球蛋白血症相似。患者血清中免疫球蛋白多不正常。外周血 B 细胞数量正常或减低，周围淋巴组织可有滤泡结构破坏、网状细胞和皮质滤泡增生。

4. 先天性胸腺发育不全　又称 DiGeorge 综合征，男女均可发生，大多为非遗传性。病理特征是胸腺和甲状旁腺缺如或发育不全，临床表现的轻重与胸腺、甲状旁腺缺损程度有关。临床特点为新生儿手足抽搐、心血管畸形、特殊面容（人中短、眼距宽、下颌骨发育不良、耳郭低位并有切迹等），以及不耐受免疫接种等。外周血 T 细胞数量显著减少，B 细胞百分数可升高，抗体功能和免疫球蛋白水平一般正常。本病预后不良，多于生后 1 周内死于低钙血症，有的于 2 岁内死于感染。但轻症病例经治疗后 T 细胞功能可以得到恢复，甲状旁腺功能也有可能恢复。

【辅助检查】

1. 体液免疫功能测定

（1）免疫球蛋白的测定：是检测 B 细胞功能最常用的试验，IgG 在 2.5 g/L 以下，IgA 和 IgM 各在 0.1 g/L 以下可认为是缺乏。

（2）同族血凝素试验：1 岁以上非 AB 血型小儿血清中抗 A 或抗 B 滴度应 $>1:4$，低于此数提示体液免疫缺陷。

（3）特异性抗体测定：正常小儿经全程白喉类毒素预防注射后，皮肤锡克试验应为阴性。体液免疫和联合免疫缺陷者因缺乏产生抗体的反应，此试验呈阳性。

（4）骨髓检查或淋巴结活检：缺乏浆细胞。

2. 细胞免疫功能测定

（1）外周血淋巴细胞计数：少于 1.5×10^9/L，提示细胞免疫缺陷。

（2）皮肤迟发型超敏反应：OT 试验或 PDD 试验阴性反应除了表示未接种过卡介苗、无结核感染外，还可提示细胞免疫缺陷。

（3）淋巴细胞转化试验：以每分钟脉冲数（CPM）或刺激指数（SI）表示。当 SI <3 时，认为是 T 细胞免疫缺陷。

（4）E 玫瑰花形成试验：此试验的正常值为 50%～80%，低于正常则提示 T 淋巴细胞减少，见于细胞免疫缺陷。

3. X线检查 婴儿期缺乏胸腺影者提示T细胞功能缺陷。

4. 其他 周围血红细胞腺苷脱氨酶和嘌呤核苷酸磷酸化酶测定有助于该酶缺陷病的诊断。

【治疗要点】

1. 一般治疗 对患儿采取保护性隔离，预防和治疗感染。

2. 替代治疗 设法对缺陷的体液或细胞免疫进行替代疗法，如应用丙种球蛋白(IVIG)、高效价免疫血清球蛋白（SIG)、血浆、新鲜白细胞或细胞因子。

3. 免疫重建 采用正常细胞或基因片段植入患儿体内，使之发挥功能，以持久纠正免疫缺陷，方法包括胸腺组织移植、干细胞移植（胎肝移植、骨髓移植、脐血干细胞移植等）。

4. 基因治疗 将正常的目的基因片段整合到患儿干细胞基因组中，使转化的基因片段能在患儿体内复制而持续存在，但基因治疗尚处于探索阶段。

【常见护理诊断】

1. 有感染的危险 与免疫功能缺陷有关。

2. 焦虑 与反复感染、预后较差有关。

【护理措施】 护理的重点是采取多种措施预防感染，使每一位医护人员、患儿及其家属明确预防感染对本病的重要性。

1. 一般护理

(1) 消毒隔离：应给予患儿保护性隔离，不与感染性疾病患儿接触；医护人员要严格执行消毒隔离制度，确保无菌操作；保持病室空气新鲜，避免上呼吸道感染；勿食生冷饮食，预防消化道感染；做好患儿口腔及皮肤的护理。

(2) 合理喂养：选择营养丰富且易消化食物，注意热量、蛋白质、维生素和微量元素的供给，注意食具定期消毒，提倡母乳喂养。

2. 病情观察 密切观察病情，及时发现感染迹象。

3. 诊疗护理 合并感染时，遵医嘱给予抗生素；应用免疫替代制剂，应注意变态反应的发生。

4. 心理护理 由于反复感染和住院，患儿易产生焦虑、孤独、沮丧、恐惧心理，应加强与患儿及家长的沟通交流，及时给予心理支持，帮助其树立战胜疾病的信心。

【健康教育】

1. 疾病知识指导 向家长介绍原发性免疫缺陷病的病因、临床特点及护理要点，以取得家长和患儿的配合。

2. 用药指导 细胞免疫缺陷的患儿应禁止接种活疫苗或菌苗，以防发生严重感染；有严重细胞免疫缺陷的患儿不宜输新鲜血制品，以防发生移植物抗宿主反应（GVHR)；糖皮质激素类药物应慎用。

3. 卫生保健知识指导 指导患儿及家属如何预防感染，宣传喂养知识，鼓励经治疗后的患儿尽可能参加正常生活。患儿一般不做扁桃体和淋巴结切除术，脾切除术为禁忌。

第三节 风湿热

风湿热（rheumatic fever）是一种与A群乙型溶血性链球菌感染有关的变态反应性疾病。主要表现为发热、心脏炎、游走性关节炎、舞蹈病、环形红斑和皮下结节，可反复发

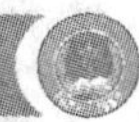

作。心肌炎是最严重的表现，急性期可危及患儿生命，反复发作可致永久性风湿性心脏瓣膜病。本病好发年龄为6～15岁，冬春季节发病率较高，南方较北方发病率高，可能与天气潮湿有关。

【病因与发病机制】 尚不完全清楚，多认为与A组乙群溶血性链球菌感染后的变态反应和自身免疫相关。①变态反应，有些抗链球菌抗体可与人的心脏、丘脑和丘脑下核等组织发生交叉反应，导致Ⅱ型变态反应性组织损伤，还可因链球菌菌体成分及其产物与相应抗体作用，形成免疫复合物沉积于关节、心肌、心瓣膜，导致Ⅲ型变态反应性组织损伤。②自身免疫、风湿性心脏病患儿可出现抗心肌抗体，损伤心肌组织而发生心肌炎。近年来研究表明该病还可能与遗传、病毒感染等有关。

【临床表现】 发病前1～4周常有上呼吸道感染史，一般呈急性起病，也可隐匿进展。临床主要表现为心脏炎、关节炎、舞蹈病、皮下结节和环形红斑，发热和关节炎是最常见的主诉。

1. 一般表现 急性起病者发热可持续1～2周，热型不规则，隐匿型发病者可无发热。可伴精神不振、疲倦、食欲差、面色苍白、多汗、腹痛等，个别患儿可有胸膜炎和肺炎。

2. 心脏炎 是本病最严重的表现，也是导致风湿热患儿死亡及留下永久性器官损害的主要原因。临床上约40%～50%的风湿热患儿有心脏损害。发生急性风湿性心脏病变时心肌、心内膜和心包膜同时有不同程度受累，故泛称风湿性心脏炎。表现为心动过速、心脏扩大、心音低钝，可闻奔马律及心脏杂音。发生心包炎时可有心前区疼痛、心包摩擦音或心音遥远等。风湿性心脏炎初次发作约有5%～10%患儿可发生充血性心力衰竭，再发时发生率更高。风湿性心脏炎反复发作可导致心脏瓣膜的永久性损伤，最常受累的瓣膜为二尖瓣，其次为主动脉瓣，称风湿性心脏瓣膜病。

3. 关节炎 发生率约占急性风湿热总数的50%～60%。以膝、踝、肘、腕等大关节为主，病变部位红、肿、热、痛，活动受限，病变呈游走性改变，每个受累关节持续数日后自行消退，不遗留畸形。总病程约3～4周。

4. 舞蹈病 又称风湿性脑病，占风湿热患儿的3%～10%，女童多见，系锥体外系受累所致。表现为全身或部分肌肉无目的的不自主快速运动，如伸舌歪嘴、挤眉弄眼、耸肩缩颈、语言障碍、书写困难、细微动作不协调等。兴奋或注意力集中时加剧，入睡后消失。舞蹈病病程在1～3个月，可单独存在或与风湿热其他症状同时存在。

5. 皮下结节 常见于伴有严重心肌炎的风湿热患儿，发生率约5%。皮下结节位于肘、腕、膝、踝等关节伸面，及骨隆起处或肌腱附着处，直径0.1～1cm，与皮肤不粘连，坚硬，活动无压痛，约经2～4周自然消失。

6. 环形红斑、结节性或多形性红斑 以环形红斑多见，常位于躯干及四肢屈侧，呈环形或半环形，色淡红或暗红，边缘常呈轻度隆起，环内皮肤正常。可为一过性或时隐时现，持续数周，不留痕迹。

【辅助检查】

1. 血常规 常见轻度贫血，周围血白细胞总数和中性粒细胞增多，伴核左移现象。

2. 抗链球菌抗体测定 抗链球菌溶血素“O”（ASO）、抗链激酶（ASK）和抗透明质酸（AH）增高，说明近期有过链球菌感染，有助于风湿热的诊断，但不反映风湿热的活动性。

3. 风湿热活动指标 白细胞计数和中性粒细胞增高、红细胞沉降率加快、C反应蛋白增高、α_2 球蛋白和黏蛋白增高等，可反映疾病的活动情况，但无特异性。

4. 心电图检查 以 P-R 间期延长最为常见，亦可有心率加快、室性早搏、阵发性房颤及 ST-T 异常等改变。

表 15-1 风湿热的诊断指标

主要表现	次要表现	链球菌感染证据
心脏炎	发热	咽拭子培养阳性或快速链球菌抗原试验阳性
多关节炎	关节痛	抗链球菌抗体滴度升高
舞蹈病	红细胞沉降率加快	
环形红斑	CRP 阳性	
皮下小节	P-R 间期延长	

具备两项主要表现加链球菌感染证据；或具备一项主要表现加两项次要表现加链球菌感染证据，可诊断为风湿热。

【治疗要点】 治疗原则是卧床休息，清除链球菌感染和抗风湿治疗。

1. 休息 卧床休息，期限取决于心脏受累程度和心功能状态。

2. 清除链球菌感染 常规给予青霉素肌内注射 14 天，青霉素过敏者可以选用其他对革兰阳性球菌有效的抗生素。

3. 抗风湿热的治疗 心脏炎患儿应首选糖皮质激素治疗，总疗程 8～12 周。无心脏炎者选用阿司匹林 100 mg/（kg・d）（最大量＜3 g/d），2 周后逐渐减量，疗程 4～8 周。

4. 舞蹈病的治疗 药物疗效不佳，一般采用支持和对症疗法。症状严重者可用镇静剂如苯巴比妥钠、氯丙嗪和地西泮等。

5. 对症治疗 肿痛明显的关节应减少活动，有心力衰竭者应及时给予抗心力衰竭治疗。

【常见护理诊断】

1. 心输出量减少 与心脏受损有关。
2. 疼痛 与关节受累有关。
3. 体温过高 与免疫炎症有关。
4. 焦虑 与病情重、病程较长、易复发有关。
5. 潜在并发症：药物副作用。

【护理措施】

1. 一般护理

（1）饮食护理：给予易消化、高蛋白、高维生素饮食，有心力衰竭者适当限制盐和水，详细记录 24 h 出入量，保持大便通畅。

（2）休息：休息可减轻心脏负担，对已有心脏病变者尤为重要。急性期无心脏炎者卧床休息 2 周；有心脏炎但无心力衰竭者卧床休息 4 周；心脏炎伴充血性心力衰竭者则需卧床休息至少 8 周。随后逐渐恢复活动，一般恢复至正常活动量所需时间是：无心脏受累者 1 个月，轻度心脏受累者 2～3 个月，严重心脏炎伴心力衰竭者 6 个月。

2. 病情观察 注意患儿心率、心律、心音变化，有无烦躁不安、面色苍白、多汗、气急等心力衰竭表现。详细记录，及时处理。

3. 诊疗护理 根据医嘱正确用药。抗风湿治疗疗程长，重症病例泼尼松总疗程约 8～12

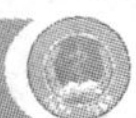

周，轻症病例用阿司匹林的总疗程约4～8周。服药期间应注意观察副作用。阿司匹林可引起胃肠道反应、肝功能损害和出血，饭后服用或同时服用氢氧化铝可减少对胃的刺激，加用维生素K可防止出血。阿司匹林引起多汗时应及时更换衣服以防受凉。长期应用泼尼松可引起满月脸、肥胖、消化道溃疡、肾上腺皮质功能不全、精神症状、血压增高、电解质紊乱、免疫抑制等，应密切观察，避免交叉感染。

4. 对症护理

(1) 关节炎的护理：有关节肿痛的患儿，可协助其保持舒适的体位，避免痛肢受压，移动肢体时应动作轻柔。并注意患肢保暖，做好皮肤护理。

(2) 发热的护理：密切观察体温变化，注意热型。高热时采用物理降温，或按医嘱给予药物降温。

5. 心理护理　关心、爱护患儿，耐心解释各项检查、治疗、护理措施的意义，争取其合作。及时解除患儿的各种不适感，如发热、出汗、疼痛等，增强其战胜疾病的信心。

【健康指导】

1. 疾病知识指导　向患儿及家长讲解各项检查、治疗、护理措施的意义。

2. 用药指导　抗风湿治疗疗程长，指导家长坚持用药，并在服药期间注意药物副作用。坚持每月肌内注射长效青霉素120万U，进行预防注射，期限至少5年，最好持续至25岁。有风湿性心脏病者，宜终身药物预防。

3. 卫生保健知识指导　指导家长学会观察病情、预防感染和防止复发的各种办法；改善居住条件，避免寒冷、潮湿；合理安排患儿的日常生活，患儿不应参加剧烈的活动以免过度劳累，防止受凉；定期门诊复查。

第四节　过敏性紫癜

过敏性紫癜（anaphylactoid purpura）又称亨-舒综合征（Henoch-Schonlein purpura，HSP），是一种以小血管炎为主要病理改变的全身性血管炎综合征。临床以皮肤紫癜、关节肿痛、腹痛、便血、血尿和蛋白尿为特征。主要见于学龄前儿童，男女发病比例为2∶1，四季均可发病，以春、秋季节多见。本病预后大多良好，少数患儿可迁延反复。

【病因及发病机制】　病因尚未明确，目前认为与某种过敏原引起的自身免疫反应有关。致敏原可为各种病原体（细菌、病毒、寄生虫等）、药物（抗生素、磺胺等）、食物（鱼虾、蛋、奶等），或植物花粉吸入、昆虫叮咬等。各种刺激因子作用于有遗传性因素的个体，激发B细胞克隆扩增，分泌大量的IgA和IgE，产生IgA介导的系统性血管炎。

过敏性紫癜的基本病理改变为广泛的急性无菌性毛细血管炎。因毛细血管壁通透性增加，使血细胞和血浆进入组织间隙，引起水肿和出血，严重者小动脉和小静脉也可受累，病变可累及整个真皮部，肾、输尿管、膀胱、尿道、胃肠道、关节等部位均可受累出血。

【临床表现】　大多为急性起病，首发症状以皮肤紫癜为主，少数病例以腹痛、关节炎和肾的症状为首发症状。起病前1～3周常有上呼吸道感染史。可伴有低热、食欲缺乏、乏力等全身症状。

1. 皮肤紫癜　反复出现皮肤紫癜为本病特征，多呈对称性分布于四肢、臀部等承重关节周围，分批出现，伸侧为多，面部及躯干较少。初起呈紫红色斑丘疹，大小不等，高出皮肤，压之不褪色，数日后呈褐棕色，并逐渐消退。部分病例可伴有荨麻疹和血管神经性水肿。皮肤紫癜一般在4～6周后消退，部分患儿间隔数周、数月后又复发。

2. 胃肠道症状 约见于2/3患儿病例。一般以阵发性剧烈腹痛为主，常位于脐周和下腹部，伴恶心、呕吐或血便。偶尔并发肠套叠、肠梗阻或肠穿孔及出血坏死性小肠炎。

3. 关节症状 约1/3患儿可出现膝、踝、肘、腕等大关节肿痛，活动受限。关节腔内有浆液性积液，但一般无出血，可在数日内消失，不遗留关节畸形。

4. 肾症状 约30%～60%患儿可有肾受损的临床表现。多发生于起病1～8周内，亦可在过敏性紫癜的全程均出现。症状轻重不一，呈肾炎、肾病综合征或慢性肾衰竭表现。可见血尿、蛋白尿和管型，甚至可有水肿和高血压。

5. 其他表现 偶尔发生颅内出血、肺出血、鼻出血、牙龈出血、睾丸出血等。

【辅助检查】

1. 血液检查 外周血白细胞数正常或轻度增高，可伴中性和嗜酸性粒细胞增高；除非严重出血，一般无贫血；血小板计数、出血和凝血时间、血块退缩实验均正常；部分患儿的毛细血管脆性试验呈阳性。

2. 尿液检查 可有红细胞、蛋白和管型，重症者可有肉眼血尿。

3. 大便潜血实验 可呈阳性反应。

4. 其他 血清IgA升高，IgG、IgM正常或轻度升高，C3、C4正常或升高。

【治疗要点】 本病尚无特效疗法。

1. 一般治疗 主要采取对症和支持疗法。控制感染，去除病因。用卡巴克洛、维生素C止血。用抗组胺药及钙剂脱敏。

2. 糖皮质激素和免疫抑制剂 急性发作症状严重，如腹痛、关节痛时，应用糖皮质激素有缓解作用，但不能预防和减轻肾损害的发生。泼尼松1～2 mg/（kg·d），分次口服，或用地塞米松静脉滴注，症状缓解后停用。重症患儿可试用环磷酰胺等。

3. 抗凝治疗 阿司匹林3～5 mg/（kg·d），每天一次口服，或双嘧达莫3～5 mg/（kg·d），分次口服，可阻止血小板凝集和血栓形成。

4. 其他 硝苯地平、吲哚美辛的应用有利于血管炎的恢复。或用补肾益气、活血化瘀的中药治疗。

【常见护理诊断】

1. 皮肤完整性受损 与变态反应性血管炎有关。

2. 疼痛 与关节和肠道变态反应性炎症有关。

3. 潜在并发症：消化道出血、紫癜性肾炎。

【护理措施】

1. 一般护理

(1) 休息：一般患儿应适当休息，以利于皮肤紫癜消退和减少其复发。对皮肤紫癜严重、关节肿胀和疼痛及便血或血尿者嘱其卧床休息。

(2) 饮食护理：忌食辛、辣刺激性食物；急性期禁食动物蛋白；腹痛较重或大便潜血阳性者进少渣半流食；消化道有明显出血者应禁食。

2. 病情观察 观察有无腹痛、便血等情况，同时注意腹部体征并及时处理；观察尿色、尿量、尿液性质及尿比重的改变，定时做尿常规检查，若有血尿和蛋白尿，提示有紫癜性肾炎，按肾炎处理；注意有无中枢神经系统出血表现。

3. 诊疗护理 遵医嘱正确使用糖皮质激素、免疫抑制剂及抗凝剂等，注意药物不良反

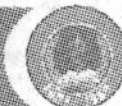

应的观察。在使用抗凝剂时注意观察患儿凝血功能，避免药物使用不当而导致出血。

4. 对症护理

(1) 皮肤护理：观察皮疹的形态、颜色、数量、分布，是否反复出现，详细记录皮疹逐日变化情况。注意保持皮肤清洁，防止擦伤和抓伤皮肤，如有破溃应及时处理，以防出血和感染。避免接触任何潜在的各种致敏原。遵医嘱使用止血、脱敏药。

(2) 关节肿痛的护理：密切观察关节肿胀和疼痛的情况，保持关节的功能位，协助患儿选取舒适体位，教会患儿用放松、娱乐的方式来减轻疼痛，做好日常生活护理。遵医嘱服用糖皮质激素以缓解关节疼痛和解除痉挛性疼痛。

(3) 腹痛的护理：观察腹痛性质，有无便血和呕吐，如发现异常腹部体征应及时与医生联系，以便进行适当处理。

5. 心理护理　评估家长对本病的了解程度，通过疾病知识指导，消除家长由于对疾病不了解引起的焦虑。

【健康指导】

1. 疾病知识指导　向家长介绍过敏性紫癜的病因、患儿目前病情及为患儿拟订的诊疗计划、采取的护理措施等，以取得家长的配合及支持。

2. 用药指导　在治疗过程中对症用药，指导家长观察药物疗效及不良反应。

3. 卫生保健知识指导　指导家长学会观察病情，合理调配饮食，指导其尽量避免接触任何可能的致敏原，出院后必须定期来院复查，及早发现并发症。

第五节 川 崎 病

川崎病（Kawasaki disease，KD）曾称为皮肤黏膜淋巴结综合征（mucocutaneous lymph node syndrome，MCLS），是一种以全身中、小动脉炎性病变为主要病理改变的急性发热出疹性疾病。其危害是冠状动脉损害引起的冠脉扩张和冠状动脉瘤的形成，是儿童后天性心脏病的主要病因之一。高发年龄为1～2岁，80%在5岁以下，男∶女为1.5∶1。

【病因及发病机制】 病因不清，可能与感染、免疫反应、环境污染、药物、化学制剂等有关。发病机制可能是易感者对感染原的某种成分产生的一种变态反应性疾病。病变可累及动脉、静脉和毛细血管，并侵犯全身多个系统，使临床表现多种多样。最严重的是冠状动脉病变，常为致死的主要原因。此外还可引起脑、肝、肾的损害。

【临床表现】 病程多为6～8周，有心血管症状时可持续数月至数年。

（一）主要表现

1. 发热　为最早出现的症状，体温39～40℃，呈稽留热或弛张热，持续1～2周（或更长）。抗生素治疗无效。

2. 皮肤、黏膜的变化　①皮疹：常在发热或发热后出现，以第1周最多见，常表现为斑丘疹、多形红斑样或猩红热样皮疹，无水疱或结痂，多见于躯干和四肢，1周左右消退。②黏膜表现：于起病3～4天出现双眼球结膜充血，无脓性分泌物和流泪；口唇干燥潮红、皲裂或出血，舌乳头突起呈杨梅舌，口腔及咽部黏膜弥漫性发红，无溃疡及伪膜形成。③肢端变化：早期手足皮肤广泛硬性肿胀，指、趾呈梭形肿胀，伴疼痛和关节强直，在体温下降时指、趾端甲床与皮肤移行处出现膜状脱皮，为本病的特征。④肛周皮肤发红、脱皮。

3. 淋巴结肿大　在发热的同时多数患儿出现颈部非化脓性淋巴结肿大，质硬，有轻压痛，局部皮肤不发红，有时枕后或耳后淋巴结亦可受累。

(二) 心脏表现

常于发病后1～6周出现，也可在恢复期发生。表现为心脏杂音、心律失常、心脏扩大、心力衰竭等。伴冠状动脉病变者可因冠状动脉瘤破裂、心肌梗死等导致心源性休克甚至猝死。

(三) 其他

可有尿道炎、呕吐、腹痛、腹泻、肝大、黄疸等消化系统症状，也可出现间质性肺炎、无菌性脑膜炎等表现。

【辅助检查】

1. 血液检查　可见轻度贫血、白细胞及中性粒细胞增高，血小板早期正常，第2～3周时则增高（对协助诊断和指导治疗有一定价值）。红细胞沉降率加快、C反应蛋白增高。部分病例转氨酶、血清胆红素增高。

2. 免疫学检查　免疫球蛋白（IgG、IgM、IgA、IgE）增高，总补体和C3正常或增高。

3. 心血管系统检查　心脏受损者可见心电图和二维超声心动图的改变，必要时行冠状动脉造影。心电图主要表现为心肌缺血，也可显示P-R、Q-T间期延长、低电压、心律失常等。

【治疗要点】 除对症和支持疗法外，主要是减轻血管炎症和对抗血小板凝集，并预防冠状动脉瘤及动脉栓塞。

1. 阿司匹林　为首选药物，具有抗炎、抗凝作用。早期与免疫球蛋白联合使用可控制急性炎症过程，减少冠状动脉病变。每日30～50 mg/kg，分2～3次服用，热退后3天逐渐减量，2周左右减至每日3～5 mg/kg，维持6～8周。如有冠状动脉病变时，应延长用药时间，直至冠状动脉恢复正常。

2. 大剂量丙种球蛋白静脉滴注（HDIVIG）　早期（病程10天以内）应用可明显减少冠状动脉病变发生，尤其适用于具有发生动脉瘤高危因素者。用法：每日400 mg/kg连续5天，或单剂量丙种球蛋白1～2 g/kg，于8～12 h缓慢静脉滴入。

3. 糖皮质激素　因可促进血栓形成，易发生冠状动脉瘤和影响冠状动脉修复，故不宜单独应用，HDIVIG治疗无效的患儿可考虑使用糖皮质激素，可与阿司匹林和双嘧达莫（潘生丁）合并应用。

4. 其他治疗　①抗血小板凝聚：加用双嘧达莫（潘生丁）。②对症治疗：补充液体、保肝、控制心力衰竭、纠正心律失常等治疗，发生急性心肌梗死时应及时进行溶栓治疗。③心脏手术：严重冠状动脉病变需进行冠状旁路移植术或冠状动脉瘤修补术。

【常见护理诊断】

1. 体温过高　与感染、免疫反应等因素有关。
2. 皮肤完整性受损　与小血管炎有关。
3. 口腔黏膜改变　与小血管炎有关。
4. 潜在并发症：冠状动脉瘤、心肌梗死。

【护理措施】

1. 一般护理

(1) 休息：急性期绝对卧床休息，降低基础代谢，减少能量消耗。

(2) 饮食：因高热导致能量和水分消耗过多，同时消化液分泌减少及胃肠蠕动减弱，应

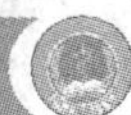

给予高热量、高维生素、高蛋白质的流质或半流质饮食。鼓励患儿多饮水。

2. 病情观察 密切观察患儿有无心血管损害的症状，如面色、精神状态、心率、心律、心音、心电图等，如发现异常立即进行心电监护，根据心血管损害程度采取相应的护理措施。

3. 诊疗护理 遵医嘱正确使用阿司匹林、糖皮质激素、丙种球蛋白及抗凝剂等，注意观察药物的疗效及使用阿司匹林引起的出血倾向和丙种球蛋白引起的变态反应等。

4. 对症护理

(1) 发热护理：保证病室适宜的温、湿度。监测体温变化，观察热型及伴随症状，高热时给予物理降温或药物降温，警惕高热惊厥的发生。

(2) 皮肤护理：评估皮肤病损情况；保持皮肤清洁，衣被质地要柔软洁净，以减少对皮肤的刺激，每次便后清洗臀部；勤剪指甲，以免抓伤、擦伤；对半脱的痂皮应用干净剪刀剪除，切忌强行撕脱，以防止出血和继发感染；每日用生理盐水洗眼 1～2 次，也可涂眼膏，预防感染。

(3) 口腔护理：评估患儿口腔卫生习惯及进食能力，观察口腔黏膜病损情况；每日口腔护理 2～3 次，晨起、睡前、餐前、餐后漱口，以保持口腔清洁，防止继发感染；口唇干裂时可涂护唇油；如有口腔溃疡可涂碘甘油以消炎止痛。

5. 心理护理 家长因患儿心血管受损及可能发生猝死而产生恐惧，应给予其心理支持。

【健康指导】

1. 疾病知识指导 向家长介绍川崎病的病因、临床表现、主要治疗原则及护理措施。

2. 用药指导 指导家长遵医嘱足疗程用药，注意观察药物的疗效和副作用。

3. 保健知识指导 指导家长定期带患儿复查，对于无冠状动脉病变的患儿，于出院后 1 个月、3 个月、6 个月、1～2 年全面检查 1 次；对有冠状动脉病变的患儿应密切随访，每 3～6 个月做一次超声心动图检查。有多发或较大冠状动脉瘤尚未闭塞者不宜参加体育活动。

小结

小儿免疫状况与成人明显不同，导致了儿童免疫性疾病的特殊性。原发性免疫缺陷病临床主要表现为抗感染功能低下，易发生反复而严重的感染，治疗及护理要点是对患儿采取替代治疗、免疫重建，并且实施保护性隔离，预防和治疗感染。风湿热是一种与 A 组乙群溶血性链球菌感染密切相关的全身结缔组织病，临床主要表现为多发性游走性关节炎、心脏炎、舞蹈病、环形红斑和皮下结节，治疗及护理要点是彻底清除链球菌感染、抗风湿治疗、减少心脏损害及预防复发。过敏性紫癜是一种以小血管炎为主要病理改变的全身性血管炎综合征，临床除皮肤紫癜外，常有关节肿痛、腹痛、便血和血尿等综合表现，治疗和护理要点是去除病因，积极预防处理并发症。川崎病是一种以变态反应性全身小血管炎为主要病理改变的结缔组织病，临床特点为急性发热、皮肤黏膜损害和淋巴结肿大，治疗和护理要点是减轻血管炎症和对抗血小板凝集，预防冠状动脉瘤及动脉栓塞的形成。

思考题

1. 名词解释 风湿热、过敏性紫癜、川崎病。
2. 简答题

(1) 简述对风湿热患儿减轻心脏损害的护理措施。

(2) 简述川崎病的主要临床表现。

(山东万杰医学院 景 霞)

第十六章　遗传性疾病患儿的护理

学习目标

1. 掌握21-三体综合征和苯丙酮尿症的临床表现。
2. 熟悉苯丙酮尿症的治疗要点及饮食护理措施。
3. 了解21-三体综合征和苯丙酮尿症的病因及发病机制。

第一节　21-三体综合征

21-三体综合征（21-trisomy syndrome）又称唐氏综合征（Down syndrome）、先天愚型，是儿童染色体病中最常见的一种。主要特征为智力低下、特殊面容、体格发育迟缓，可伴有先天性心脏或其他畸形。在活产婴儿中发生率约1/600～1/800，发生率随孕妇年龄增高而增加。

【病因及发病机制】 本病的发生与孕母高龄、孕期接触化学制剂及放射线、病毒感染和遗传因素等有关。由于生殖细胞在减数分裂过程中或受精卵在有丝分裂时发生不分离，使体细胞内存在一条额外的21号染色体。根据染色体的异常，可分为三种类型。

1. 标准型　约占患儿总数的95%。其体细胞有47条染色体，核型为47，XY（或XX），+21。其双亲外周血淋巴细胞核型正常。

2. 易位型　约占2.5%～5%。染色体总数为46条，其中一条是异位染色体。有D/G异位和G/G异位两类，其中D/G异位最常见，核型为46，XY（或XX），−14，+t（14q21q）。

3. 嵌合型　约占1%～2%。体内有两种以上细胞的核型，其发病机制是因受精卵在早期分裂过程中，染色体不分离所引致，体内一部分为正常细胞，一部分为21-三体细胞，其临床表现随正常细胞所占百分比而定。

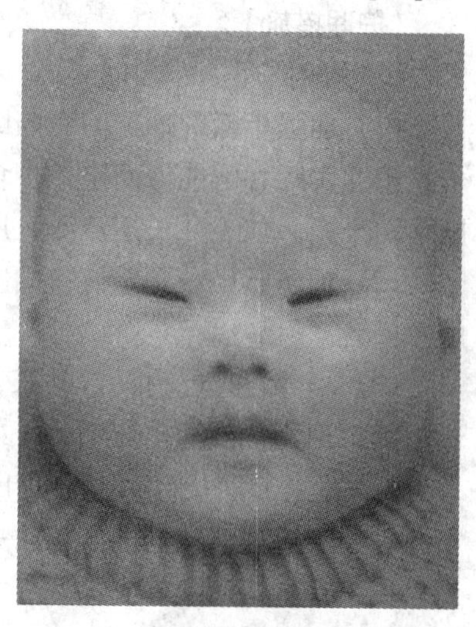

图16-1　21-三体综合征患儿面容

【临床表现】 多为小于胎龄儿，有20%为早产儿，生后活动少。主要表现为智力低下、特殊面容及体格发育迟缓。

1. 智力低下　大部分患儿有程度不等的智力发育障碍，随年龄增大日趋明显，智商通常在25～50，抽象思维能力受损最大。

2. 特殊面容　脸圆而扁，眼裂小，外眼角上斜，内眦赘皮，鼻梁低平，眼距宽，硬腭窄小，舌常伸出口外，外耳小，颅骨缝较宽，前囟增大，头发细软且较少，颈短、宽，颈周皮肤松弛（图16-1）。

3. 体格发育迟缓 头围小于正常，身材矮小，骨龄落后于实际年龄，出牙延迟，且常错位，四肢短，肌张力低下，韧带松弛，关节可过度屈伸，手指粗短。

4. 皮纹特点 表现为通贯掌，∠atd 增大，斗纹少，箕纹多（图 16-2）。

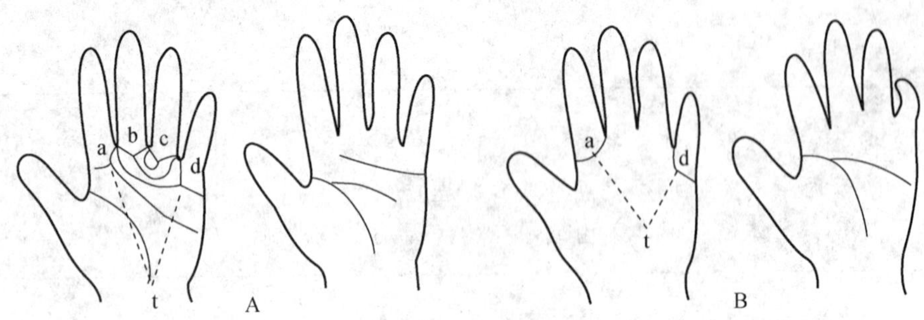

图 16-2 正常人和 21-三体综合征患儿的皮纹比较

A. 正常人；B. 21-三体综合征

5. 伴发畸形 约 50%的患儿伴有先天性心脏病，其次是消化道畸形。

【辅助检查】

1. 染色体核型分析 外周血淋巴细胞染色体检测可发现本病患者 21 号染色体比正常人多一条。

2. 分子细胞遗传学检查 可检测 21 号染色体数目与结构的异常。

【治疗要点】 目前尚无有效治疗方法，主要是进行教育和训练，以提高患儿的生活自理能力。注意防止感染，如伴有畸形，可行手术矫正。

【常见护理诊断】

1. 自理缺陷 与智力低下有关。

2. 有感染的危险 与免疫力低下有关。

3. 焦虑（家长） 与小儿智力低下有关。

【护理措施】

1. 一般护理

（1）加强生活护理：细心照顾患儿，协助其吃饭、穿衣，防止意外事故的发生。喂养时依据患儿实际吞咽能力而定，少食多餐，哺乳时采取半坐卧位以防误咽。定期洗澡，保持皮肤清洁干燥。如患儿长期流涎，应及时擦干，保持下颌及颈部清洁，以免皮肤溃烂。

（2）预防感染：要保持室内空气清新，注意个人卫生，保持口腔、鼻腔的清洁，避免接触感染者。

（3）培养自理能力：帮助家长制定教育、训练方案，并进行示范，使患儿通过训练能逐步生活自理，从事简单劳动。

2. 心理护理 当家长得知自己的孩子患有先天愚型时，会表现出悲哀、自责、焦虑等情绪，护士应理解他们的心情，并给予耐心开导，提供有关患儿的养育、家庭照顾方面的知识，使家长尽快适应。

【健康指导】

1. 疾病知识指导 向家长介绍导致本病的可能病因、目前患儿病情状况、为患儿拟订的训练计划及采取的护理措施，以取得家长的配合及支持。

 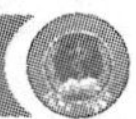

2. 用药指导　告知家长目前尚无有效的治疗方法，主要是进行教育和训练。

3. 卫生保健知识指导　保护环境，避免接触化学制剂及放射线等致畸变物质。开展婚前检查、遗传咨询、生育指导及产前诊断：凡30岁以下的母亲，子代有先天性愚型者或姨表姐妹中有此患者，应尽早检查子代染色体核型；35岁以上妇女，妊娠后应做羊水细胞检查。

第二节　苯丙酮尿症

苯丙酮尿症（phenylketonuria，PKU）是一种常见的氨基酸代谢疾病，由于苯丙氨酸代谢过程中酶缺陷导致苯丙氨酸及苯丙酮酸蓄积，并从尿中大量排出而得名，属常染色体隐性遗传病。发病率随种族而异，我国发病率约为1/16500。临床以智力低下、皮肤和毛发颜色变浅为主要特征，是目前少数可治疗的遗传代谢病之一。

【病因及发病机制】　本病分为典型和非典型两种，绝大多数患儿为典型病例。①典型PKU是由于患儿肝细胞缺乏苯丙氨酸羟化酶（phenylalanine hydroxylase，PAH），不能将苯丙氨酸转化为酪氨酸，导致苯丙氨酸在体内蓄积，并经旁路代谢途径产生大量的苯丙酮酸、苯乙酸、苯乳酸等代谢产物自尿中排出，出现苯丙酮尿症和鼠尿臭味；高浓度的苯丙氨酸及其旁路代谢物蓄积在脑脊液中，使脑细胞受损，患儿出现智力低下；酪氨酸的来源减少，使甲状腺素、肾上腺素和黑色素等合成不足，患儿的皮肤、毛发色素减少，头发黄，皮肤白。②非典型PKU是由于四氢生物蝶呤（tetrabiopterin，BH_4）缺乏使苯丙氨酸不能氧化成酪氨酸，造成多巴胺、5-羟色胺等重要神经递质的合成受阻，加重了神经系统的功能损害，故BH_4缺乏型PKU的临床症状更重，治疗更困难。

【临床表现】　出生时一般正常，3～6个月时开始出现症状，1岁时症状明显。

1. 神经系统表现　以智能发育落后为主，可有行为异常或癫痫发作，80%的患儿有脑电图异常。BH_4缺乏型PKU患儿的神经系统症状出现较早且较重，智能明显落后，常有肌张力明显低下、嗜睡和惊厥，如不经治疗，常在幼儿期死亡。

2. 外观　生后数月因黑色素合成不足，毛发逐渐变为棕色或黄色，虹膜色泽变浅，皮肤变白、干燥，易合并湿疹。

3. 其他　早期可出现呕吐、喂养困难、生长迟缓等现象。尿液和汗液有鼠尿味。

上述症状大部分是可逆的，经过饮食控制后，癫痫可得到控制，行为异常可好转，脑电图转为正常，毛发由浅变为正常色，特殊气味消失。但智力低下很难转变，只有出生后早发现、早治疗才能预防智力发育障碍。

【辅助检查】

1. 新生儿期筛查　采用Guthrie细菌生长抑制试验，可以半定量测定新生儿血液苯丙氨酸浓度。Guthrie测定方法：在给小儿喂奶后2～3日，采集新生儿足跟末梢血一滴，吸在厚滤纸上，晾干后即可寄送至筛查实验室。当苯丙氨酸的浓度＞0.24 mmol/L（4 mg/dl），即两倍于正常参考值时，便应复查或采集静脉血定量测定苯丙氨酸和酪氨酸。

2. 尿三氯化铁试验和2，4-二硝基苯肼实验　一般用于较大婴儿和儿童的筛查。将三氯化铁和2，4-二硝基苯肼滴入尿液中，如尿中苯丙氨酸浓度增高，前者立即出现绿色反应，后者出现黄色沉淀，提示阳性。本实验特异性欠佳，有假阳性或假阴性的可能。

3. 血苯丙氨酸和络氨酸生化定量　凡筛查阳性患儿都要做此项检查以确诊。

4. 尿蝶呤分析 可鉴别各型 PKU。

5. DNA 分析 可用于 PKU 诊断、杂合子检出和产前诊断。

【治疗要点】 应力求早期诊断、尽早治疗，以避免神经系统不可逆损害及智力低下的发生。

1. 低苯丙氨酸饮食 限制饮食中苯丙氨酸的含量，控制苯丙氨酸供给量在 30～50 mg/(kg·d)，使血中苯丙氨酸浓度维持在 0.12～0.6 mmol/L 为宜。饮食控制至少需要持续到青春期后。

2. BH_4、5-羟色胺和 L-DOPA 治疗 非典型 PKU 除饮食控制外，需给予此类药物治疗。

【常见护理诊断】

1. 生长发育改变 与苯丙氨酸代谢障碍有关。

2. 皮肤完整性受损 与皮肤异常分泌物的刺激有关。

3. 焦虑（家长） 与患儿智力低下有关。

【护理措施】

1. 一般护理

（1）饮食管理：给予低苯丙氨酸饮食，原则是苯丙氨酸的摄入量既能保证患儿的生长发育和体内代谢的最低需要，又能控制血中苯丙氨酸浓度在合适范围。对轻症婴儿应选母乳喂养，母乳中苯丙氨酸含量较牛乳明显为低。人工喂养给予特制的低苯丙氨酸奶粉。添加辅食应选择低苯丙氨酸的食物如粳米、小麦、小米、白薯、马铃薯、藕粉等。饮食治疗应有周密计划，出生后要及早给予饮食限制，出生 6 个月以后开始治疗者，大部分患儿将有智力低下。

（2）皮肤护理：及时更换衣服及尿布，保持皮肤清洁干燥，以减少对皮肤的刺激。有湿疹时及时处理。

2. 病情观察 饮食控制期间，应定期检测血清中苯丙氨酸的浓度，6 个月内每周测苯丙氨酸浓度 2 次，以后每月测 2 次；定期评价小儿生长发育及智能发育；注意观察有无低苯丙氨酸饮食导致的不良反应，如低血糖、低蛋白血症、大细胞贫血等。

3. 心理护理 当家长得知自己的孩子患有苯丙酮尿症时，会表现出悲哀、自责、焦虑等情绪，护士应理解他们的心情，并给予耐心开导，解释本病是目前少数可治疗的遗传代谢病之一，帮助他们树立信心，减轻焦虑。

【健康指导】

1. 疾病知识指导 向家长介绍导致本病的可能病因、目前患儿病情状况、为患儿拟订的治疗计划及采取的护理措施，以取得家长的配合及支持。

2. 用药指导 告知家长低苯丙氨酸饮食是本病最主要的治疗手段，从新生儿期开始持续到青春期后，应自觉地遵守饮食要求，防止脑损害的发生。

3. 卫生保健知识指导 宣传优生优育知识，避免近亲结婚，对有阳性家族史或父母一方为杂合子者，母体在怀孕时应做产前检查。指导家长制订饮食治疗方案，将每种食品的苯丙氨酸含量及热量列表，按患儿的月龄、体重计算出需要量，制订食谱并定期调整。

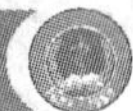

小结

21-三体综合征为小儿时期最常见的染色体疾病之一，主要临床特征为特殊面容、智力及生长发育落后，可通过染色体核型分析明确诊断，目前无有效的治疗方法，重在教育和训练。苯丙酮尿症是目前少数可治疗的遗传代谢病之一，以智力低下、皮肤和毛发颜色变浅为主要特征，可通过新生儿疾病筛查早期诊断，应尽早给予低苯丙氨酸饮食，可避免神经系统不可逆损害及智力低下的发生。

思考题

1. 名词解释　苯丙酮尿症。

2. 简答题

（1）简述21-三体综合征患儿的临床表现。

（2）列举苯丙酮尿症患者的饮食护理措施。

（新疆医科大学第二附属医院　占小春）

第十七章 结核病患儿的护理

学习目标

1. 掌握结核菌素试验的方法、结果判断及临床意义；小儿结核病的预防措施及治疗原则；原发性肺结核、急性粟粒型肺结核及结核性脑膜炎的临床表现及护理措施。

2. 熟悉小儿结核病的病因及发病机制。

3. 了解上述疾病的辅助检查及治疗要点。

第一节 概 述

结核病（tuberculosis）是由结核分枝杆菌引起的一种慢性传染病，可以累及全身各器官，其中以肺部感染多见。小儿结核病中最常见的是原发性肺结核，严重病例可引起粟粒型肺结核和（或）结核性脑膜炎，后者是小儿结核病致死的主要原因。自抗结核药问世和卡介苗接种普及以来，本病发病率和死亡率已明显下降。但近年来，由于耐药结核菌株的产生和人类免疫缺陷病的流行，全球结核病发病率有所回升。1993 年，WHO 宣布全球结核病处于紧急状态。1997 年开始将每年 3 月 24 日定为“世界结核病防治日”。

【病因及发病机制】

1. 病原体 结核分枝杆菌属分枝杆菌属，抗酸染色呈阳性，为需氧菌。对人类致病的结核分枝杆菌主要是人型和牛型，我国小儿结核病大多由人型结核分枝杆菌引起。结核分枝杆菌菌体主要由蛋白质、类脂质和多糖体组成。蛋白质能使机体致敏，产生变态反应；类脂质对细菌有保护作用，使其对酸、碱和消毒剂的耐受力较强。痰液中的结核分枝杆菌用 5% 苯酚或 20% 漂白粉经 24 h 处理才能被杀灭。结核分枝杆菌对干热抵抗力较强，在干燥的痰液中能存活 6～8 个月，干热 100℃ 20 min 灭活，但对湿热较敏感，65℃ 30 min 即被灭活。

2. 结核病的免疫与变态反应 小儿对结核分枝杆菌及其代谢产物有较高的敏感性，当机体初次感染结核分枝杆菌 4～8 周后，通过被致敏的 T 淋巴细胞产生特异性细胞免疫，此时做结核分枝杆菌素试验呈阳性反应。机体感染结核分枝杆菌后，在获得免疫力的同时，也产生变态反应，结核变态反应和免疫是同一细胞免疫过程中的两种不同表现。适度的变态反应时机体抵抗力最强，此时病变被局限，可不发病；变态反应过弱，机体细胞免疫功能低下，病变易播散；变态反应过强时，可发生干酪样坏死。因此，结核分枝杆菌侵入机体后是否引起发病，不仅取决于细菌的数量和毒力，更重要的是取决于机体的免疫功能，尤其是细胞免疫功能的强弱。

【流行病学】 结核病的传染源主要是开放性肺结核病人。传染途径主要是呼吸道，其次是消化道，经皮肤、胎盘途径亦可传染，但极少见。小儿吸入带结核分枝杆菌的飞沫或尘埃，饮用了未消毒的牛奶或被结核分枝杆菌污染了的其他食物，与活动性肺结核病人共同进餐、共用餐具等均可引起感染。

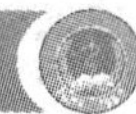

【辅助检查】

（一）结核菌素试验

可测定受试者是否感染过结核分枝杆菌。其发生机制主要是由于致敏的淋巴细胞和巨噬细胞积聚在真皮的血管周围，诱发炎症反应，导致血管通透性增高，在注射部位形成硬结所致。

1. 试验方法　常用的抗原制剂是结核菌纯蛋白衍化物（PPD），一般用PPD制剂0.1ml（含结核菌素5个单位）在左前臂掌侧中、下1/3交界处做皮内注射，使之形成直径6～10mm的皮丘。如患儿有疱疹性结膜炎、结节性红斑或一过性多发性结核、过敏性关节炎等结核变态反应强烈表现，结核菌素浓度宜用1个单位。

2. 结果判断　48～72h后观察注射部位反应。以硬结大小作为判断反应的标准，红晕多为非特异性反应，不作为判断标准。记录时，取硬结纵、横两者平均直径，单位为mm（表17-1）。

表17-1　结核菌素试验结果判断

反应	反应强度
阴性（－）	硬结直径<5mm
弱阳性（＋）	硬结直径5～9mm
阳性（＋＋）	硬结直径10～19mm
强阳性（＋＋＋）	硬结直径≥20mm
极强阳性（＋＋＋＋）	除硬结外，局部有水疱、破溃、淋巴管炎及双圈反应

3. 临床意义

（1）阳性反应：①接种卡介苗后。②年长儿无明显临床症状仅呈一般阳性反应者，表明曾感染过结核分枝杆菌。③3岁以下尤其是1岁以内未接种过卡介苗者，阳性反应提示体内有新的结核病灶。年龄越小，活动性结核的可能性越大。④强阳性反应，提示体内有活动性结核病。⑤由阴性反应转为阳性反应者，或反应强度由原来的直径<10mm增加至直径>10mm，且增加幅度>6mm，提示新近有感染。

接种卡介苗后阳性反应注意与自然感染反应相鉴别（表17-2）。

表17-2　接种卡介苗后与自然感染阳性反应的主要区别

	接种卡介苗	自然感染
硬结直径	多为5～9mm	多为10～15mm
硬结颜色	浅红	深红
硬结质地	较软、边缘不清	较硬、边缘清楚
阳性反应持续时间	较短，2～3天即消失	较长，可达7～10天以上
阳性反应的变化	有较明显的逐年减弱倾向，一般于3～5年内逐渐消失	短时间内反应无减弱倾向，可持续若干年甚至终身

（2）阴性反应：①未感染过结核。②初次感染结核4～8周内。③假阴性反应：机体免疫反应受抑制，如重症结核、急性传染病、重度营养不良、长期使用糖皮质激素治疗等。④技术误差或结核菌素效价不足。

（二）实验室检查

1. 结核分枝杆菌检查 从痰液、胃液、脑脊液、胸腔积液等标本中找到结核分枝杆菌即可确诊。采用厚涂片法或荧光染色法检查结核分枝杆菌的阳性率较高。

2. 免疫学及分子生物学检测 可用DNA探针、聚合酶链反应（PCR）快速检测结核分枝杆菌。选用酶联免疫吸附试验（ELISA）或酶联免疫电泳技术（ELIEP）检测标本中的抗结核抗体。

3. 红细胞沉降率检查 红细胞沉降率加快为结核病活动性指标之一，但无特异性。

（三）影像学检查

胸部X线检查是筛查小儿结核病的重要手段之一，能确定病变部位、范围、性质及进展情况，定期复查可观察治疗效果。必要时可做胸部CT或MRI。

（四）其他辅助检查

纤维支气管镜检查有助于支气管内膜结核及支气管淋巴结结核的诊断；周围淋巴结穿刺液涂片检查可发现特异性结核改变；肺穿刺活检或胸腔镜取肺组织活检对特殊疑难病例确诊有帮助。

【治疗原则】 主要是抗结核药物治疗。治疗原则是早期、联合、适量、规律、全程、分段治疗。

1. 常用的抗结核药物 ①全杀菌药：如异烟肼（INH或H）、利福平（RFP或R）。②半杀菌药：如链霉素（SM或S）、吡嗪酰胺（PZA或Z）。③抑菌药：如乙胺丁醇（EMB或E）、乙硫异烟肼（ETH）。④针对耐药菌株的几种新型抗结核药：如利福喷汀、利福定、帕司烟肼等。

2. 治疗方案

（1）标准疗法：一般用于无明显症状的原发性肺结核。每日服用INH、RFP和（或）EMB，疗程9～12个月。

（2）两阶段疗法：用于活动性肺结核、粟粒型肺结核和结核性脑膜炎。①强化阶段：联用3～4种杀菌药，目的在于迅速杀灭敏感菌及生长繁殖活跃的细菌与代谢低下的细菌，防止或减少耐药菌株的产生。长程疗法需3～4个月，短程疗法时一般为2个月。②巩固治疗阶段：联用2种抗结核药物，目的在于消灭残存的结核分枝杆菌以巩固疗效，防止复发。长程疗法可长达12～18个月，短程疗法一般为4个月。

（3）短程疗法：为结核病现代疗法的重大进展，直接监督下服药与短程疗法是WHO治愈结核患者的重要策略。短程疗法的作用就是快速杀灭机体内处于不同繁殖速度的细胞内、外结核分枝杆菌，使痰菌尽早转阴，病变尽早吸收消散，远期复发少。疗程6个月，可选用下列方案（数字代表用药月数，字母代表药物）：2HRZ/4HR、2SHRZ/4HR、2EHRZ/4HR。

【预防】

1. 控制传染源 结核分枝杆菌涂片阳性病人是小儿结核病的主要传染源，早期发现并合理治疗结核分枝杆菌涂片阳性的病人是预防结核病传播的根本措施。

2. 接种卡介苗 是预防小儿结核病的有效措施。接种对象为新生儿和结核菌素试验阴性的小儿。但下列情况禁忌接种卡介苗：原发性或继发性免疫缺陷症患者、急性传染病恢复期、注射局部有湿疹或患全身性皮肤病、结核菌素试验阳性者。

3. 预防性化疗 目的是预防小儿活动性肺结核及肺外结核病的发生，防止青春期结核

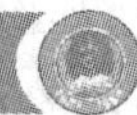

病复燃。

（1）适应证：①与开放性结核患者有密切接触的患儿。②3 岁以下未接种卡介苗，但结核菌素试验阳性者。③结核菌素试验新近由阴性转为阳性者。④结核菌素试验阳性伴有结核中毒症状者。⑤结核菌素试验阳性，新患麻疹或百日咳小儿。⑥结核菌素试验阳性需长期使用糖皮质激素或其他免疫抑制剂者。

（2）方法：异烟肼每天 10 mg/kg，最大剂量不超过 300 mg，疗程 6～9 个月。

第二节　原发性肺结核

原发性肺结核（primary pulmonary tuberculosis）是指结核分枝杆菌初次侵入肺部发生的原发感染。是小儿肺结核的主要类型，约占小儿各型肺结核总数的 85.3%。原发性肺结核包括原发综合征和支气管淋巴结结核。两者并无原则性的区别，它们只是同一疾病发展过程中两种不同的表现形式，在临床表现上难以区分，但在 X 线胸片上表现不同。一般预后良好，少数在机体免疫状态低下时继续发展甚至恶化，出现干酪性肺炎、粟粒型肺结核及结核性脑膜炎。

【病因及发病机制】 肺部原发病灶多位于胸膜下、肺上叶底部和下叶上部，右肺多见。基本病变为渗出、增殖和坏死。原发综合征由肺部原发病灶、支气管淋巴结病灶以及两者之间的淋巴管炎三部分组成。由于小儿机体处于高度过敏状态，使病灶周围炎症甚为广泛，原发病灶范围扩大到一个肺段甚至一叶。引流淋巴结肿大多为单侧，但有时亦有对侧受累者。

原发性肺结核的转归：

1. 吸收好转　病变完全吸收、钙化或硬结（隐伏或痊愈），其中钙化最为常见。

2. 进展　①原发病灶扩大，产生空洞。②支气管淋巴结周围炎，形成淋巴结支气管瘘，导致支气管内膜结核或干酪性肺炎。③支气管淋巴结肿大，造成肺不张或阻塞性肺气肿。④结核性胸膜炎。

3. 恶化　血行播散，导致急性粟粒型肺结核或全身粟粒型结核病。

【临床表现】 多数患儿起病缓慢，临床表现轻重不一，轻者可无任何临床症状，仅在 X 线检查时被发现。患儿可有长期不规则低热、盗汗、食欲不振、乏力及消瘦等结核中毒症状，可伴有咳嗽，多为干咳或轻咳。婴幼儿及重症患儿起病较急，体温达 39～40℃，但一般情况较好，与发热不相称。若淋巴结肿大明显，可出现一系列压迫症状，如压迫支气管分叉处可出现百日咳样痉挛性咳嗽；压迫支气管可出现喘息；压迫喉返神经可出现声音嘶哑。部分高敏患儿有时可出现疱疹性结膜炎、皮肤结节性红斑、多发性一过性关节炎等症状。体检时，患儿可有全身浅表淋巴结肿大，但肺部体征不明显。

【辅助检查】

1. 胸部 X 线检查　是诊断小儿肺结核的重要方法之一，可同时做正、侧位胸片检查。局部炎性淋巴结相对较大而肺部初染灶相对较小是原发性肺结核的特征。原发综合征典型的哑铃状双极影已少见。X 线诊断以支气管淋巴结结核多见，可有炎症型、结节型及微小型三种 X 线表现类型。

2. 结核菌素试验　呈强阳性反应或由阴性转为阳性。

3. 其他　可伴有红细胞沉降率加快及血红蛋白下降。

【治疗要点】

1. 无明显症状的原发性肺结核 选用标准疗法，每日服用 INH、RFP 和（或）EMB，疗程 9～12 个月。

2. 活动性原发性肺结核 宜选用直接督导下短程化疗（DOTS）。强化治疗阶段宜用3～4 种杀菌药如 INH、RFP、PZA 或 SM；2～3 个月以后以 INH、RFP 或 EMB 巩固维持治疗，常用方案为 2HRZ/4HR。

【常见护理诊断】

1. 营养失调：低于机体需要量 与食欲下降及慢性消耗有关。

2. 活动无耐力 与结核分枝杆菌感染有关。

3. 有传播感染的危险 与排出结核分枝杆菌有关。

4. 焦虑 与病程长有关。

5. 知识缺乏（家长） 与缺乏预防、治疗、护理等方面的知识有关。

【护理措施】

1. 一般护理

(1) 饮食护理：加强饮食护理是结核病治疗过程中一个重要的辅助环节。应为患儿提供高热量、高蛋白、高维生素、富含钙质且容易消化的食物，以增强抵抗力；指导家长为患儿制订每天的食谱，在保证营养及能量供给的基础上，尽量提供患儿喜爱的食物，注意食物的制作，以增进患儿食欲。

(2) 休息：有发热和中毒症状的小儿应卧床休息，在病情稳定期仍应注意休息，在保证充足睡眠的基础上，进行适当的户外活动。

(3) 预防感染：患儿出汗多，应及时更换衣服，避免受凉引起上呼吸道感染；避免继续与开放性肺结核病病人接触，以免重复感染。

2. 病情观察 观察患儿的体温变化，咳嗽是否减轻，盗汗是否消失，食欲、精神、睡眠是否恢复正常。

3. 诊疗护理

(1) 采取正确的给药方法：异烟肼和利福平宜在晨起时顿服，有利于吸收及短时间内达到有效浓度；用异烟肼加服维生素 B_6 时，两者服药时间要分开，因维生素 B_6 可降低异烟肼的杀菌能力。

(2) 密切观察用药后的反应：注意有无肝功能的损害；用异烟肼期间注意患儿有无手足麻木；用乙胺丁醇期间注意患儿有无视力减退、视野缺损及红绿色盲等；用吡嗪酰胺期间注意患儿有无关节痛、皮疹等；用链霉素期间注意有无耳鸣、耳聋等。

4. 对症护理 结核病患儿活动期应实行呼吸道隔离，对患儿呼吸道分泌物、痰杯、餐具等进行消毒处理，以防止感染的传播。避免与其他急性传染病如麻疹、百日咳等接触，以免加重病情。

5. 心理护理 对患儿说明饮食、活动、隔离治疗的目的，强调与医护人员合作的重要性；安排合理的作息时间，组织适当的游戏，保证患儿心情愉快。认真倾听家长的诉说及询问，并及时给予解释，澄清错误的观念，使他们消除顾虑，树立战胜疾病的信心。

【健康指导】

1. 疾病知识指导 根据患儿年龄，酌情采取通俗易懂的语言讲解结核病的有关知识，特别是隔离和治疗的目的、休息和饮食的要求、不随地吐痰的重要性。

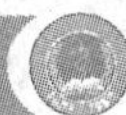

2. 用药指导　告诉家长应用抗结核药物是治愈肺结核的关键，治疗期间应坚持全程正规服药。指导家长密切观察抗结核药物的副作用，并定期门诊随访。

3. 卫生保健知识指导　为患儿建立合理的生活制度，保证休息时间，适当进行户外活动。积极防治各种急性传染病、营养不良、佝偻病等，以免加重病情。做好隔离，避免与开放性结核病病人接触，以免重复感染。

第三节　急性粟粒型肺结核

急性粟粒型肺结核（acute military tuberculosis of the lungs）又称急性血行播散型肺结核，为大量结核分枝杆菌同时或在极短时间内进入血液播散所致，是原发性肺结核恶化的结果。多在原发感染后 3～6 个月以内发生。婴幼儿和儿童常并发结核性脑膜炎。

【病因及发病机制】　当机体免疫力降低时，原发病灶或淋巴结干酪样坏死溶解破溃，使大量结核分枝杆菌在短期内侵入血液循环引起血行播散型结核病。若结核分枝杆菌由肺动脉播散，则仅肺部受累，成为粟粒型肺结核；若结核分枝杆菌由肺静脉播散，则通过体循环播散到全身主要脏器如肺、脑、脑膜、肝、脾、肠、肾、腹膜等引起全身粟粒型结核病。

【临床表现】　起病多急骤，婴幼儿多突发高热（39～40℃），患儿可有精神不振、食欲减退、盗汗、乏力、面色苍白、消瘦、咳嗽、呼吸急促等。肺部体征不明显，晚期可闻及少许细湿啰音，常易误诊为肺炎。部分患儿可伴有肝、脾及浅表淋巴结肿大。小婴儿病初就可出现结核性脑膜炎，病程进展快，病死率高。

【辅助检查】

1. 胸部 X 线检查　起病 2～3 周后 X 线胸片可发现大小一致、分布均匀的粟粒状阴影，密布于两侧肺野。

2. 其他　结核菌素试验呈阳性；病原体检查，痰或胃液中可查到结核分枝杆菌；检眼镜检查，全身急性粟粒型结核病患儿眼底检查可见脉络膜结核结节；活动期红细胞沉降率可加快。

【治疗要点】

1. 抗结核治疗　可采用两阶段疗法，强化治疗阶段：INH＋RFP＋PZA＋SM 治疗 2～3 个月；巩固治疗阶段：INH＋RFP 治疗 9～12 个月。

2. 糖皮质激素　有严重中毒症状及呼吸困难者，在应用足量抗结核药物的同时，可用泼尼松 1～2 mg/（kg・d），疗程 1～2 个月。

【常见护理诊断】

1. 体温过高　与结核分枝杆菌感染有关。

2. 气体交换受损　与肺部粟粒型结核病灶有关。

3. 营养失调：低于机体需要量　与长期慢性消耗有关。

4. 潜在并发症：药物毒、副作用。

5. 焦虑　与病情重，患儿可能合并结核性脑膜炎有关。

【护理措施】

1. 一般护理

（1）饮食护理：为患儿提供营养丰富的食物，以增强机体抵抗力。

（2）休息：患儿应卧床休息，避免哭闹，减少刺激，降低氧的消耗。

2. 病情观察

(1) 严密观察患儿的生命体征如神志、体温、脉搏、呼吸、血压等变化。

(2) 观察患儿有无呼吸困难、发绀、烦躁等症状，如出现烦躁不安、嗜睡、头痛、呕吐、惊厥等脑膜炎症状时应及时通知医生，并积极配合抢救。

3. 诊疗护理 遵医嘱进行抗结核及使用糖皮质激素治疗。用药期间，注意观察药物毒副作用如肝、肾功能损害等现象，若有应及时和医生联系，以决定是否停药。

4. 对症护理 保持呼吸道通畅，有明显缺氧症状时应予以吸氧；高热时给予降温处理。

5. 心理护理 急性粟粒型肺结核病情重、治疗时间长，应多与患儿及家长交流，了解其心理状态，及时给予耐心解释和心理上的支持，帮助家长克服焦虑心理，使其密切配合治疗及护理。

【健康指导】

1. 疾病知识指导 向家长介绍导致本病的可能病因、目前患儿病情状况、为患儿拟订的诊疗计划及采取的护理措施，以取得家长的配合及支持。

2. 用药指导 告知家长及患儿要做好长期治疗的思想准备，出院后仍要坚持全程、合理用药，指导家长做好药物不良反应的观察。

3. 卫生保健指导 为患儿制订良好的生活制度，保证休息时间，适当进行户外活动；提供充足营养；避免继续与开放性结核病病人接触；积极防治各种急性传染病，以防重复感染和结核病复发。

第四节 结核性脑膜炎

结核性脑膜炎（tuberculous meningitis）简称结脑，常在结核原发感染后1年以内发生，是小儿结核病中最严重的类型，亦是小儿结核病最主要的死亡原因之一。存活者常出现神经系统后遗症。自普种卡介苗及使用有效抗结核药物以来，其预后有很大改进，如能早期诊断、及时治疗及合理护理，大多数病人可以治愈。

【发病机制】 由于小儿神经系统发育不成熟，血-脑屏障功能不完善，免疫功能低下，入侵的结核分枝杆菌易通过血行播散而引起结核性脑膜炎。少数由靠近脑表皮的结核病灶或微小结核结节直接蔓延而来。极少数亦可由脊柱、中耳或乳突结核病灶直接侵犯脑膜所致。

【临床表现】 大多数患儿起病缓慢，偶有骤然起病者。根据患儿不同程度的症状和症状出现的时间，将病程分为三期，但三期之间并没有严格的界限。

1. 早期（前驱期） 约1～2周，主要症状为性情改变，可有低热、盗汗、消瘦等结核中毒症状。

2. 中期（脑膜刺激征期） 约1～2周，由于颅内压增高，患儿出现剧烈头痛、喷射性呕吐、嗜睡或烦躁不安、惊厥等。脑膜刺激征阳性是结脑最主要和常见的体征。婴幼儿囟门未闭时，则以囟门隆起为主，而脑膜刺激征不明显。可出现脑神经障碍，以面神经瘫痪最为常见，其次为动眼神经和展神经瘫痪。脑实质受累患儿可出现运动障碍及语言障碍。

3. 晚期（昏迷期） 约1～3周，上述症状进行性加重，由意识蒙胧、浅昏迷继而深昏迷。患儿频繁惊厥甚至呈强直状态，极度消瘦，呈舟状腹，常出现水、电解质平衡紊乱。最终因颅内压急剧增高而死于脑疝。

【辅助检查】

1. 脑脊液检查　脑脊液压力升高，外观呈无色透明或毛玻璃样，潘氏试验阳性，蛋白定量增加，一般为1.0～3.0 g/L，糖和氯化物均降低为结核性脑膜炎的典型改变，白细胞总数为（50～500）$\times 10^6$/L，分类以淋巴细胞为主。将脑脊液静置12～24 h后，有蜘蛛网状薄膜形成，取其涂片做抗酸染色，结核分枝杆菌检出率较高。脑脊液直接涂片及培养找到结核分枝杆菌即可确诊。还可进行免疫学相关检查，如抗结核抗体（PPD-IgG、PPD-IgM）及PCR检查。

2. 结核菌素试验　阳性对诊断有帮助，但高达50%的结脑患儿结核菌素实验可呈阴性反应。

3. 影像学检查　85%结脑患儿X线胸片有结核病改变，其中90%为活动性病变，48%呈粟粒型肺结核改变。必要时可选择头颅CT及MRI检查。

4. 眼底检查　检眼镜检查可见视乳盘水肿，如有脉络膜粟粒状结节，对确诊结核性脑膜炎有重要意义。

【治疗要点】　应抓住抗结核治疗和降低颅高压两个重点环节。

1. 抗结核治疗　联合使用易透过血-脑屏障的抗结核杀菌药物，分阶段治疗。

（1）强化治疗阶段：联合使用INH、RFP、PZA和SM，疗程3～4个月。开始治疗的1～2周，将INH全日量的一半加入10%葡萄糖中静脉滴注，余量口服，待病情好转后改为全日量口服。

（2）巩固治疗阶段：继用INH、RFP或EMB。RFP或EMB 9～12个月。抗结核药物总疗程不少于12个月，或待脑脊液恢复正常后继续治疗6个月。

2. 降低颅内压

（1）脱水剂：常用20%甘露醇，每次0.5～1.0 g/kg，于20～30 min内静脉滴入，4～6 h一次，有脑疝时可加大剂量至每次2 g/kg，2～3日后逐渐减量，7～10日后停用。

（2）利尿剂：可在停用甘露醇前1～2天加用乙酰唑胺，每日20～40 mg/kg（＜0.75 g/d），分2～3次口服，可减少脑脊液生成。

（3）其他：视病情可考虑做侧脑室引流术、腰椎穿刺减压、侧脑室小脑延髓池分流手术等。

3. 糖皮质激素　能抑制炎症渗出从而降低颅内压，减轻脑膜刺激症状及感染中毒症状，有利于脑脊液循环，减少粘连，从而减轻或防止脑积水的发生。一般用泼尼松，每日1～2 mg/kg（＜45 mg/d），1个月后逐渐减量，疗程8～12周。

【常见护理诊断】

1. 有生命体征改变的危险　与颅内高压有关。

2. 有窒息的危险　与呕吐物吸入有关。

3. 体液不足　与液体摄入不足、高热及频繁呕吐有关。

4. 有皮肤完整性受损的危险　与极度消瘦、长期卧床、排泄物刺激有关。

5. 焦虑　与病情严重、预后差有关。

6. 知识缺乏　家长缺乏隔离、服药知识。

【护理措施】

1. 一般护理

（1）饮食护理：为患儿提供高热量、高蛋白质及富含维生素、易消化的食物，以增强机体抗病能力。进食方式取决于患儿的病情及进食能力。能口服者，少量多餐，耐心喂养；昏迷患儿可采用鼻饲或静脉营养方式维持水、电解质平衡。

(2) 休息：患儿需绝对卧床休息，病室内保持安静，相关护理操作应尽量集中进行，以减少对患儿的刺激。

2. 病情观察　密切观察患儿体温、脉搏、呼吸、血压、神志、肌张力、瞳孔大小及对光反射等，早期发现患儿有无脑疝征象，以便及时采取抢救措施。

3. 诊疗护理　遵医嘱合理使用抗结核药物、糖皮质激素、脱水剂、利尿剂和呼吸兴奋剂等。配合医师为患儿做腰椎穿刺，有颅内压升高时腰椎穿刺应在使用脱水剂半小时后进行，腰穿后去枕平卧4～6 h，以防发生头痛。

4. 对症护理

(1) 防止受伤：在惊厥发作时，为保护患儿，应在齿间放牙垫，以防舌咬伤。

(2) 保持呼吸道通畅：有呼吸功能障碍的患儿，应保持呼吸道通畅。患儿取侧卧位，避免舌根后坠堵塞呼吸道。松解衣领，及时清除口鼻分泌物及呕吐物，以防吸入性肺炎或吸入后窒息。必要时吸氧，或进行人工辅助呼吸。

(3) 皮肤、黏膜的护理：昏迷患儿长期卧床后，皮肤受压易导致压疮及继发其他化脓性细菌感染。应每2 h翻身一次，不要搓擦发红的部位或骨隆起部位，可在骨隆起部位置气垫圈或棉垫，每次改变体位的时候，要观察受压部位有无发热或肿胀。每日用温水清洗皮肤两次，在腋窝、腘窝及腹股沟处涂抹爽身粉或凡士林。保持床单的干燥、清洁与平整，大小便后清洗臀部及会阴部皮肤，及时更换尿布。呕吐后及时清除颈部、耳部的残留物。

5. 心理护理　医护人员要尊重家属对治疗及护理的要求，体谅家属及患儿的焦虑情绪，为其提供治疗、护理及生活等方面的周到服务，及时解除患儿不适，并为家长提供耐心解释和心理上的支持，克服其焦虑心理，密切配合治疗和护理。

【健康指导】

1. 疾病知识指导　向家长介绍目前患儿病情状况、为患儿拟订的诊疗计划及采取的护理措施，以取得家长的配合及支持。

2. 用药指导　告知家长要有长期治疗的思想准备，坚持规律、全程、合理用药。指导家长观察药物的毒、副作用，定期门诊复查，防止复发。

3. 卫生保健指导　为患儿制订良好的生活制度，保证休息时间，适当地进行户外活动。注意饮食，供给充足的营养。避免继续与开放性结核病病人接触，以防重复感染。积极预防和治疗各种急性传染病。部分留有后遗症的患儿，对其瘫痪肢体可进行理疗，帮助被动活动防止肌肉挛缩，以求最大限度恢复肢体功能；对失语和智残者，应鼓励家长坚持对患儿进行语言训练和适当教育。

小结

结核病是小儿时期的重要传染病，其主要传染源是开放性肺结核病人，其主要的辅助检查方法是结核菌素试验及胸部X线检查，其主要治疗措施是早期、联合、适量、规律、全程、分段使用抗结核药物。小儿肺结核的主要类型是原发性肺结核，包括原发综合征和支气管淋巴结结核。起病缓慢，轻症可无症状，部分患儿可有结核中毒、淋巴结肿大压迫症状等。急性粟粒型肺结核常是原发综合征恶化的结果，呈急性起病，有高热和严重中毒症状。结核性脑膜炎是小儿结核病中最严重的一型，早期主要症状为性情改变，中期主要表现脑膜刺激征阳性，晚期患儿频繁惊厥，进入昏迷状态，其病死率高，存活者可遗留后遗症。结核病主要的护理措施是加强饮食护理，指导家长全程、规则、合理用药及观察药物不良反应，采取隔离措施，预防感染传播。卡介苗的接种为预防结核病的主要措施。

思考题

1. 名词解释　结核菌素试验、原发综合征。

2. 简答题

（1）怎样判断结核菌素的试验结果？

（2）简述结核菌素试验阳性和阴性的临床意义。

（3）简述抗结核治疗的用药原则及方法。

（4）简述结核性脑膜炎的临床分期及各期特点。

（湖南环境生物职业技术学院　杨　娜）

第十八章　常见急症患儿的护理

学习目标

1. 掌握小儿惊厥、急性充血性心力衰竭、急性呼吸衰竭、急性颅内压增高及急性肾衰竭的临床表现及护理诊断、护理措施。

2. 熟悉上述儿科常见急症的病因及治疗要点。

3. 了解上述儿科常见急症的发病机制及辅助检查方法。

第一节　小儿惊厥

惊厥（convulsion）是小儿时期最常见的急症之一，属多种病因导致脑神经元异常放电而引起的暂时性脑功能障碍。临床表现为全身或局部骨骼肌发生不自主的强烈收缩，多伴有意识障碍。约5%～6%的小儿曾有过一次或多次惊厥病史，其中以三岁以下婴幼儿多见，一年四季均可见到。惊厥频繁发作或持续状态可危及患儿生命或遗留智力障碍、运动功能障碍及其他神经系统后遗症，严重影响小儿健康及生活质量。

【病因及发病机制】

（一）病因

1. 神经系统解剖生理特点

（1）小儿神经系统发育不完善，大脑皮质的抑制功能差，神经髓鞘未完全形成，一旦受到外界刺激（如高热等），兴奋易泛化，导致各种异常脑电活动而诱发惊厥。

（2）免疫功能及血-脑屏障功能低下，易发生感染，且各种感染的病原体及产生的毒素容易透过血-脑屏障进入中枢神经系统。

2. 感染因素　由感染性疾病引起的惊厥多伴有发热，又称有热惊厥，起病较急，伴有原发病症状。根据发病部位的不同又可分为颅内感染和颅外感染。

（1）颅内感染：如流行性脑脊髓膜炎、化脓性脑膜炎、乙型脑炎以及病毒性脑膜炎、结核性脑膜炎、脑囊肿、脑型疟疾等。

（2）颅外感染：热性惊厥（febrile convulsion，FC）又称“高热惊厥”，是小儿时期最为常见的一种惊厥类型。严重感染如败血症、重症肺炎、中毒性痢疾等产生毒血症可导致脑部微循环障碍，使脑细胞缺氧、脑组织水肿，引发惊厥。破伤风虽是由感染引发的惊厥性疾病，但因破伤风梭菌不产生内毒素、外毒素等致热原，故在惊厥发作时不伴发热，是感染性惊厥中的一个特殊类型。

3. 非感染性因素　因在惊厥发作前多不伴发热，又称无热惊厥。也可分为颅内和颅外疾病两类。

（1）颅内疾病：①颅脑损伤如脑外伤、产伤、新生儿重度窒息、颅内出血等。②脑发育异常如先天性脑积水、脑血管畸形、脑发育不全、神经皮肤综合征等。③颅内占位性疾病如

 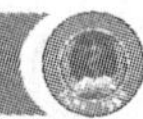

脑肿瘤、脑囊肿等。④各种类型的癫痫如癫痫大发作、婴儿痉挛症等。⑤脑退行性病变如脱髓鞘性脑病、脑黄斑变性等。

(2) 颅外疾病：①各种代谢性及营养障碍性疾病如低钙血症、低镁血症、高钠或低钠血症、低血糖、维生素 B_1 及维生素 B_6 缺乏症、苯丙酮尿症等。②各种原因的中毒：中枢神经兴奋性药物如氨茶碱、呼吸兴奋剂、抗组胺药物等使用过量；接触或误服各种化学制剂如有机磷农药、灭鼠药、氯气等；有毒动物及植物中毒，如被毒蛇、蜈蚣等咬伤，误食有毒蘑菇、变质食物等。③重要器官如心、肝、肾等功能严重障碍引起惊厥。

(二) 发病机制

惊厥的发病机制一般认为是由于各种刺激因子作用于中枢神经系统或大脑的某一部位，致使神经元群发生过度反复异常放电，超过生理界限所致。

【临床表现】 惊厥病人往往有原发疾病或既往史，部分病人可有家族遗传史。

1. 先兆表现　少数患儿在惊厥发作前可有精神紧张、极度烦躁或“惊跳”现象。有的可表现为体温骤升、面色改变、四肢肌张力突然增加等。

2. 典型表现　患儿意识突然丧失，伴两眼上翻、凝视或斜视；面部肌肉和四肢强直、痉挛、抽动；因咽部肌肉抽搐可致口吐白沫、喉头痰鸣、窒息，伴喉肌抽搐时有呼吸暂停、发绀；伴意识障碍时可有大小便失禁、舌咬伤、肌肉关节损害、跌倒摔伤等表现。惊厥发作的时间持续数秒至数分钟不等，大多在 5～10 min。发作后常有乏力、嗜睡等。

3. 非典型表现　多见于婴幼儿，常无典型的强直性发作，只表现为面肌、四肢肌肉的阵挛性抽搐。小婴儿特别是新生儿可仅有呼吸暂停、双眼凝视、眼睑抖动或吸吮动作突然中止等细微表现。

4. 惊厥持续状态　惊厥持续时间超过 30 min 或两次发作间歇期意识不能完全恢复称惊厥持续状态，为惊厥的危重类型。

5. 热性惊厥　指在没有中枢神经系统病变和中毒等情况下，单纯因体温升高引起的惊厥。是小儿惊厥最常见的原因，发病率约为 2%～8%。大多发生在各种感染性疾病的体温骤升期，其中以上呼吸道感染最为多见。约 1/3 患儿可有阳性家族史。根据发作特点和预后分为以下两型：

(1) 单纯型热性惊厥：又称良性热性惊厥，预后较好。其临床特点为：①发病年龄多在 6 个月至 3 岁，有显著遗传倾向，发作前后小儿一般情况良好。②发作前均有发热，常为 38.5～40℃，多在发热初体温上升时发作。③以全身性发作为主，一般不超过 10 min。④每次发热过程大多只有 1 次惊厥发作。⑤无神经系统疾病史及神经系统阳性体征，发作后可有轻微嗜睡。1 周内约 20%～60%患儿脑电图可见非特异性慢波活动增多，1周后恢复正常。

(2) 复杂型热性惊厥：预后相对较差，大约有 2%～7%的患儿可发展成为癫痫。其临床特点为：①发作形式多呈局灶性。②每次发作持续时间较长，多在 15 min 以上。③24 h 内（一次发热过程）反复发作≥2 次。④发作频繁，累积总数达 5 次以上。⑤发作停止后 7～10 天脑电图检查仍可有明显异常。

【辅助检查】

1. 血常规　原发疾病为细菌性感染时，周围血中白细胞总数及中性粒细胞比例增高。

2. 脑脊液检查　中枢神经系统感染性疾病所致者，脑脊液可有相应改变。

3. 血液生化检查　可有与病因有关的电解质血液生化成分的改变。

4. 血气分析　惊厥持续状态者可有低氧血症、高碳酸血症及酸碱平衡紊乱等。

5. 医学影像学检查 头部B超、CT、MRI等均可选用。

6. 脑电图检查 对判断预后及癫痫的诊断有帮助。

【治疗要点】 治疗原则：迅速控制惊厥发作，防治脑水肿，消除病因，预防惊厥复发。

1. 一般治疗 首先应保持呼吸道通畅，维持有效呼吸，防止意外受伤。及时送检血生化、血常规、血气分析及辅助检查等，积极寻找病因及判断目前病情。

2. 控制惊厥 可选用下列药物。

(1) 地西泮（安定）：为首选药物。剂量每次0.2～0.5 mg/kg（一次剂量不得＞10 mg），缓慢静脉注入。一般3～5 min起效，因维持时间短暂，必要时20～30 min后重复给药一次。

(2) 苯妥英钠：适用于惊厥持续状态。可先给予负荷量15～20 mg/kg，分2次静脉注射（每分钟＜1 mg/kg）；24 h后给予维持量，每日5 mg/kg。

(3) 苯巴比妥钠：上述药物无效时可选用苯巴比妥钠静脉注射，首剂10 mg/kg，缓慢静脉注射，必要时20～30 min后重复给药一次。惊厥控制后，于初次给药12～24 h后给予维持量，每天5 mg/kg，分2～3次口服。

(4) 10%水合氯醛：适用于无条件迅速建立静脉通道者。每次0.5 ml/kg（一次剂量不得＞10 ml），加等量生理盐水灌肠。

3. 预防和控制脑水肿 惊厥持续状态者，常继发脑水肿和颅内压增高，应及时给予甘露醇等脱水治疗，并限制液体入量。

4. 病因治疗 在控制惊厥的同时，应尽快查明病因并进行相应治疗。

5. 预防复发 积极治疗原发疾病。既往有单纯型热性惊厥史的患儿，于发热初起时，可同时服用地西泮等预防惊厥发作。复杂型热性惊厥患儿，最好长期服用苯巴比妥或丙戊酸钠等药，可有效防止惊厥发作或减轻惊厥发作的程度。

【常见护理诊断】

1. 急性意识障碍 与惊厥发作及原发疾病有关。

2. 有窒息的危险 与惊厥发作时喉肌痉挛，及呕吐后发生误吸有关。

3. 有受伤的危险 与惊厥发生时意识障碍、肌张力改变等导致跌伤或咬伤有关。

4. 体温过高 与感染和（或）惊厥持续状态有关。

5. 焦虑与慌恐心理 与病情危急和反复发作有关。

【护理措施】

1. 一般护理 饮食宜清淡易消化，患儿应注意休息，病室内的光线不可过强，尽量保持安静，以减少对患儿的刺激。

2. 病情观察

(1) 观察惊厥发作时的表现：为临床治疗药物的选择提供参考依据。①全身发作：有两种表现，一种是阵挛性抽搐，表现为躯干、四肢对称性抽动，眼球上斜凝视；另一种表现为全身肌张力提高，四肢伸直、头后仰、足背屈，呈角弓反张状，多伴有呼吸暂停、发绀、意识丧失。②局限性抽搐：表现为一侧面部表情肌抽动，或一侧肢体包括指、趾抽动，也可伴有呼吸不规则或暂停。局限性抽搐多见于新生儿和小婴儿，持续时间较长，有反复发作倾向。

(2) 观察生命体征：严密观察体温、脉搏、呼吸、血压的改变。

(3) 观察伴随症状：注意观察有无神经系统症状及体征、有无特异性皮疹、有无皮肤黏

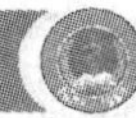

膜颜色改变、呕吐物及口腔内有无特殊气味等。

3. 用药护理　遵医嘱给予镇静剂。因止惊药物多有抑制呼吸作用，故用药期间应密切监测生命体征，特别是呼吸频率、节律及深度的改变。

4. 对症护理

(1) 防止窒息的护理：惊厥发作时立即松解患儿衣服，取侧卧位，及时清除口、鼻分泌物，防治吸入性窒息。将舌拉出，防止因舌后坠堵塞呼吸道，并做好气管插管的准备。惊厥时间较长，或有发绀者给予氧气吸入。

(2) 发热的护理：详见第八章第二节。

(3) 防止受伤的护理：惊厥发作时在上、下牙齿之间放置牙垫或纱布卷，防止咬伤舌头。惊厥反复发作患儿要有专人看护，病床加护栏，防止发生坠床、跌伤等意外事故。

5. 心理护理　针对家长和年长儿的紧张、恐惧心理，细心向家长及患儿宣传有关小儿惊厥的知识，说明大多数惊厥是可防可治的，不会留有后遗症。即使是复杂型热性惊厥，也可在明确病因并正规治疗的基础上得到有效控制甚至痊愈，以消除家长及患儿的恐慌情绪，使其积极配合治疗。

【健康指导】

1. 疾病知识指导　应让家长了解惊厥是儿童时期的一种常见急症，一旦惊厥发作不要惊慌，在送往医院的途中首先要防止口鼻内呕吐物的吸入，也可采用指掐人中、合谷、百会、涌泉等穴位控制惊厥。同时应注意保持安静，不要大声呼叫或摇晃小儿，避免诱发惊厥再次发作。有高热惊厥病史的患儿，一旦体温增高，应严密观察，及时就医。并给予物理或药物降温。惊厥反复发作者应请神经专科医生诊治。

2. 用药指导　遵医嘱正确应用镇静药物。

3. 卫生保健知识指导　应妥善保管家中的药品及农药等毒性物质，防止小儿接触或误服。

第二节　充血性心力衰竭

充血性心力衰竭（congestive heart failure，CHF）指各种病因导致心脏收缩和（或）舒张功能障碍，心输出量不能满足机体组织代谢需要，并导致静脉回流受阻、脏器淤血等一系列病理及临床改变，是小儿时期常见的危重症之一。

【病因及发病机制】　引起充血性心力衰竭的病因很多。婴儿期发病率最高，以先天性心脏病引起者最常见；心力衰竭也可继发于重症肺炎、病毒性心肌炎、川崎病、心肌病、心内膜弹力纤维增生症等。儿童时期则以风湿性心脏病和急性肾炎所致者最常见。

根据血流动力学及病理生理改变可分为以下几类。

1. 心肌收缩功能障碍　包括各种原因引起的心肌炎、心肌病、心内膜弹力纤维增生症、心糖原累积症和风湿性心脏病等。

2. 心室负荷过重　又分为心室前负荷（容量负荷）过重和心室后负荷（阻力负荷）过重。前者多见于左向右分流型先天性心脏病、输液量过多过快等；后者见于主动脉瓣狭窄、肺动脉瓣狭窄和高血压等。

3. 其他　重度贫血、甲状腺功能亢进症、维生素 B_1 缺乏症、电解质紊乱和严重缺氧等均可导致心力衰竭的发生。

【临床表现】 临床常根据病情进展的速度分为急性和慢性充血性心力衰竭；也可依发病部位分为左心衰竭、右心衰竭和全心衰竭。临床表现因原发病及患儿年龄有所不同。

1. 新生儿早期症状不典型，常表现为嗜睡、淡漠、乏力、拒食、呕吐及体重增加不明显，有时仅表现为烦躁不安、阵发性发绀等，易被忽视。

2. 婴儿心力衰竭起病较急，发展迅速，可有喂养困难、烦躁多汗、哭声低弱等，而颈静脉怒张、水肿和肺部湿啰音等体征不常见。

3. 年长儿心力衰竭与成人相似，左心衰竭主要表现为心排出量不足及肺循环淤血，右心衰竭主要表现为体循环淤血。

（1）心排出量不足：左心衰竭较早出现的表现为平时感觉疲乏无力，轻微体力活动后即有心慌、胸闷等症状（因此慢性心力衰竭患儿往往喜静少动）。病情进展较快或缺氧症状突然加重时，患儿则表现为烦躁不安、哭闹、出汗增多，口唇及面色发绀；听诊心音低钝，心率增快，重者出现奔马律；叩诊或X线胸片显示心脏扩大；合并休克时可有微循环障碍的表现，如患儿脉搏细数、血压偏低、脉压变小、四肢末梢发凉及皮肤发花等；严重者可有意识障碍。

（2）肺循环淤血：①呼吸困难：呼吸频率增快，伴三凹征及喘鸣音。活动或哭闹后呼吸困难加重，年长儿可伴发阵发性夜间呼吸困难，婴儿则表现为喂养困难、哺乳时间延长及喜竖抱位等。②咳嗽、咳痰：因支气管黏膜充血可有阵发性咳嗽、咳痰。并发急性肺水肿时痰液呈粉红色泡沫状，听诊双肺有较多的湿啰音。③发绀：以口唇、鼻根部、甲床等部位最常见。

（3）体循环淤血：①肝大：患儿肋下常可触及肿大的肝，呈进行性增大者更有临床意义。肝区还可有触压痛，肝-颈静脉反流征阳性。②颈静脉怒张：颈静脉怒张见于较大儿童，婴幼儿因颈部较短不易观察。③水肿：特点为全身性，以体位较低处明显，严重者可伴有胸腔积液及腹水。④腹痛：因内脏淤血引起。

小儿充血性心力衰竭的诊断标准：①安静时心率增快，婴儿＞180次/分，幼儿＞160次/分，不能用发热或缺氧解释者。②呼吸困难，青紫突然加重，安静时呼吸达60次/分以上。③肝大，达肋下3cm以上，或在密切观察下短时间内较前增大，而不能以横膈下移等原因解释者。④心音明显低钝，或出现奔马律。⑤突然烦躁不安、面色苍白或发灰，而不能用原有疾病解释。⑥尿少和下肢水肿，除外其他疾病导致者。前4项为主要临床诊断依据。

【辅助检查】

1. X线检查　可见心影扩大、心尖搏动减弱、肺纹理增多及肺淤血。

2. 心电图　对心力衰竭的病因诊断及指导洋地黄类药物应用有重要价值。

3. 超声心动图　可见心脏各腔室内径增大、心室收缩时间延长及射血分数降低。

【治疗要点】 治疗原则：积极治疗原发疾病，采用强心、利尿、扩张血管等方法迅速控制心力衰竭。

1. 一般治疗　注意休息，尽量避免烦躁和哭闹不安，必要时给予苯巴比妥钠、地西泮、氯丙嗪等中枢镇静剂。有呼吸急促和发绀者，应给予吸氧。饮食应注意少量多餐，适当限制钠盐及液体摄入。合并代谢性酸中毒时，可给予碱性药物（常用5% $NaHCO_3$）纠正。

2. 强心药物　地高辛可以通过多种途径给药，且应用方便、代谢较快，是临床最常选用的剂型（具体用法详见第九章第四节）。

3. 利尿剂　首选呋塞米或噻嗪类药物，可有效减少回心血量，减轻心脏负担，特别适

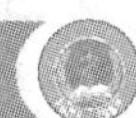

宜伴严重水肿的患儿。需长期应用者应注意适当补钾或与保钾类利尿剂如螺内酯等合用。

4. 血管扩张药物　通过扩张小动脉和小静脉，减轻心脏的前、后负荷。常用药物有酚妥拉明、卡托普利、硝普钠等。

5. 其他　心力衰竭伴血压下降时可选用β受体阻滞剂如多巴胺、多巴酚丁胺等。

【常见护理诊断】

1. 心输出量减少　与心肌收缩力降低有关。

2. 气体交换受损　与肺循环淤血，气/血比例失调有关。

3. 体液过多　与体循环淤血致肾灌注不足、排尿减少有关。

4. 恐惧心理　与病情危重有关。

5. 潜在并发症：药物副作用

【护理措施】

1. 一般护理　按心力衰竭的程度安排患儿休息，心衰Ⅰ度：可下床活动，适当增加休息时间；心衰Ⅱ度：限制活动，延长卧床休息时间；心衰Ⅲ度：应绝对卧床休息，待病情好转后可逐渐增加活动量。体位以半坐卧位为宜，小婴儿可用枕头等垫高上半身。病室应尽量保持安静，避免各种精神刺激。保持大便通畅，防止因排便用力过度，诱发或加重心力衰竭，必要时用开塞露通便。

2. 病情观察　密切观察生命体征变化，定时测量心率、心律，注意心音、血压、呼吸等，必要时进行心电监护，如有变化及时与医生联系。

3. 用药护理

(1) 洋地黄制剂：注意给药方法，仔细核对剂量，密切观察有无洋地黄中毒症状。①给药前：若静脉给药，配药时须用1ml注射器准确抽取药液，以10%葡萄糖液稀释；每次用药前应测量脉搏（必要时听心率），需测1min。新生儿<120次/分、婴儿<100次/分、幼儿<80次/分、学龄儿<60次/分或脉律不齐时，需停药，并报告医生。②给药时：注意按时按量给药，不能与其他药物混合注射，速度要缓慢（不少于5min），并密切观察患儿脉搏变化；如患儿服药后呕吐，要与医生联系，决定是否补服或用其他途径给药。③给药后：应注意观察药物的毒性反应：小儿洋地黄中毒最常见的表现是心律失常，如心动过缓、房室传导阻滞、期前收缩等；其次是胃肠道反应，如恶心、呕吐、食欲减退；神经系统症状如色视、视力模糊、嗜睡、头晕等较少见。一旦出现中毒反应先停药，并报告医生及时采取相应措施。客观评价洋地黄制剂疗效，有效表现：患儿精神及食欲好转，心率减慢，肝缩小，呼吸困难减轻，尿量增加。④洋地黄与钙剂有协同作用，应避免同时使用，如需使用，至少间隔4个小时。⑤长期使用洋地黄制剂者，要监测洋地黄类制剂的血清浓度（小儿血清地高辛有效浓度为1～3ng/ml）。

(2) 血管扩张剂：用药期间应注意有无面色改变、头晕头痛、心慌胸闷等表现，如出现上述表现应立即测量血压，血压下降者，应酌情减慢滴速或暂时停药，并及时通知医生做相应处理。应用硝普钠治疗时输液管、瓶要用黑布包裹做好避光处理。

(3) 利尿剂：定时监测体重及尿量的改变，详细观察水肿的消退情况。需较长期应用利尿剂时应注意有无精神委靡、乏力、腹胀、心音低钝、心律失常等低血钾的临床表现，必要时可查心电图和血钾。用药期间应补充含钾丰富的食物，如香蕉、柑橘类、绿叶蔬菜等。反复使用呋塞米时应注意观察有无胃肠道反应、耳毒性（眩晕、耳鸣、听力减退或耳聋）等不良反应。

4. 对症护理

(1) 供氧：有呼吸困难、发绀者给予供氧。急性肺水肿患儿吸氧时，湿化瓶中改盛20%～30%乙醇，间歇吸入，每次10～20 min，间隔15～30 min，可重复1～2次。

(2) 控制水盐摄入：轻者可给低盐饮食（每日饮食中钠盐不超过0.5～1 g），重者应严格限盐。尽量减少静脉输液或输血，输入速度宜慢，以每小时不>5 ml/kg度为宜。

5. 心理护理　根据患儿及家长焦虑、恐惧等心理特点采用相应的对策，如主动与患儿沟通，给予安慰鼓励，取得合作。条件允许时要有家长陪护，减少因环境改变和离开亲人带来的恐慌，使患儿情绪稳定。

【健康指导】

1. 疾病知识指导　向患儿及家长介绍心力衰竭的病因、诱因及防治措施；指导家长根据病情为患儿制订合理的生活作息制度和饮食方案。

2. 用药指导　遵医嘱服用药物，不得自行增减药量或停药。并通过宣教让患儿及其家长了解药物的不良反应的表现及正确的药物应用方法，一旦出现不良反应应立即告知医护人员进行相应的处理。

3. 卫生保健知识指导　积极治疗原发疾病。预防感染，及时接种各种疫苗，在感染性疾病流行期间尽量不要到公共场所去。教会年长儿自我检测脉搏的方法。

第三节　急性颅内压增高

急性颅内压增高（acute intracranial hypertension），简称颅内高压，是因颅内容物体积增加所致的一种临床综合征。通常以脑脊液的静水压代表颅内压力。在安静状态下正常侧卧位时脑脊液的压力：新生儿为0.29～0.78 kPa（30～80 mmH_2O），儿童为0.69～1.76 kPa（70～180 mmH_2O）。脑脊液压力超过各年龄段的上限值即为颅内高压，若达到4.9 kPa（500 mmH_2O）时为严重颅内压增高，此时常可引起脑疝，危及患儿生命。

【病因与发病机制】　颅内压是颅腔内容物对颅腔壁产生的压力。正常情况下，颅内的脑组织、脑脊液和脑血流量可在一定范围内进行调节，以保持颅内压的相对恒定。当任何因素导致颅内容物容积的增加超过代偿范围时，即引起颅内压增高。颅内压增高常见病因有：

1. 脑组织体积增加　脑外伤、感染、严重缺氧、急性中毒等均可导致脑细胞及脑间质水肿致脑组织体积增加；脑肿瘤、血肿、脓肿、寄生虫感染等，除病变本身占有一定的颅腔容积外，还可引起病变周围的脑水肿或脑脊液循环通路的梗阻。

2. 脑血容量增加　严重缺氧及各种原因导致血液中的氧分压下降，二氧化碳分压增高、酸中毒等，引起脑血管扩张，脑血流量急剧增加；其次外伤及炎症、出血等造成丘脑下部、鞍区或脑干损伤时，脑血管调节中枢的功能紊乱，脑血管反应性扩张，也可使脑血流量急剧增加。

3. 脑脊液循环障碍　可由感染或肿瘤压迫等造成。

颅内高压影响了脑的血液供给和代谢，加重了脑水肿，使颅内压进一步升高，形成恶性循环，最终导致脑衰竭。严重颅内高压时，部分脑组织受到挤压并通过天然的孔隙向邻近压力相对小的方向移动而形成脑疝。疝出的脑组织可压迫周围重要的脑组织结构，危及生命安全。常见的有小脑幕切迹疝和枕骨大孔疝两种。

【临床表现】　临床表现及预后与颅内压增高的速度和程度、年龄大小、有无占位病变及压迫部位等均有密切关系。根据病理生理改变的不同，临床常将颅内压增高分为代偿期、早期、高峰期和晚期（衰竭期）四个不同阶段，以便于临床观察，及时作出诊断和治疗。

1. 代偿期　颅内压开始升高，但由于颅腔内有8%～10%的代偿容积，通过自身调节，临床上无明显颅内压增高的症状和体征，此期持续时间的长短取决于病变的性质、部位及进展的速度等因素。代偿期因临床症状不明显诊断较为困难。

2. 早期　病变继续发展，颅内压增高超出自身代偿能力。患儿逐渐出现头痛、喷射性呕吐、视力障碍等颅内压增高的表现；眼底检查可发现视神经盘水肿。临床将头痛、呕吐、视神经盘水肿统称为颅内压增高三主征。新生儿及婴儿因前囟门和（或）骨缝未闭，可缓解部分颅内压力的增高，上述症状常不明显，临床主要表现为烦躁不安或哭声尖直，伴前囟膨隆、头围增大、骨缝增宽、双眼凝视等。急性颅内压增高时，还可出现血压升高、脉搏变慢、呼吸幅度加深及节律变慢等库欣反应（Cushing reaction）。此期，如能及时解除病因，脑功能大多能恢复，否则预后不良。

3. 高峰期　病情进一步恶化，脑组织缺血、缺氧加重，严重影响脑的生理功能。除前期出现的头痛、呕吐、视力障碍和视神经盘水肿等表现更加明显外，病人逐渐出现意识障碍，甚至昏迷。大脑皮质受刺激时出现肌张力增高并伴惊厥发作。延髓受累时出现生命体征改变，表现为血压增高、脉搏减慢、呼吸节律不整或暂停（如伴双侧瞳孔大小不等时，应考虑合并脑疝）。下丘脑体温调节中枢受累时可致高热。此期如不能及时采取有效治疗措施，往往迅速出现脑干衰竭。

4. 晚期（衰竭期）　病人处于濒危阶段，临床表现为深度昏迷，对外界所有刺激的反应及生理反射均消失，双侧瞳孔散大固定，呈去大脑强直状态，血压下降、心跳加快、脉搏细数、呼吸变浅或节律紊乱甚至停止。最终脑细胞活动停止，脑电图检查无生物电释放表现，即进入临床“脑死亡”阶段。此时虽进行抢救但多数难以挽救生命。

【辅助检查】

1. 有原发疾病的可做相应检查，有助于病因诊断。

2. 可选择性地进行脑超声波检查、CT和磁共振、颅骨透照、头颅X线检查、硬膜下穿刺、放射性同位素脑扫描等检查。

3. 脑脊液检查及颅内压测定虽是颅内疾病病因诊断和确诊颅内高压的重要手段，但重度颅内压增高时，腰椎穿刺有可能诱发脑疝，导致严重后果。因此选择腰穿时一定要慎重，必须做此项检查者，应先进行脱水治疗，术中应严格控制脑脊液的滴速和量，禁做奎克实验。

【治疗要点】

1. 降低颅内压

（1）脱水：常选用渗透性利尿剂甘露醇和强力利尿剂呋塞米。

①甘露醇：一般剂量为每次0.5～1 g/kg，4～8 h 1次，静脉注射或快速静脉点滴（发生脑疝时加大至每次2 g/kg，2～4 h 1次）。用药后10 min开始起效，30～90 min达最大效果，可维持3～8 h。心、肾功能障碍和颅内出血者慎用。

②呋塞米：剂量为每次1～2 mg/kg，静脉注射或快速静脉滴注，必要时8～12 h给药1次。静注后2～5 min开始利尿，维持2～3 h。

（2）激素：糖皮质激素可降低脑血管壁的通透性，有改善和调整血-脑屏障功能，对脑水肿有良好的治疗效果。常用地塞米松，每次0.2～0.5 mg/kg，每6 h 1次，用药后6～8 h

起效，4～5日达最大效果，维持6～9日。

(3) 人血白蛋白：白蛋白具有很强的亲水性，可有效提高血浆的胶体渗透压，减轻脑间质水肿，但因价格昂贵，一般只用于颅内高压伴低蛋白血症者。

(4) 侧脑室引流：采用持续控制性引流。速度为2～3滴/分，根据病情需要可持续1～2日甚至1周。

(5) 控制性过度通气：用人工呼吸机增加通气量，降低血中CO_2浓度，可使脑血管收缩、脑血流量下降而降低颅内压，对进展迅速的颅内高压有效。

(6) 低温亚冬眠疗法：体温每下降1℃，颅内压可下降5.5%。用氯丙嗪和异丙嗪等量混合，每次1～2 mg/kg；并辅以物理降温，在大血管走行部位如头部、腋下、腹股沟等处放置冰袋，使体温维持在35℃左右。

2. 液体疗法　控制液体入量，防止脑水肿加重，同时应避免发生严重脱水，最好保持患儿处于轻度脱水状态。及时纠正因应用大剂量脱水剂造成的电解质代谢紊乱。

3. 防治呼吸衰竭　严重颅内压增高常累及呼吸中枢而出现中枢性呼吸衰竭，当患儿出现呼吸节律不规整或呼吸频率过慢时应积极抢救（详见本章第四节）。

4. 病因治疗　在降低颅内压同时要积极寻找原发病，并针对原发病进行有效的治疗。

【常见护理诊断】

1. 头痛　与颅内压增高有关。
2. 有意识障碍的危险　与颅内压增高有关。
3. 有窒息的危险　与意识障碍及呕吐有关。
4. 有惊厥的危险　与颅内压增高等有关。
5. 潜在并发症：脑疝。

【护理措施】

1. 一般护理　安静卧床，上半身抬高30°，头部与颈部成直线位，以利于颅内血液回流。有脑疝前驱症状时应平卧或头略低位。昏迷患儿要用油纱布覆盖眼球并定时使用眼药水或眼膏以防止暴露性眼角膜炎；定时翻身，按摩骨突起部位，注意皮肤清洁，重压部分可放置气垫预防褥疮。注意耳、鼻、口腔的护理，防止中耳炎、口腔炎、吸入性肺炎等并发症。

2. 病情观察　注意观察生命体征、神志、瞳孔及肢体运动改变。如出现头痛剧烈、血压升高、脉搏减慢、呼吸深慢、瞳孔不等大、对光反射迟钝及意识障碍等表现时，提示脑疝形成，及时报告医生处理。动态监测血气分析、电解质等，及时处理体温过高、缺氧、二氧化碳潴留、酸中毒等使脑水肿加重的因素。

3. 用药护理

(1) 脱水剂：使用甘露醇脱水应在15～30 min快速静脉滴入或推注，速度过慢则达不到疗效；同时一定要避免药液外渗，以免引起周围组织坏死。合并心力衰竭患儿慎用甘露醇脱水。

(2) 激素：首选地塞米松，剂量为每次0.2～0.5 mg/kg，6～8 h可重复使用。需长期使用时应注意副作用。

4. 对症护理

(1) 保持呼吸道通畅：详见本章第四节。

(2) 高热的护理：体温过高需物理降温时，应遵医嘱先给予亚冬眠合剂，以免冷敷时出现寒战，导致体温上升。

(3) 颅内高压的护理：病人应该保持安静，绝对卧床休息，搬运及翻身时，动作要轻柔，防止颈部过屈、过伸及受压。坐起或大小便时切勿用力过猛，以免颅内压增高及脑疝形成。行侧脑室引流者，应注意严密观察管道通畅，并监测引流速度。

5. 心理护理　重点要安慰家长，使其配合治疗，保证各项医护措施能顺利实施。

【健康指导】

1. 疾病知识指导　急性颅内压增高是临床危重病症，抢救不及时可危及患儿生命。一旦发现小儿有精神改变、头痛、呕吐、视力模糊时应立即送往医院救治。在看护患儿时应尽量保持安静。避免过度搬动患儿，特别是搬动患儿头部时动作要轻柔。

2. 用药指导　大剂量或长期应用脱水剂可致水、电解质代谢紊乱，注意用药不良反应的观察。

3. 卫生保健知识指导　增强安全意识，避免意外伤害；有原发疾病的应积极治疗。对瘫痪患儿指导家长对患儿进行肢体功能锻炼的方法，如每 2～3 h 翻身 1 次、做肢体按摩和被动运动等。

第四节　急性呼吸衰竭

急性呼吸衰竭（acute respiratory failure，ARF），是指因各种疾病累及呼吸中枢和（或）呼吸器官，产生肺通气和（或）肺换气功能严重障碍，导致动脉血氧分压（PaO_2）低于正常范围和（或）二氧化碳分压（$PaCO_2$）升高，而引起一系列病理生理改变的临床综合征。发生于小儿时期急性呼吸衰竭的原因除呼吸系统原发疾病外，还可见于意外事故如溺水、触电、急性中毒、呼吸道异物吸入等。急性呼吸衰竭起病急骤，病情危重，预后与现场急救密切相关，抢救及时准确，大多可以痊愈，否则将严重影响预后，甚至危及生命。

【病因及发病机制】　根据原发病的病变部位的不同，可以将急性呼吸衰竭分为中枢性和周围性两种类型。中枢性急性呼吸衰竭指由于呼吸中枢的病变导致了呼吸运动发生障碍，而周围性则是由于呼吸器官的严重病变，或者是呼吸肌麻痹所致。

1. 呼吸道梗阻　以上呼吸道梗阻多见。因婴幼儿喉部相对狭窄，是发生梗阻的主要部位，可因感染（急性喉炎）、神经体液因素（喉痉挛、血管神经性水肿）、异物吸入、先天因素（喉软骨软化）等引起。下呼吸道梗阻包括哮喘，毛细支气管炎等引起的小支气管痉挛、水肿；重症肺部感染产生的分泌物及坏死物质阻塞细支气管等。

2. 肺的通气和（或）换气功能障碍　包括重症肺炎、哮喘持续状态、急性呼吸窘迫综合征（ARDS）及心力衰竭继发的急性肺水肿等。

3. 胸廓活动障碍　包括张力性气胸、大量胸腔积液、胸部严重外伤及脊髓病变引起的呼吸肌功能障碍等。

4. 呼吸中枢功能异常　各种原因引起的脑水肿、颅内高压以及药物或其他毒性物质中毒均可影响呼吸中枢，导致急性呼吸衰竭。

呼吸衰竭的基本病理生理变化为低氧血症和高碳酸血症，并由此引起的机体代谢紊乱和重要脏器功能障碍。

1. 通气功能障碍　由于呼吸中枢功能障碍、呼吸道梗阻、肺或胸廓活动受限等原因，进出肺的气流量减少，使流经肺泡毛细血管的静脉血不能够充分氧合，从静脉血中弥散入肺泡的二氧化碳不能有效排出，导致动脉血氧分压降低，二氧化碳分压升高。

2. 换气功能障碍　分为气体弥散功能障碍和通气/血流比例失调两类。

【临床表现】　起病急骤，除原发病的临床表现外，主要是缺氧和二氧化碳潴留引起的器官功能紊乱。

1. 呼吸系统表现　最常见的为呼吸节律和频率的改变。

周围性呼吸衰竭主要表现为各种类型的呼吸困难、呼吸表浅、频率增快；中枢性呼吸衰竭则以呼吸节律改变为主，表现为呼吸快慢、深浅不一，出现各种异常呼吸，如潮式呼吸、毕奥呼吸、双吸气和下颌式呼吸等。

2. 低氧血症表现　低氧血症是急性呼吸衰竭的重要临床表现之一。

（1）发绀：以口唇、口周、鼻根部以及甲床等毛细血管丰富的部位最为明显。

（2）循环系统症状：早期可以出现血压升高、心率增快、心排血量增加等交感神经兴奋性增高的表现。晚期则因严重缺氧，出现心律失常，心排血量减少，甚至休克等表现。

（3）神经系统症状：早期可表现为烦躁不安、激动、视力模糊，随病情进展逐渐出现神志淡漠、嗜睡、意识障碍、惊厥等。严重者可以出现颅内压增高以及脑疝的表现。

（4）消化系统症状：消化道出血是呼吸衰竭的严重并发症。临床表现为呕吐物呈咖啡色，大便潜血阳性。肝严重缺血时可因小叶中心坏死，出现转氨酶增高，肝功能异常。

（5）肾功能障碍：出现少尿、无尿及血尿、蛋白尿、管型尿。发生肾衰竭时，可有氮质血症。

（6）水、电解质和酸碱平衡紊乱：严重缺氧导致细胞线粒体的能量生成减少，细胞膜上的离子泵功能障碍，加上无氧酵解，使乳酸等酸性代谢产物增多，出现高钾血症及代谢性酸中毒。

3. 高碳酸血症　动脉血二氧化碳分压（$PaCO_2$）比正常增高 5～10 mmHg 时，临床可以表现为摇头、出汗、烦躁不安、意识障碍、皮肤潮红、瞳孔缩小、脉搏细数、血压升高以及脉压增大。当 $PaCO_2$ 比正常增高大于 15 mmHg 时，可以表现为嗜睡、机体的颤动、心率增快、球结膜充血。如果 $PaCO_2$ 继续增高，可以出现惊厥、昏迷、视盘水肿。随着 $PaCO_2$ 的增高、氢离子的浓度不断地增加，pH 继续下降，可以出现呼吸性酸中毒，如果 pH 小于 7.2，将严重影响循环功能以及细胞代谢，发生严重的酸中毒。

4. 急性呼吸窘迫综合征（acute respiratory distress syndrome，ARDS）是急性呼吸衰竭中的严重病症，多继发于严重创伤、大手术、感染性休克等，临床以进行性呼吸困难和难以纠正的低氧血症为特征，若处理不当病死率极高。

【辅助检查】

1. 根据血气分析改变的程度分为：①呼吸功能不全，PaO_2＜8.0 kPa（60 mmHg），$PaCO_2$＞6.0 kPa（45 mmHg），SaO_2≤90%。②呼吸衰竭，PaO_2≤6.67 kPa（50 mmHg），$PaCO_2$≥6.67 kPa（50 mmHg），SaO_2≤85%。

2. 按血气分析结果，急性呼吸衰竭可分为两型：①Ⅰ型呼吸衰竭，即低氧血症型，PaO_2≤6.67 kPa（50 mmHg），$PaCO_2$ 正常，常见于呼吸衰竭早期或轻症。②Ⅱ型呼吸衰竭，即高碳酸血症型，PaO_2≤6.67 kPa（50 mmHg），$PaCO_2$≥6.67 kPa（50 mmHg），常见于呼吸衰竭晚期和重症。

【治疗要点】急性呼吸衰竭治疗原则：改善呼吸，维持重要脏器功能，纠正电解质和酸碱平衡紊乱，以及治疗原发病和诱发因素。

1. 积极治疗原发疾病，去除诱因。及时纠正水、电解质和酸碱平衡紊乱，并供给足够热量和液体量。

2. 改善呼吸功能

(1) 正确给氧：保证 PaO_2 在短时间内迅速提高到 60 mmHg 或 SaO_2 达 90%以上。

(2) 改善 CO_2 潴留：严重的通气和（或）换气功能障碍时，可使用人工辅助通气装置（呼吸机）以维持必要的肺泡通气量，提高 PaO_2 和降低 $PaCO_2$。

(3) 呼吸兴奋剂：呼吸兴奋剂能直接兴奋延髓的呼吸中枢或通过刺激颈动脉和主动脉化学感受器反射性兴奋呼吸中枢，提高呼吸中枢对 CO_2 的敏感性，使呼吸加深、加快，改善缺氧。

3. 维持脑、心、肾等重要脏器功能　及时将重症患者转入 ICU。加强对重要脏器功能的监测与支持，特别要注意防治多器官功能障碍综合征（multiple organ dysfunction syndrome，MODS）。

【常见护理诊断】

1. 气体交换受损　与呼吸中枢和（或）周围呼吸器官病变有关。
2. 清理呼吸道无效　与呼吸道分泌物增多、黏稠及咳嗽无力有关。
3. 有感染的危险　与机体免疫力下降和（或）长期使用呼吸机有关。
4. 营养失调：低于机体需要量　与摄入不足有关。
5. 恐惧　与病情危重有关。

【护理措施】

1. 一般护理

(1) 正确安排患儿休息：取半卧位或坐位休息，以有利膈肌活动，增加肺活量；患儿衣服应宽松，被褥松软、轻，以减轻对呼吸运动的限制，增加舒适感。

(2) 饮食护理：危重患儿可通过鼻饲管供给营养，选择具有高热量、高蛋白、易消化、少刺激和富含维生素的饮食，以防产生负氮平衡。

2. 病情观察　监测呼吸和循环功能，注意呼吸频率、节律和类型，评估心率、心律、血压、血气分析；观察患儿精神状态、皮肤黏膜颜色、末梢循环、四肢温度等变化；准确记录出入水量。发现异常及时通知医生。

3. 对症护理

(1) 保持呼吸道通畅：①保证水分供应，必要时给予雾化吸入，以保持呼吸道相对湿润，防止因分泌物黏稠而不易咳出。②应用支气管扩张剂和地塞米松等解除支气管痉挛。③保持正确体位，以利于排痰，必要时可经气管吸痰。

(2) 合理给氧：持续低流量给氧，维持 PaO_2 在 8.67～11.33 kPa（65～85 mmHg）为宜。给氧浓度依病情轻重而定，一般在 40%～60%，如吸入 60%氧，仍不能缓解缺氧症状者可吸入纯氧（时间不宜过长，超过 6 h 者，有可能造成氧中毒）。可选用鼻导管、开放式面罩、头罩等方式给氧。在用不同方式吸氧时应注意调节氧流量，以保证吸入氧的浓度。

(3) 应用呼吸机的护理：常规给氧方式不能改善缺氧症状时应给予机械通气。

①机械通气的指征：经综合治疗急性呼吸衰竭症状无改善，$PaCO_2 > 8.0$ kPa（60 mmHg），pH＜7.3；呼吸停止或虽有呼吸但呼吸表浅不规律，即使吸入纯氧仍有发绀，$PaO_2 < 6.5$ kPa（50 mmHg）。有张力性气胸、肺大泡及支气管异物者应慎用或禁用机械通气。

②呼吸机通气方式的选择：根据小儿年龄及临床需要选择不同类型的呼吸机和通气

方式。

③气管插管和气管切开的护理：根据小儿年龄选择合适口径的导管；气管内导管应及时更换，一般不应超过 48 h；严格无菌操作，避免感染；及时清理导管内的分泌物，保持通畅。

④使用呼吸机的注意事项：使用呼吸机时应有专人监护并经常检查呼吸机的各项参数是否符合要求；注意观察患儿自主呼吸的频率、节律与呼吸机是否同步，无自主呼吸者应注意胸廓起伏情况；注意观察患儿一般情况、面色、微循环有无改善等；注意有无脱管、堵管的情况；严格无菌操作，及时更换所用物品，严防感染；同时，监测患者的神志、体温、心率、呼吸、血压、出入量、血气分析、血生化检查、血常规等项目，并做好机械通气监护记录。

⑤呼吸机的停用：呼吸功能逐渐恢复的病人应做好停用呼吸机的准备，特别是长期使用呼吸机的患儿对呼吸机的使用会有依赖心理，应做好耐心细致的解释工作，可采用间断停用呼吸机的方法，让患儿逐渐适应自主呼吸并消除紧张心理。

4. 用药护理　在呼吸兴奋剂的使用过程中如出现血压增高、心动过速、多汗、呕吐、肌肉强直、肌震颤等症状时应及时停药。呼吸兴奋剂中毒时可引起惊厥，除立即停用药物外应按小儿惊厥处理。

5. 心理护理　发生急性呼吸衰竭时患儿和家长往往情绪紧张，应耐心详细地向患儿及家长介绍病情，稳定情绪。并安抚患儿，使其尽量保持安静，配合治疗和护理，避免因烦躁不安、哭闹等增加耗氧量。

【健康指导】

1. 疾病知识指导　各种意外事故是小儿急性呼吸衰竭的主要病因之一，因此儿童及其家长要增强安全意识，防止各种意外事故的发生。

2. 用药指导　严格遵医嘱用药。

3. 卫生保健知识指导　重视围产期保健，防止早产、难产及新生儿窒息、产伤等的发生。积极防治小儿肺炎等各种感染性疾病。

第五节　急性肾衰竭

急性肾衰竭（acute renal failure，ARF），简称急性肾衰，指各种原因导致肾在短时间（数小时至数周）内滤过率急剧降低而引起的临床综合征。其病理生理特点为机体内环境的稳定性受到破坏，临床表现为显著的氮质血症，水、电解质及酸碱平衡紊乱。

【病因及发病机制】　根据病因不同，急性肾衰竭可分为肾前性、肾性、肾后性三种。

1. 肾前性　肾没有实质性损伤，而是因有效循环血量急剧下降，肾血液灌注不足导致肾小球滤过率（glomerular filtration rate，GFR）下降，大约占急性肾衰竭的 55%～60%。包括以下两种情况：①血容量不足：如急性大失血、严重的呕吐或腹泻、利尿及脱水剂使用不当等原因导致大量血液或体液丢失。此时机体为保证心、脑、肾上腺等重要组织器官的血液供应，皮肤、黏膜等末梢动脉及内脏包括肾动脉收缩，导致肾血流量减少，肾小球滤过率下降，尿量减少。②微循环障碍：如感染性休克、急性心力衰竭、低蛋白血症及严重创伤时的挤压综合征等使体循环淤血和（或）组织间隙水肿致有效循环血量不足。

2. 肾性　约占 35%～40%，由肾的器质性损伤引起。主要病理改变为急性肾小管坏

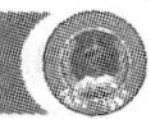

死、肾实质受损。常见原因有急进性肾小球肾炎、系统性红斑狼疮性肾炎、药物及毒物中毒等。

3. 肾后性　较少见，在5%以下。因泌尿系统的肿瘤、结石、结核及腹腔内肿瘤等，阻塞或压迫尿路导致尿液排出障碍引起。

【临床表现】 急性肾衰竭的临床过程可分为初期、少尿或无尿期、多尿期及恢复期四个阶段。

1. 初期　基本病理改变为有效循环血容量不足和肾血管痉挛。临床表现以原发病症状为主，可伴尿量轻度减少。本期如能及时正确地处理，可避免急性肾衰竭的继续进展。

2. 少尿或无尿期　肾本身的疾病或引起有效循环血量减少的病因持续存在，导致肾实质损害，使肾滤过率急剧下降而引起少尿或无尿。常伴有水、电解质及酸碱平衡紊乱、氮质血症、高血压及心力衰竭等。电解质紊乱中以高钾血症最为常见，也是急性肾衰竭最严重的并发症及主要的死因之一。少尿期一般持续 7～14 天。持续时间越短，预后越好。

3. 多尿期　病人如能安全度过少尿期，受损的肾组织大多可修复再生，逐渐恢复功能。因肾小球滤过功能的恢复要早于肾小管重吸收功能的恢复，导致尿量增多、尿比重偏低。因原发病及肾功能恢复的情况不同，尿量增多的速度和程度也不同。患儿的全身情况逐渐好转，食欲增强。血中的尿素氮、肌酐等也随着肾功能的恢复逐渐下降。但由于大量排尿及电解质特别是钾离子的丢失，若不及时补充，亦可发生水、电解质代谢紊乱。

4. 恢复期　肾功能逐渐好转，尿量恢复至正常水平。氮质血症、酸碱平衡紊乱及水、电解质代谢紊乱等得到纠正。病人一般情况好转，但仍可留有乏力、消瘦等症状。因肾的浓缩功能恢复需要较长时间，低比重尿将持续数周或数月。

【辅助检查】

1. 血常规　可有轻度贫血，白细胞及血小板减少，与少尿期血容量增多及继发凝血功能障碍有关。

2. 血生化检查　电解质紊乱，其中以高钾血症及低钠血症常见；酸碱平衡紊乱以代谢性酸中毒最常见；血清尿素氮、肌酐、尿酸及磷等增高。

3. 部分病人血清中可查出抗链球菌抗体升高及血清 C_3 水平降低。

4. 合并心力衰竭者 X 线胸片检查可发现心脏扩大、肺淤血表现。

5. 考虑有尿路梗阻者可做腹部 B 超、肾核素扫描或逆行肾盂造影等检查。

【治疗要点】

1. 一般治疗　患儿应绝对卧床休息，少尿期应严格限制蛋白质、钠、钾及水的摄入。

2. 少尿期的治疗

(1) 由肾前性原因引起，尿比重增高者，应快速扩容，增加肾血流量防止肾器质性损害的发生。

(2) 血容量已补足者可考虑使用利尿剂。

(3) 维持水、电解质及酸碱代谢平衡。

(4) 控制氮质血症：少尿期患儿应保证热量及氨基酸的供给，以减少体内蛋白质的分解。严重氮质血症者可采用血液透析或腹膜透析等方法，使血中肌酐、尿素氮等下降。

(5) 控制高血压：轻至中度高血压通过限制钠、水摄入和使用利尿剂及β受体阻滞剂往往能得到有效控制。严重高血压者可用二氮唑（二氮嗪），5 mg/kg，10 s 内经静脉注入（单次极量 300 mg），效果不满意者 30 min 后可重复一次；也可用硝苯地平（心痛定）0.25～

0.5mg/kg，舌下含服。

3. 多尿期的治疗 应保持水、电解质平衡、加强营养，补充蛋白质，增强体质，预防和控制感染。

4. 恢复期的治疗 虽肾功能大多已恢复正常，但因前期疾病消耗，患者体质较弱，仍应注意劳逸结合，适当增加优质蛋白质的摄入。

5. 消除病因，积极治疗原发病。

【常见护理诊断】

1. 排尿异常 与肾功能减退有关。

2. 体液过多 与肾小球滤过率下降，水、钠潴留有关。

3. 潜在并发症：水、电解质及酸碱平衡紊乱。

【护理措施】

1. 一般护理

(1) 休息：少尿期应绝对卧床休息，病情好转尿量增加后可适当增加活动，但一定要避免过度劳累。

(2) 饮食护理：少尿期应严格控制水分、钠盐和蛋白质的摄入，饮食以低钾、低钠、高热量、高维生素及适量的优质蛋白质为宜。多尿期蛋白质摄入量可逐日增加，同时根据血液生化检查结果适当增加含钾丰富的食物。以保证机体的需要。

(3) 防止感染：严重水肿患儿应注意皮肤护理，严格无菌操作，避免因继发感染而加重病情。

2. 病情观察

(1) 密切观察生命体征的改变。

(2) 严密监测尿量，当尿量每小时＜17ml时应及时报告医生。

(3) 观察患儿有无嗜睡、手发麻、恶心、呕吐、心率缓慢或心律失常等高钾血症表现。观察患儿有无腹围增大、呼吸急促、不能平卧等合并胸腔积液和（或）腹水表现。严重水肿患儿如出现脉搏加快、咳嗽甚至咳吐粉红色泡沫样痰，听诊双肺布满细湿啰音者则提示并发急性肺水肿。应立即通知医生做好抢救准备。

3. 诊疗护理 遵医嘱使用利尿剂，并观察治疗效果及副作用。准确记录尿量，观察尿的颜色，及时送检血、尿标本。

4. 对症护理

(1) 维持体液平衡：少尿期应严格控制液体入量，坚持"量出为入"原则，每日的总液体摄入量应为：前一日尿量＋显性失水＋不显性失水－内生水；准确记录每日的液体出入量；每天监测体重，以了解水、钠潴留情况。多尿期患儿如出现口渴、皮肤弹性差等体液不足表现时应鼓励病人增加摄入量，以补充水分及钾、钠、钙等，口服困难者可经静脉补充。

(2) 纠正电解质紊乱：患儿出现恶心、手发麻、心率缓慢等可疑高血钾表现时，应立即送检血生化及做心电图检查，当血清钾＞6.0mmol/L，心电图出现QRS波群变宽、T波高尖、P-R间期延长等改变，应及时通知医生。有条件者可行床旁心电监护。需要进行腹膜透析或血液透析治疗者，按腹透、血透护理常规护理。

【健康指导】

1. 疾病知识指导 用患儿及家长能理解的语言向其介绍急性肾衰竭的原因及护理要点，说明生活护理与预后的关系，强调配合治疗和护理的重要性，以取得他们的理解及支持。

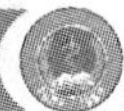

2. 用药指导 坚持按医嘱服药，不得自行增减药物及药量。注意观察药物不良反应，尽量避免使用损害肾的药物。

3. 卫生保健知识指导 注意休息，适当活动，避免劳累。平时应养成多喝开水的习惯，特别是因天气炎热大量出汗或有呕吐、腹泻等体液丢失的情况时，更应注重水分的补充，必要时可经静脉补给。饮食宜清淡，富含维生素和矿物质，适当补充蛋白质。积极治疗泌尿系统感染、链球菌感染、过敏性紫癜等疾病，有泌尿系统畸形者应及时予以矫正。注意观察尿量及尿液颜色的改变，如有异常应及时复诊。

小结

本章所述内容都是儿科常见的急危重症，如不实施及时规范的救治和护理，将严重危害小儿身体健康，甚至危及生命。儿科常见急症的治疗护理原则有以下几点：①时间就是健康，就是生命，应争分夺秒，就地抢救。②迅速查明病因，并针对病因进行治疗。③保持呼吸道通畅，维持有效呼吸。④保护心、脑、肾等重要脏器功能。⑤保持机体内环境稳定，及时纠正水、电解质和酸碱平衡紊乱。⑥密切观察病情，监护生命体征变化。

思考题

【思考题】

1. 名词解释 惊厥持续状态、颅内压增高三主征。

2. 简答题

（1）小儿惊厥的常见病因有哪些?

（2）简述小儿惊厥的临床表现及护理措施。

（3）简述充血性心力衰竭的临床特点及护理诊断。

（4）简述急性颅内压增高的护理措施。

（5）简述急性呼吸衰竭的临床特点及主要护理诊断。

（6）简述急性肾衰竭的护理措施。

（山东万杰医学院 栾建国）

附录一　小儿临床常用实验室检查正常参考值

各年龄血液细胞参考值（均数）

项　目	第1日	2～7日	2周	3个月	6个月	1～2岁	4～5岁	8～14岁
红细胞（$\times10^{12}$/L）	5.7～6.4	5.2～5.7	4.2	3.9	4.2	4.3	4.4	4.5
有核红细胞	0.03～0.10	0.03～0.10	0	0	0	0	0	0
网织红细胞	0.03	…	0.003	0.015	0.005	0.005	0.005	…
红细胞平均直径（μm）	8.0～8.6	…	7.7	7.3	…	7.1	7.2	…
血红蛋白（g/L）	180～195	163～180	150	111	123	118	134	139
血细胞比容	0.53	…	0.43	0.34	0.37	0.37	0.40	0.41
红细胞平均血红蛋白含量(pg)	35	…	34	29	28	29	30	31
红细胞平均血红蛋白浓度	0.32	…	0.34	0.33	0.33	0.32	0.33	0.34
白细胞（$\times10^{9}$/L）	20	15	12	…	12	11	8	
中性粒细胞	0.65	0.40	0.35	…	0.31	0.36	0.58	0.55～0.65
嗜酸和嗜碱性粒细胞	0.03	0.05	0.04	…	0.03	0.02	0.02	0.02
淋巴细胞	0.20	0.40	0.55	…	0.60	0.56	0.34	0.30
单核细胞	0.07	0.12	0.06	…	0.06	0.06	0.06	0.06
未成熟白细胞	0.10	0.03	0	…	0	0	0	0
血小板（$\times10^{9}$/L）	150～250			250	250～300			

尿液检查正常参考值

项　目	法定单位	旧制单位
蛋白		
定性	阴性	阴性
定量	<40mg/24h	<40mg/24h
糖		
定性	阴性	阴性
定量	<2.8mmol/24h	<0.5g/24h
比重	1.010～1.030	1.010～1.030
渗透压	婴儿　50～700mmol/L	50～700mOsm/L
	儿童　300～1400mmol/L	300～1400mOsm/L
氢离子浓度	0.01～32μmol/L（平均 1.0μmol/L）	pH4.5～8.0（平均 6.0）
沉渣		
白细胞	<5 个/HP	<5 个/HP
红细胞	<3 个/HP	<3 个/HP
管型	无或偶见	无或偶见
Addis 计数		
白细胞	<100 万/12h	<100 万/12h
红细胞	0～50 万/12h	0～50 万/12h
管型	0～5000/12h	0～5000/12h
尿液化学检验		
尿胆原	<6.72μmol/24h	<4mg/24h
钠	95～310mmol/24h	2.2～7.1g/24h
钾	35～90mmol/24h	1.4～3.5g/24h
氯	80～270mmol/24h	2.8～9.6g/24h
钙	2.5～10mmol/24h	100～400mg/24h
磷	16～48mmol/24h	0.5～1.5g/24h
镁	2.5～8.3mmol/24h	60～200mg/24h
肌酸	0.08～2.06mmol/24h	15～36g/24h
肌酐	0.11～0.132mmol/(kg·24h)	12～15mg/(kg·24h)
尿素	166～580mmol/24h	15～36g/24h
淀粉酶	80～300U/h（Somogyi 法）	<64U（温氏）
17-羟类固醇	婴儿　1.4～2.8μmol/24h	0.5～1.0mg/24h
	儿童　2.8～15.5μmol/24h	1.0～5.6mg/24h
17-酮类固醇	<2 岁　<3.5μmol/24h	<1mg/24h
	2～12 岁　3.5～21μmol/24h	1～6mg/24h

小儿脑脊液正常参考值

项 目		法定单位	旧制单位
压力	新生儿	290～780Pa	30～80mm H_2O
	儿童	690～1765Pa	70～180mm H_2O
细胞数			
红细胞	<2 周	675×10^6/L	675/mm^3
	>2 周	$0\sim2\times10^6$/L	0～2/mm^3
白细胞	婴儿	$0\sim20\times10^6$/L	0～20 mm^3
	儿童	$0\sim10\times10^6$/L	0～10 mm^3
蛋白			
定性（Pandy 试验）	阴性	阴性	
定量	新生儿	0.2～1.2g/L	20～120mg/dl
	儿童	<0.4g/L	<40mg/dl
糖	婴儿	3.9～4.9mmol/L	70～90mg/dl
	儿童	2.8～4.4mmol/L	50～80mg/dl
氯化物	婴儿	110～122mmol/L	650～720mg/dl
	儿童	117～127mmol/L	690～750mg/dl

血液生化实验室检查正常参考值

项 目	法定单位	法定单位→旧制单位	旧制单位	旧制单位→法定单位
总蛋白（P）	60～80g/L	×0.1	6～8g/dl	×10
白蛋白（P）	35～55g/L	×0.1	3.5～5.5g/dl	×10
球蛋白（P）	20～30g/L	×0.1	2～3g/dl	×10
蛋白电泳（S）				
白蛋白	0.55～0.61	×100	55%～66%	×0.01
α_1 球蛋白	0.04～0.05	×100	4%～5%	×0.01
α_2 球蛋白	0.06～0.09	×100	6%～9%	×0.01
β球蛋白	0.09～0.12	×100	9%～12%	×0.01
γ球蛋白	0.15～0.20	×100	15%～20%	×0.01
纤维蛋白原（P）	2～4g/L	×0.01	0.2～0.4g/dl	×10
C-反应蛋白（S）	68～8200μg/L	×1	68～8200ng/dl	×1
免疫球蛋白 A（S）	140～2700mg/L	×0.1	14～27mg/dl	×10
免疫球蛋白 G（S）	5～16.5g/L	×0.1	500～1650mg/dl	×10
免疫球蛋白 M（S）	500～2600mg/L	×0.1	50～260mg/dl	×10
补体C_3（S）	600～1900mg/L	×0.1	60～190mg/dl	×10
铜蓝蛋白（S）	0.2～0.4g/L	×100	20～40mg/dl	×0.01
转铁蛋白（S）	2～4g/L	×100	200～400mg/dl	×0.01
铁蛋白（S）	7～140μg/L	×1	7～140ng/dl	×1

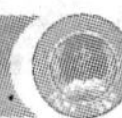

续表

项　目	法定单位	法定单位→旧制单位	旧制单位	旧制单位→法定单位
红细胞原卟啉	<0.89μmol/L	×56.26	<50μg/dl	×0.017
葡萄糖（空腹B）	3.3～5.5mmol/L	×18	60～100mg/dl	×0.056
胆固醇（P、S）	2.8～5.2mmol/L	×38.7	110～200mg/dl	×0.026
三酯甘油（S）	0.23～1.24mmol/L	×88.54	20～110mg/dl	×0.011
血气分析（A、B）				
pH	7.35～7.45		7.35～7.45	
氢离子浓度	35～50nmol/L	×1	35～50nEq/L	×1
二氧化碳分压	4.7～6kPa	×7.5	35～45mmHg	×0.133
二氧化碳总含量	20～28mmol/L	×1	20～28mEq/L	×1
氧分压	10.6～13.3kPa	×7.5	80～100mmHg	×0.133
氧饱和度	0.91～0.97mol/mol	×100	91%～97%	×0.01
标准重碳酸盐	20～24mmol/L	×1	20～24mEq/L	×1
缓冲碱	45～52mmol/L	×1	45～52mEq/L	×1
碱剩余	－4～＋2mmol/L	×1	－4～＋2mEq/L	×1
二氧化碳结合力（P）	18～27mmol/L	×2.24	40～60Vol%	×0.049
阴离子间隙	7～16mmol/L	×1	7～16mEq/L	×1
血清电解质和微量元素				
钠	135～145mmol/L	×1	135～145mEq/L	×1
钾	3.5～4.5mmol/L	×1	3.5～4.5mEq/L	×1
氯	96～106mmol/L	×1	96～106mEq/L	×1
磷	1.3～1.8mmol/L	×3.1	4～5.5mg/dl	×0.323
钙	2.2～2.7mmol/L	×4	8.8～10.8mg/dl	×0.25
镁	0.7～1.0mmol/L	×2.43	1.8～2.4mg/dl	×0.411
锌	10.7～22.9μmol/L	×6.54	70～150μg/dl	×0.153
铜	12.6～23.6μmol/L	×6.355	80～150μg/dl	×0.157
铅	<1.45μmol/L	×20.7	<30μg/dl	×0.048
铁	9.0～28.6μmol/L	×5.58	50～160μg/dl	×0.179
铁结合力	45～72μmol/L	×5.58	250～400μg/dl	×0.179
尿素氮（B）	1.8～6.4mmol/L	×2.8	5～18mg/dl	×0.357
肌酐（S）	44～133μmol/L	×0.0133	0.5～1.5mg/dl	×88.4
氨（B）	29～58μmol/L	×1.7	50～100μg/dl	×0.588
总胆红素（S）	3.4～17.1μmol/L	×0.059	0.2～1.0mg/dl	×17.1
直接胆红素（S）	0.50～3.4μmol/L	×0.059	0.03～0.2mg/dl	×17.1
凝血酶时间	15～20s	—	15～20s	—
凝血酶原时间	12～14s	—	12～14s	—
凝血酶原消耗时间（S）	>35s	—	>35s	—
抗溶血性链球菌素O	—	—	<500U	—
血清酶（S）				

续表

项　目	法定单位	法定单位→旧制单位	旧制单位	旧制单位→法定单位
脂肪酶	18～128U/L	×1	18～128U/L	×1
淀粉酶	35～127U/L	×1	35～127U/L	×1
γ-谷氨酰转肽酶	5～32U/L	×1	5～32U/L	×1
谷丙转氨酶（赖氏）	<30U/L	×1	<30U/L	×1
谷草转氨酶（赖氏）	<40U/L	×1	<40U/L	×1
乳酸脱氢酶	60～250U/L	×1	60～250U/L	×1
碱性磷酸酶（金氏）	106～213U/L	×1	106～213U/L	×1
酸性磷酸酶（金氏）	7～28U/L	×1	7～28U/L	×1
肌酸磷酸酶	5～130U/L	×1	5～130U/L	×1
血清激素（S）				
促肾上腺皮质激素	25～100μg/L	×1	25～100pg/ml	×1
皮质醇（空腹 8am）	138～635nmol/L 8pm 为 8am 的 50％	×0.0362	5～23μg/dl	×27.6
C-肽（空腹）	0.5～2μg/L	×1	0.5～2ng/ml	×1
胰岛素（空腹）	7～24mU/L	×1	7～24μU/ml	×1
三碘甲状腺原氨酸（T_3）	1.2～4.0nmol/L	×665.1	80～260ng/dl	×0.0154
甲状腺素（T_4）	90～194nmol/L	×0.078	7～15μg/dl	×12.9
促甲状腺素（TSH）	2～10mU/L	×1	2～10μU/ml	×1
抗利尿激素（血渗透压正常时）	1～7ng/L	×1	1～7pg/ml	×1

注：(A) 动脉血，(B) 全血，(P) 血浆，(S) 血清。

附录二　正常小儿体格发育衡量标准

表 1　2005 年九市城区 7 岁以下儿童体格发育测量值($\overline{X}$±S)

年龄组	男										女									
	体重(kg)		身高(cm)		坐高(cm)		头围(cm)		胸围(cm)		体重(kg)		身高(cm)		坐高(cm)		头围(cm)		胸围(cm)	
$\overline{X}$	S	$\overline{X}$	S	$\overline{X}$	S	$\overline{X}$	S	$\overline{X}$	S	$\overline{X}$	S	$\overline{X}$	S	$\overline{X}$	S	$\overline{X}$	S	$\overline{X}$	S	
0～3 天	3.33	0.39	50.4	1.7	33.5	1.6	34.5	1.2	32.9	1.5	3.24	0.39	49.7	1.7	33.2	1.6	34.0	1.2	32.6	1.5
1 月～	5.11	0.65	56.8	2.4	37.7	1.9	38.0	1.3	37.5	1.9	4.73	0.58	55.6	2.2	37.0	1.9	37.2	1.3	36.6	1.8
2 月～	6.27	0.73	60.5	2.3	40.1	1.8	39.7	1.3	39.9	1.9	5.75	0.68	59.1	2.3	39.2	1.8	38.8	1.2	38.8	1.8
3 月～	7.17	0.78	63.3	2.2	41.7	1.7	41.2	1.4	41.5	1.9	6.56	0.73	62.0	2.1	40.7	1.8	40.2	1.3	40.3	1.9
4 月～	7.76	0.86	65.7	2.3	42.8	1.8	42.2	1.3	42.4	2.0	7.16	0.78	64.2	2.2	41.9	1.7	41.2	1.2	41.4	2.0
5 月～	8.32	0.95	67.8	2.4	44.0	1.9	43.2	1.3	43.3	2.1	7.65	0.84	66.1	2.3	42.8	1.8	42.1	1.3	42.1	2.0
6 月～	8.75	1.03	69.8	2.6	44.8	2.0	44.2	1.4	43.9	2.1	8.13	0.93	68.1	2.4	43.9	1.9	43.1	1.3	42.9	2.1
8 月～	9.35	1.04	72.6	2.6	46.2	2.0	45.3	1.3	44.9	2.0	8.74	0.99	71.1	2.6	45.3	1.9	44.1	1.3	43.8	1.9
10 月～	9.92	1.09	75.5	2.6	47.5	2.0	46.1	1.3	45.7	2.0	9:28	1.01	73.8	2.7	46.4	1.9	44.9	1.3	44.6	2.0
12 月～	10.49	1.15	78.3	2.9	48.8	2.1	46.8	1.3	46.6	2.0	9.80	1.05	76.8	2.8	47.8	2.0	45.5	1.3	45.4	1.9
15 月～	11.04	1.23	81.4	3.1	50.2	2.2	47.3	1.3	47.3	2.0	10.43	1.14	80.2	3.0	49.4	2.1	46.2	1.4	46.2	2.0
18 月～	11.65	1.31	84.0	3.2	51.5	2.3	47.8	1.3	48.1	2.0	11.01	1.18	82.9	3.1	50.6	2.2	46.7	1.3	47.0	2.0
21 月～	12.39	1.39	87.3	3.4	52.9	2.4	48.3	1.3	48.9	2.0	11.77	1.30	86.0	3.3	52.1	2.3	47.2	1.4	47.8	2.0
2.0 岁～	13.19	1.48	91.2	3.8	54.7	2.5	48.7	1.4	49.6	2.1	12.60	1.48	89.9	3.8	54.0	2.5	47.6	1.4	48.5	2.1
2.5 岁～	14.28	1.64	95.4	3.9	56.7	2.5	49.3	1.3	50.7	2.2	13.73	1.63	94.3	3.8	56.0	2.4	48.3	1.3	49.6	2.2
3.0 岁～	15.31	1.75	98.9	3.8	57.7	2.3	49.8	1.3	51.5	2.3	14.80	1.69	97.6	3.8	56.8	2.3	48.8	1.3	50.5	2.2
3.5 岁～	16.33	1.97	102.4	4.0	59.2	2.4	50.1	1.3	52.5	2.4	15.83	1.86	101.3	3.8	58.4	2.2	49.2	1.3	51.3	2.4
4.0 岁～	17.37	2.03	106.0	4.1	60.7	2.3	50.5	1.3	53.4	2.5	16.84	2.02	104.9	4.1	59.9	2.3	49.5	1.3	52.1	2.4
4.5 岁～	18.55	2.27	109.5	4.4	62.2	2.4	50.8	1.3	54.4	2.6	18.01	2.22	108.7	4.3	61.5	2.3	49.9	1.2	53.0	2.6
5.0 岁～	19.90	2.61	113.1	4.4	63.7	2.4	51.1	1.3	55.5	2.8	18.93	2.45	111.7	4.4	62.7	2.4	50.1	1.3	53.7	2.8
5.5 岁～	21.16	2.82	116.4	4.5	65.1	2.5	51.4	1.3	56.6	3.0	20.27	2.73	115.4	4.5	64.4	2.4	50.4	1.3	54.8	3.0
6～7 岁	22.51	3.21	120.0	4.8	66.6	2.5	51.7	1.3	57.5	3.3	21.55	2.94	118.9	4.6	65.8	2.4	50.7	1.3	55.7	3.1

表 2 2005 年九市郊区 7 岁以下儿童体格发育测量值($\overline{X}$±S)

年龄组	男										女									
	体重		身高		坐高		头围		胸围		体重		身高		坐高		头围		胸围	
$\overline{X}$	S	$\overline{X}$	S	$\overline{X}$	S	$\overline{X}$	S	$\overline{X}$	S	$\overline{X}$	S	$\overline{X}$	S	$\overline{X}$	S	$\overline{X}$	S	$\overline{X}$	S	
0～3 天	3.32	0.40	50.4	1.7	33.5	1.7	34.2	1.3	32.8	1.5	3.19	0.39	49.8	1.7	33.0	1.7	33.7	1.3	32.4	1.5
1 月～	5.12	0.73	56.6	2.5	37.7	1.9	38.0	1.4	37.4	2.0	4.79	0.61	55.6	2.2	36.9	1.8	37.2	1.2	36.6	1.8
2 月～	6.29	0.75	60.5	2.4	40.1	1.8	39.8	1.3	39.8	2.0	5.75	0.72	59.0	2.4	38.9	1.9	38.8	1.3	38.7	1.9
3 月～	7.08	0.82	63.0	2.3	41.5	1.9	41.1	1.4	41.3	2.1	6.51	0.76	61.7	2.2	40.5	1.8	40.1	1.2	40.2	2.0
4 月～	7.63	0.89	65.0	2.2	42.5	1.8	42.2	1.3	42.2	2.1	7.08	0.83	63.6	2.3	41.5	1.8	41.2	1.3	41.1	2.0
5 月～	8.15	0.93	67.0	2.2	43.5	1.7	43.1	1.2	42.9	2.1	7.54	0.91	65.5	2.4	42.5	1.9	42.1	1.3	41.8	2.1
6 月～	8.57	1.01	69.2	2.5	44.6	1.9	44.2	1.3	43.7	2.1	7.98	0.94	67.6	2.5	43.5	1.8	43.1	1.3	42.6	2.1
8 月～	9.18	1.07	72.1	2.6	45.9	1.8	45.2	1.3	44.5	2.1	8.54	1.05	70.5	2.7	44.8	1.9	44.0	1.3	43.5	2.2
10 月～	9.65	1.10	74.7	2.8	47.2	2.1	46.0	1.3	45.3	2.1	9.00	1.04	73.2	2.7	46.1	1.9	44.7	1.3	44.2	2.0
12 月～	10.11	1.15	77.5	2.8	48.4	2.0	46.4	1.3	46.2	2.0	9.44	1.12	75.8	2.8	47.3	2.1	45.2	1.3	44.9	2.0
15 月～	10.59	1.20	80.2	3.1	49.7	2.1	46.9	1.3	46.9	2.1	9.97	1.13	78.9	3.1	48.8	2.1	45.8	1.3	45.8	2.0
18 月～	11.21	1.25	82.8	3.2	51.0	2.2	47.5	1.2	47.8	2.0	10.63	1.20	81.7	3.3	50.2	2.2	46.4	1.3	46.7	2.2
21 月～	11.82	1.36	85.8	3.4	52.5	2.2	47.9	1.3	48.3	2.1	11.21	1.27	84.4	3.3	51.5	2.2	46.8	1.3	47.3	2.0
2.0 岁～	12.65	1.43	89.5	3.8	54.1	2.3	48.4	1.3	49.2	2.2	12.04	1.38	88.2	3.7	53.2	2.3	47.3	1.3	48.1	2.2
2.5 岁～	13.81	1.60	93.7	3.8	55.9	2.3	49.0	1.3	50.3	2.3	13.18	1.52	92.4	3.7	55.0	2.3	47.9	1.2	49.1	2.1
3.0 岁～	14.65	1.65	97.2	3.9	57.0	2.3	49.3	1.3	50.9	2.2	14.22	1.66	96.2	3.9	56.2	2.2	48.3	1.3	50.0	2.2
3.5 岁～	15.51	1.77	100.5	4.0	58.4	2.2	49.7	1.3	51.7	2.2	15.09	1.82	99.5	4.2	57.6	2.3	48.8	1.3	50.7	2.3
4.0 岁～	16.49	1.95	103.9	4.4	59.8	2.4	50.0	1.3	52.5	2.3	15.99	1.89	103.1	4.1	59.1	2.3	49.0	1.2	51.4	2.3
4.5 岁～	17.47	2.18	107.4	4.3	61.3	2.4	50.3	1.3	53.4	2.5	16.84	2.07	106.2	4.5	60.4	2.4	49.4	1.3	52.0	2.4
5.0 岁～	18.46	2.32	110.7	4.5	62.7	2.4	50.6	1.3	54.2	2.6	17.85	2.35	109.7	4.6	61.9	2.5	49.6	1.4	52.8	2.6
5.5 岁～	19.58	2.72	113.6	4.7	63.9	2.5	50.9	1.3	55.0	2.8	18.83	2.49	112.7	4.7	63.2	2.5	49.9	1.3	53.6	2.7
6～7 岁	20.79	2.89	117.4	5.0	65.5	2.6	51.1	1.4	56.0	2.9	20.11	2.87	116.5	5.0	64.7	2.6	50.1	1.4	54.5	3.0

附录三　小儿体表面积

1. 按体重和身高求体表面积　用尺连接身高（cm）与体重（kg）的数字，连线与体表面积标尺交叉处的数字即为该小儿的体表面积（m²）（见附图）。

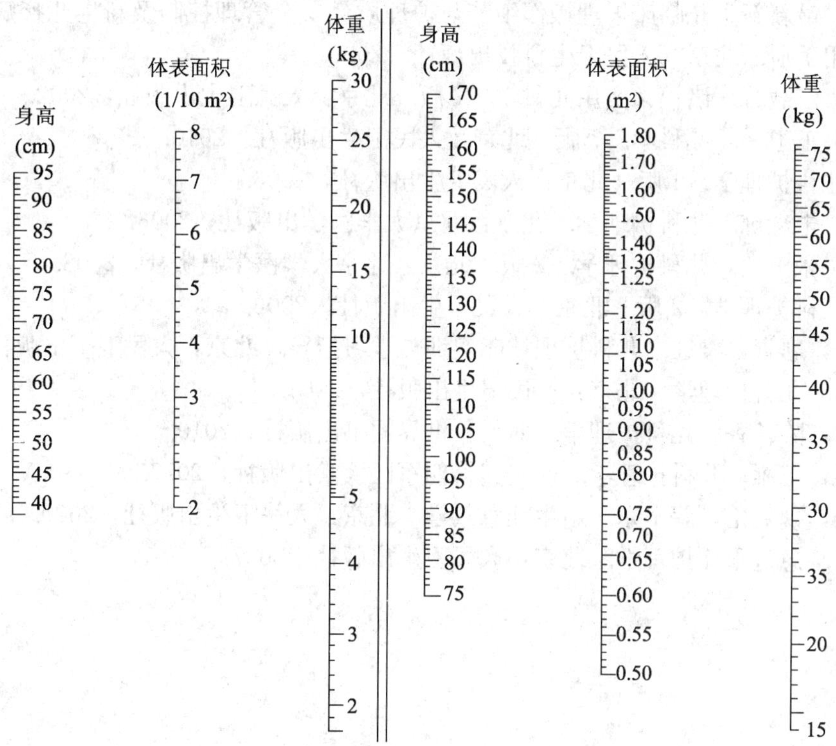

附图　小儿体表面积的测算

2. 按体重求体表面积

体重（kg）	体表面积（m²）	体重（kg）	体表面积（m²）
2	0.12	25	0.93
3	0.20	30	1.07
4	0.23	35	1.20
5	0.25	40	1.32
6	0.29	45	1.43
7	0.33	50	1.53
8	0.36	55	1.62
9	0.40	60	1.70
10	0.44	65	1.78
15	0.62	70	1.84
20	0.79		

参考文献

1. 薛辛东. 儿科学. 2 版. 北京：人民卫生出版社，2010.
2. 赵正言. 实用儿科护理. 北京：人民卫生出版社，2009.
3. 刘雪莲. 最新新生儿临床护理操作细节与护理质量安全管理控制及新生儿疾病筛查技术规范实用手册. 北京：人民卫生科技出版社. 2009.
4. 胡亚美，江载芳. 诸福棠实用儿科学. 7 版. 北京：人民卫生出版社，2002.
5. 沈晓明，王卫平. 儿科学. 7 版. 北京：人民卫生出版社，2010.
6. 崔炎. 儿科护理学. 4 版. 北京：人民卫生出版社，2006.
7. 洪黛玲，朱念琼. 儿科护理学. 北京：北京大学医学出版社，2006.
8. 洪黛玲，张玉兰. 儿科护理学. 2 版. 北京：北京大学医学出版社，2008.
9. 范玲. 儿科护理学. 2 版. 北京：人民卫生出版社，2006.
10. 张玉兰，廖青，梁红. 儿科护理技能实训与学习指导. 北京：人民卫生出版社，2009.
11. 朱念琼. 儿科护理学. 北京：人民卫生出版社，2004.
12. 李胜玲，陈长香. 儿科护理学. 西安：世界图书出版社，2010.
13. 刘景秋，王雁. 儿科护理学. 西安：第四军医大学出版社，2007.
14. 张家骧，魏克伦，薛辛东. 新生儿急救学. 北京：人民卫生出版社，2000.
15. 周秀华. 急危重症护理学. 北京：人民卫生出版社，2007.

中英文专业词汇对照索引

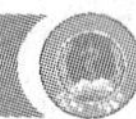

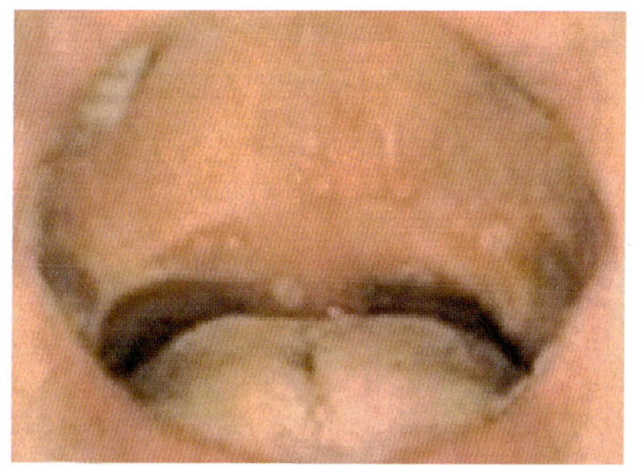
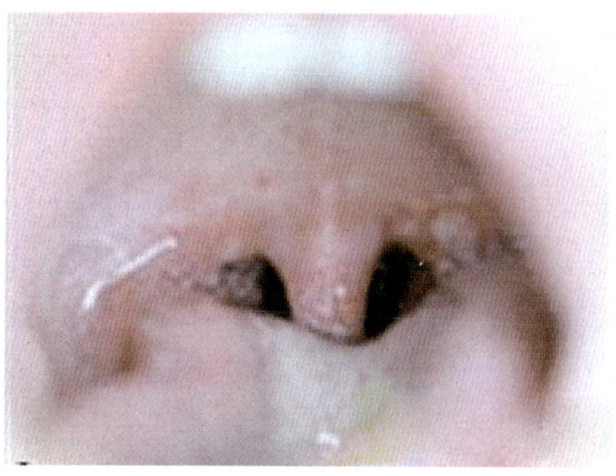

图 9-1　疱疹性咽峡炎

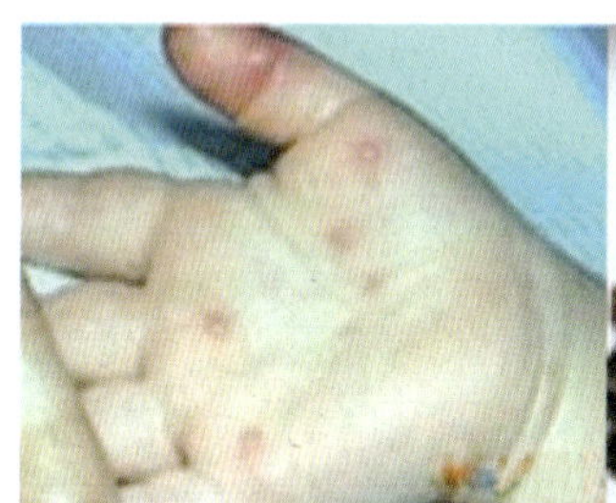
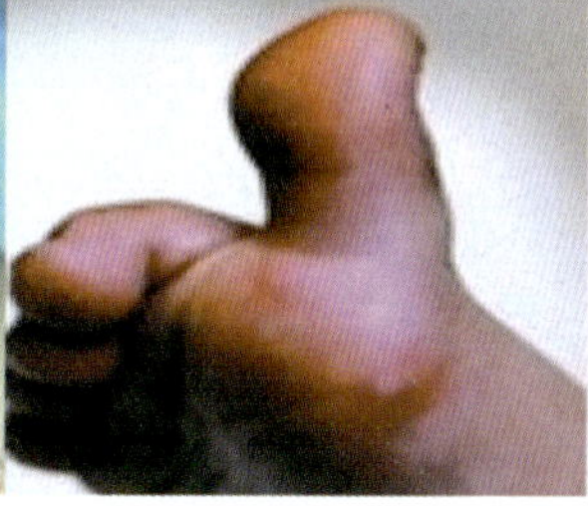
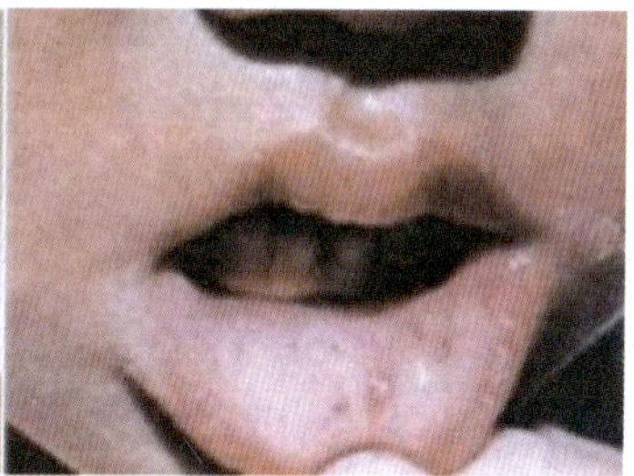

图 9-2　手足口病

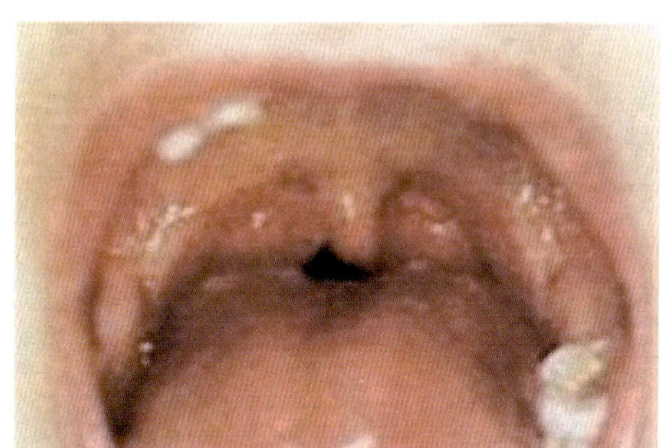
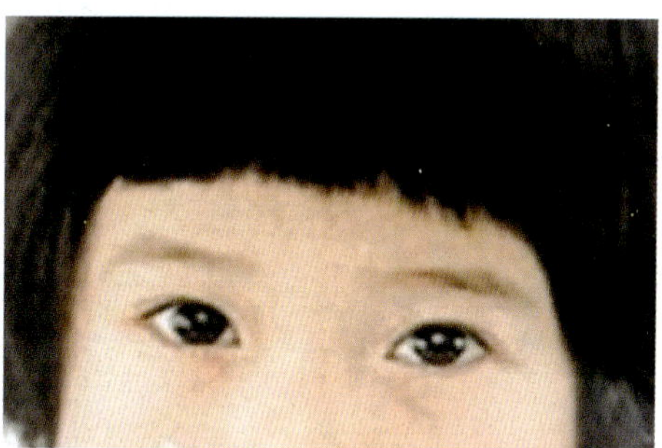

图 9-3　咽眼结合膜热